Carcinoma in situ

Vorstadium des Gebärmutterhalskrebses

Grundlagen und Praxis

Von Günther Kern

Privatdozent Dr. med., Oberarzt
an der Universitäts-Frauenklinik Köln
Unter Mitarbeit von Dr. Erika Kern-Bontke

Mit 118 Abbildungen

Springer-Verlag
Berlin Heidelberg GmbH 1964

ISBN 978-3-662-24422-7   ISBN 978-3-662-26562-8 (eBook)
DOI 10.1007/978-3-662-26562-8

Ursprünglich erschienen bei Springer-Verlag 1964
Softcover reprint of the hardcover 1st edition 1964

Library of Congress Catalog Card Number 64-23676

Titel Nr. 1227

Geleitwort

Es ist eine bekannte Tatsache, daß die Erfolge der Krebstherapie um so besser werden, je früher man die Erkrankung erfaßt und einer Behandlung zuführt. Aus der Forderung nach einer möglichst frühzeitigen Behandlung ergab sich die Notwendigkeit, Methoden zu entwickeln, um früheste Formen des Krebses diagnostizieren zu können. Man war also ausgezogen, um den kleinsten Krebs zu finden. Dabei machte man Bekanntschaft mit Epithelveränderungen, die zweifellos als krankhaft anzusehen waren, deren krebsige Natur aber nicht sicher war. Die lange Laufzeit bis zur Entwicklung eines echten bösartigen Tumors, welche in verschiedenen Arbeitskreisen der ganzen Welt beobachtet wurde, sprach gegen das Vorliegen einer krebsigen Natur der primär festgestellten Epithelveränderung. Bei der Suche nach dem kleinsten Krebs fand man dessen Vorläufer. Damit war die Möglichkeit eröffnet, die Kette der zum Krebs führenden Veränderungen durch kleinere Eingriffe zu unterbrechen, bevor es zur Entwicklung seiner zerstörenden typischen Form gekommen war.

Nirgends ist dieser Ablauf der Ereignisse besser zu verfolgen als bei einem Cervixkrebs. Die leicht zugängliche Lokalisation dieser Tumoren machte die Anwendung der konsequent entwickelten ingeniösen Suchmethoden besonders erfolgreich. Die Grundlage für die richtige Bewertung dieser Methoden kann aber nur die klassische histologische Untersuchung sein.

In den vergangenen Jahren wurde in Köln durch die sinnvolle Anwendung der Frühdiagnostik eine große Zahl von Frühveränderungen des Cervixkrebses entdeckt. Diese Fälle bildeten die Basis für die Arbeiten des Köln-Bonner Arbeitskreises zur Morphologie und Einteilung des Carcinoma in situ. Im vorliegenden Buch hat Herr KERN seine Erfahrungen zur Erkennung der Frühstadien mit den Erkenntnissen der Histologie des Carcinoma in situ zusammengefaßt und interpretiert. Wir haben uns besonders an der Kölner Universitäts-Frauenklinik bemüht, eine wirkliche Zusammenarbeit zwischen Histopathologie, Klinik und frühdiagnostischen Untersuchungsmethoden herbeizuführen, auf der allein eine synoptische Darstellung wie die vorliegende beruhen kann.

Wir wünschen dem Buch und seinen Lesern den besten Erfolg, der dann erreicht ist, wenn das Verständnis für diese Problematik vertieft wird und damit viele Patientinnen vor dem Schicksal des Cervixkrebses bewahrt werden.

Juli 1964

H. HAMPERL, Bonn   C. KAUFMANN, Köln

Vorwort

Die Frühdiagnostik des Collumcarcinoms wird mit großer Intensität in vielen Teilen der Welt betrieben. Spezialmethoden wurden mit wachsendem Erfolg entwickelt, so daß der Gebärmutterhalskrebs als „verhütbare Erkrankung" bezeichnet werden konnte. Die Erfolge der Frühdiagnostik sind um so bedeutsamer, als mit einer Erkrankungsrate um 2% zu rechnen ist.

Neben der seit Jahrzehnten anwachsenden Literatur gibt es in vielen Sprachen Monographien zu diesem Thema; oft stellen sie nur ein Teilgebiet aus der Problematik dar. So gibt es großartige Atlanten zur cytologischen Krebsfährtensuche, die häufig den Rahmen der Gynäkologie überschreiten. Gut illustrierte Lehrbücher der Kolposkopie vermitteln alle Grundbegriffe dieser Methode. Auch die histopathologischen Eigenschaften von Frühformen des Collumcarcinoms wurden wiederholt dargestellt.

Das vorliegende Buch ist ein Versuch, einen Überblick über den gesamten Problemenkreis der Frühdiagnostik des Collumcarcinoms zu geben. Der Leser wird informiert, um was es sich beim sog. Carcinoma in situ handelt, welche Symptomatik besteht und welche diagnostischen und therapeutischen Möglichkeiten zur Verfügung stehen. Neben der Information werden eingehende methodische Hinweise für Klinik und Laboratorium angegeben, da sie die Erfolge der Krebsfährtensuche verbessern helfen.

Der Inhalt der folgenden Seiten wurde durch die Erfahrungen geprägt, die auf diesem Gebiete in der Universitäts-Frauenklinik Köln bestehen. Methoden und Probleme, zu denen eigene Erfahrungen fehlen, werden nur kurz erwähnt.

Die Frühdiagnostik des Collumcarcinoms wurde durch die Zusammenarbeit mit Professor H. K. ZINSER sehr gefördert. Er leitete von 1955—1956 unser cytologisches Laboratorium.

Die Erkenntnisse über die physiologischen Epithelverschiebungen an der Cervix uteri sowie die im histologischen Laboratorium unserer Klinik entwickelte Technik zur Aufarbeitung ganzer Cervices und Uteri kamen dieser Arbeit sehr zunutze. Frühdiagnostik und Histopathologie in einer Klinik, aber in verschiedenen Händen, ergänzten sich in der glücklichsten Weise. Die mikroskopische Anatomie wurde von der Arbeitsgemeinschaft der Professoren H. HAMPERL, C. KAUFMANN und K. G. OBER betreut.

Das Literaturstudium zeigt das große Interesse an der Frühdiagnostik des Collumcarcinoms. Die Fülle der einschlägigen Veröffentlichungen zwang zu dem Versuch, nur die aktuelle und historisch wichtige Literatur zu erwähnen, wobei es schwierig ist, das richtige Maß zu finden.

Im folgenden werden die Ansichten und Ergebnisse der Universitäts-Frauenklinik Köln über die Morphologie, Symptomatologie, Diagnostik und Therapie

IV

des Carcinoma in situ dargelegt. Jedes Kapitel ist unvollständig ohne das andere, ähnlich wie eine erfolgreiche Frühdiagnostik des Collumcarcinoms nur möglich ist auf Grund einer engen Zusammenarbeit mit der Klinik und der Histopathologie.

Die Bewältigung eines umfangreichen Materials ist nicht Sache eines Einzelnen. An dieser Stelle sei den Kollegen H. P. BÖTZELEN, E. HINDERFELD, E. RISSMANN und G. STADLER sowie den technischen Assistentinnen H. GRÄFIN ZU EULENBURG, U. KOWNATZKI, I. LANGE, M. PLETTEN, R. SAYFFAERTH und K. WAHLHÄUSER für ihre Mitarbeit und Hilfe gedankt.

Dem Kultusministerium des Landes Nordrhein-Westfalen danke ich für die großzügige finanzielle Unterstützung bei der Bearbeitung von Problemen der Krebsfrühdiagnostik.

Köln, Juli 1964 GÜNTHER KERN

Inhaltsverzeichnis

Frühstadien des Collumcarcinoms

Historische Einleitung

Die erste Beschreibung und Illustration eines Krebses, der nur an der Oberfläche der Cervix uteri wuchs, stammt von Sir J. WILLIAMS (1886). Er betonte, daß die Veränderung zufällig gefunden wurde und keine Symptome machte. Auch fiel ihm auf, daß die Veränderung für lange Zeit auf der Oberfläche bestehen blieb. Das gezeichnete histologische Bild zeigte ein Carcinoma in situ mit Einwachsen in Cervixdrüsen. Ähnliche Beschreibungen von frühesten an der Oberfläche wachsenden Stadien des Collumcarcinoms folgten von CULLEN (1900, 1921), SCHOTTLÄNDER (1907), SCHAUENSTEIN (1908), PRONAI (1909) und RUBIN (1910). Die Nomenklatur Oberflächencarcinom oder Frühcarcinom wurde in einer Monographie von SCHOTTLÄNDER und KERMAUNER (1912) festgelegt. Danach scheint zunächst das Interesse am Oberflächenkrebs der Cervix erlahmt zu sein.

Die Zahl der gefundenen ,,oberflächlichen Krebse" stieg mit Einführung der Kolposkopie durch HINSELMANN (1925) in den deutschsprachigen Ländern beträchtlich. Damit gewannen die Probleme des ,,kleinsten Krebses" erneut an Aktualität. SCHILLER bemühte sich 1927 ebenfalls um Untersuchungsmethoden zur Früherkennung dieser Veränderung, da bis dahin die Entdeckung meist zufällig am Operationspräparat erfolgte. SCHILLER bezeichnete das Oberflächencarcinom als ,,präinvasiv" und v. FRANQUÉ als ,,präcancerös" (1927). In den zwanziger Jahren wurde zunächst die Bezeichnung Krebs abgelehnt, da das von VIRCHOW geforderte infiltrierende Wachstum fehlte. ROBERT MEYER hielt jedoch an dieser Bedingung nicht fest und beurteilte das maligne Epithel nach Struktur und Reifegrad (1923).

1932 benutzte BRODERS erstmals den Ausdruck Carcinoma in situ, der sich seither international eingebürgert hat.

Allgemein wurde angenommen, daß die oberflächliche Veränderung unbehandelt in ein invasives Stadium übergehe und eine radikale Entfernung bzw. Zerstörung durch Hysterektomie oder Bestrahlung angezeigt sei. Diese Überzeugung wurde gestützt durch zahlreiche Publikationen, bei denen nach der Diagnostik klinischer Carcinome in früher ausgeführten Biopsien carcinomatöse Oberflächenbelege festgestellt wurden. HINSELMANN war 1933 der erste, der einen solchen Fall demonstrierte.

Einen neuen Aufschwung nahm die Diagnostik der frühesten Stadien der Collumcarcinome mit Einführung der cytologischen Suchmethode durch PAPANICOLAOU. Diese fand Anfang der 40er Jahre eine schnelle Verbreitung in

Amerika und, durch den zweiten Weltkrieg verzögert, erst einige Jahre später in Europa.

Je mehr man Carcinomata in situ entdeckte, um so öfter wurde beobachtet, daß die Veränderung lange Zeit stationär bleiben kann. Langsam setzte sich die Erkenntnis durch, daß das Carcinoma in situ einer weniger radikalen Therapie bedürfe als das klinische Carcinom.

An den Problemen des Carcinoma in situ der Cervix uteri waren und sind Gynäkologen und Pathologen in gleicher Weise interessiert.

Histologische Bilder von Frühstadien des Collumcarcinoms

Der Gebärmutterhalskrebs zeigt in seinem klinischen Ablauf alle Zeichen der Bösartigkeit. Die Geschwulst wächst gewebszerstörend ohne Rücksicht auf Nachbarorgane, sie setzt Metastasen und tötet den Wirtsorganismus in absehbarer Zeit. Diese Charakteristika stempeln eine Geschwulst zum Krebs.

Alle therapeutischen Bemühungen zur Heilung des Collumcarcinoms gehen dahin, das Krebsgewebe total zu entfernen oder zu vernichten. Die Heilungserfolge sind trotzdem nicht befriedigend, da die Geschwulst ihre verhängnisvolle Neigung zur Metastasierung oft bereits vollzogen hat, wenn die Therapie einsetzt. Will man die Heilungsaussichten bei dem häufigsten Genitalcarcinom der Frau verbessern, so kann das nur durch die Behandlung in einem Frühstadium erfolgen, in dem das maligne Epithel noch nicht alle Potenzen des Krebswachstums, vornehmlich die der Metastasenbildung, erreicht hat. Durch die Anwendung bestimmter diagnostischer Methoden wurde in den vergangenen drei bis vier Jahrzehnten eine große Zahl derartiger Frühstadien entdeckt, deren Nomenklatur, Interpretation, Bewertung und Behandlungsmethoden zunächst recht unterschiedlich waren.

Nomenklatur der Frühstadien des Collumcarcinoms

Dem historischen Ablauf gemäß wurde die beobachtete Veränderung zunächst Oberflächencarcinom genannt, weil, wie man glaubte, es sich um einen Krebs handele, der nur auf der Oberfläche der Cervix wachse. Aus Amerika kam die Bezeichnung Carcinoma in situ, unter der Vorstellung, daß ein krebsiges Gewebe in situ, d. h. an Stelle normalen Epithels, wachse. Diese Bezeichnung hat sich international eingebürgert, so daß sie weiterhin verwendet werden soll. Trotzdem ist der Ausdruck nicht ganz glücklich, da das bedeutungsschwere Wort Carcinom darin vorkommt. Treffender ist die Bezeichnung gesteigert atypisches Epithel, da hier in einem kurzen Ausdruck die Morphologie der Veränderung zusammengefaßt wird. Auch im amerikanischen Schrifttum wird der Ausdruck „increased atypical epithelium" gebraucht. In Frankreich bevorzugt man die Nomenklatur „intraepitheliales Epitheliom" (FUNCK-BRENTANO 1960). Ein internationales Gremium beschloß 1958 (BLAIKLEY, KOTTMEIER, MARTIUS und MEIGS), die präinvasiven Stadien des Collumcarcinoms als Stadium 0 zu bezeichnen, ohne dieses Stadium in die klinische Einteilung I—IV einzubeziehen, da noch nicht feststehe, ob das Carcinoma in situ immer als prämaligne Läsion zu werten sei.

Die geschilderten Ausdrücke sind also Synonyme und betreffen ein und dieselbe Veränderung. Neben der erwähnten Nomenklatur gibt es noch zahlreiche andere Bezeichnungen. HELD konnte 1953 bereits 19 Synonyme zusammenstellen.

Was versteht man unter einem Carcinoma in situ an der Cervix?

Das Carcinoma in situ ist eine Erkrankung des Plattenepithels im Bereich der Cervix uteri. Das Epithel zeigt eine Umformung mit allen feingeweblichen Zeichen der Malignität, ohne die Begrenzung des Plattenepithels zu überschreiten. Damit fehlt eines der wesentlichen Merkmale des malignen Wachstums, die Infiltration.

In den letzten Jahrzehnten wurde eine große Zahl von Carcinomata in situ beobachtet, so daß eine weitere Aussage über deren maligne Potenz gemacht werden kann: Das Carcinoma in situ metastasiert nicht. Drei Merkmale charakterisieren die Veränderung sehr genau: intraepithelial feingewebliche Zeichen der Malignität ohne infiltrierendes Wachstum und ohne Metastasenbildung. Damit ist gleichzeitig gesagt, daß das Carcinoma in situ kein Krebs, sondern vorsichtiger ausgedrückt noch kein Krebs in der klassischen Definition ist. Diese Feststellung ist außerordentlich wichtig, da die Behandlung des Carcinoma in situ keine radikale Krebstherapie zu sein braucht bzw. sein darf.

Gewichtige Gründe sprechen dafür, daß das Carcinoma in situ als Vorläufer des Collumcarcinoms anzusehen ist. Deshalb muß die Veränderung entfernt werden. Mit der Entfernung ist die Trägerin von dem Schicksal der Patientin mit Collumcarcinom befreit.

Histologische Eigenschaften des Carcinoma in situ

Das normale Plattenepithel der Portiooberfläche ist gekennzeichnet durch eine deutliche Schichtung (s. S. 16).

Das Carcinoma in situ läßt eine dem normalen Plattenepithel vergleichbare intraepitheliale Architektur vermissen. Es fehlt im erkrankten Epithel entweder jede Schichtung, oder sie ist an der Oberfläche noch eben angedeutet (Abb. 1). Meist ist eine sog. Basalzellschicht mit aneinandergereihten, sehr dicht stehenden Zellen nicht deutlich abgrenzbar. Darüber fehlt jegliche Differenzierung. Das Epithel scheint mit Zellen aus der Basalis bis oben hin vollgepackt zu sein. Lediglich an der Oberfläche sind oft abgeflachte Zellen mit dunklen Kernen sichtbar. Die intraepitheliale Struktur des Carcinoma in situ ist jedoch von Fall zu Fall nicht einheitlich, verschiedene Reifegrade können beobachtet werden, selbst innerhalb eines Falles. Das Carcinoma in situ fällt, lupenoptisch durch seine Kerndichte dunkel gefärbt, neben dem normalen Plattenepithel auf. Die Kerne haben runde bis längsovale Form mit grober Chromatinstruktur; Größenabweichungen kommen oft vor. Die Kern-Plasma-Relation ist zugunsten des Kernes verschoben.

Diesen Eindruck konnten HILLEMANNS und RHA (1961 I, II) durch Bestimmung des Verhältnisses von Kernvolumen zu Cytoplasmavolumen objektivieren. Im Vergleich zu normalem Epithel sowie den Übergangsformen zum dysplasti-

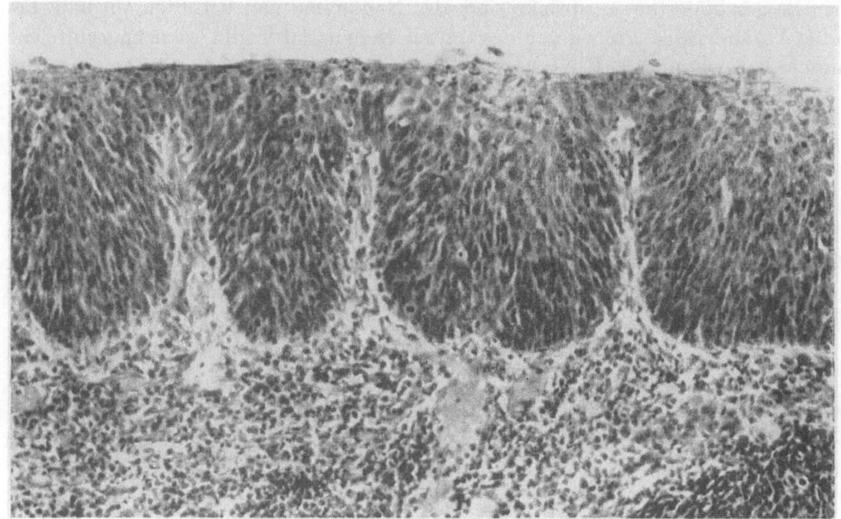

Abb. 1. Carcinoma in situ. Das Epithel fällt durch die dichtstehenden Kerne auf. Die subepitheliale leukocytäre und lymphocytäre Zellinfiltration ist deutlich

schen Epithel findet sich beim Carcinoma in situ ein Minimum an Cytoplasma- und ein Maximum an Kernvolumen. Infiltrierende Krebse zeigen dieses Verhältnis nicht.

Intercellularbrücken sind im gesteigert atypischen Epithel meist nicht sichtbar. Die Zellen liegen so dicht, daß die Zellgrenzen undeutlich werden. Eine Berechnung der Zelldichte pro Flächeneinheit ergab ebenfalls für das Carcinoma in situ Höchstwerte (FORAKER und REAGAN 1959, HILLEMANNS und RHA 1961).

Die Fähigkeit zur Glykogenspeicherung ist bis auf wenige Einzelfälle verloren gegangen. Das gesteigert atypische Epithel enthält praktisch kein oder fast kein Glykogen, eine Eigenschaft, die für eine klinische Untersuchungsmethode ausgenutzt wird (s. Jodprobe, S. 148).

Die starke Proliferation des Epithels äußert sich in zahlreichen Mitosen, die nicht auf die Basalis beschränkt sind, sondern das ganze Epithel durchsetzen können. Im Carcinoma in situ kommen besonders häufig Mitoseatypien vor, die als Dreigruppenmetaphasen von DUSTIN jr. und PARMENTIER (1953) beschrieben wurden (Abb. 2). Darunter versteht man Mitosen, bei denen sich die Chromosomen in der Äquatorialebene angeordnet haben, aber kleinere Chromosomengruppen auch an beiden Polen liegen, so daß im sich teilenden Kern drei Gruppen von Chromosomen entstehen. Darüber hinaus gibt es noch zahlreiche andere Mitoseatypien beim Carcinoma in situ.

Die seitliche Begrenzung des Carcinoma in situ ist gewöhnlich distal normales Plattenepithel der die Portiooberfläche überziehenden Vaginalhaut und proximal Cylinderepithel des Cervicalkanals (BAJARDI 1962).

Der Übergang des Carcinoma in situ zum normalen Plattenepithel ist von Fall zu Fall verschieden. Häufig ist die Begrenzung ganz scharf, so daß man von zwei benachbarten Zellen noch eine Trennung zu der einen oder anderen Epithelart vornehmen kann. Die Trennungslinie läuft oft schräg derart durchs Epithel, daß das erkrankte Epithel basal wie eine Pflugschar gegen das normale anstößt (Abb. 6). Ob es auch so vorwächst, ist schwer zu sagen.

In anderen Fällen ist die Trennung nicht scharf, das Carcinoma in situ geht über in ein mehr dysplastisches Epithel und dieses in eines, welches eine mitosenreiche, basale Unruhe zeigt. Es gibt in dieser Hinsicht viele Varianten.

Gegen das Cylinderepithel wächst das Carcinoma in situ ähnlich wie normales Plattenepithel vor. Es kann dem Cylinderepithel ohne Reaktion unmittelbar

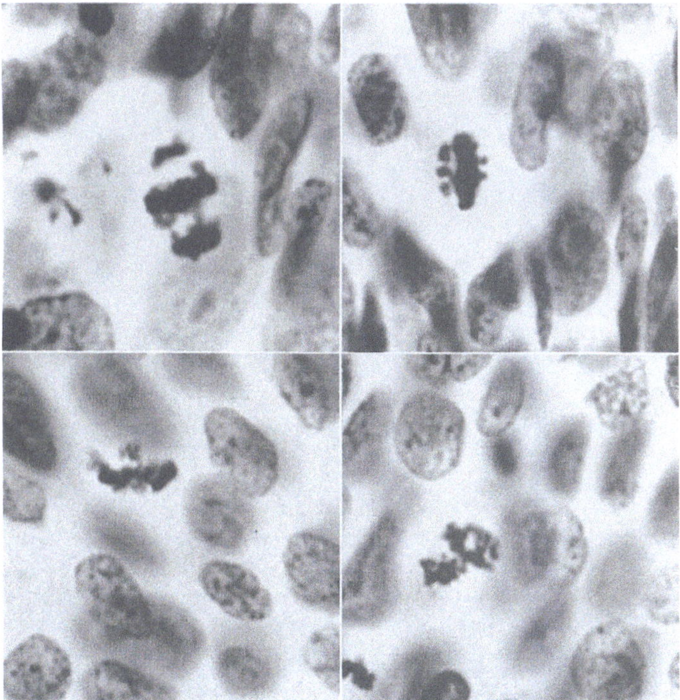

Abb. 2. Mitoseanomalien aus einem Carcinoma in situ. Links oben eine sog. Dreigruppenmetaphase

benachbart sein, es kann dieses aber auch mit schmalen Epithelzungen von der Unterlage abheben. In dieser Richtung hat man eher den Eindruck, daß das Carcinoma in situ wirklich vorwächst. Das Cylinderepithel wird verdrängt, wie man es auch beim Eindringen in Cervixdrüsen erkennen kann. Diese Eigenschaft ist aber nicht als echte gewebszerstörende Fähigkeit aufzufassen, da Gleiches vom normalen Plattenepithel beobachtet werden kann (Abb. 3).

Abb. 4 zeigt den feingeweblichen Aufbau eines Carcinoma in situ gegenüber einem normalen Plattenepithel. Die Veränderung ist eklatant und wirkt bei der mikroskopischen Betrachtung sehr bösartig, so daß die Bezeichnung Oberflächenkrebs vom histologischen Standpunkt aus verständlich erscheint.

Das Carcinoma in situ ist nicht nur auf die Portio beschränkt, sondern kommt als Präcancerose überall dort vor, wo sich Plattenepithel befindet oder andere Epithelarten zur Plattenepithelmetaplasie befähigt sind (Haut, Larynx, Pharynx, Oesophagus). Die Bilder sind kaum voneinander zu unterscheiden.

Histologische Beschreibungen des gesteigert atypischen Epithels finden sich bei: YOUNGE (1939), WESPI (1946), NOVAK (1947), SCAPIER, DAY und DURFEE (1952), HELD (1953), LAX (1953), BÜNGELER und DONTENWILL (1954), HAMPERL, KAUF-MANN und OBER (1954 I, II), BÜNGELER (1955), FENNELL jr. (1955, 1956), FEYRTER

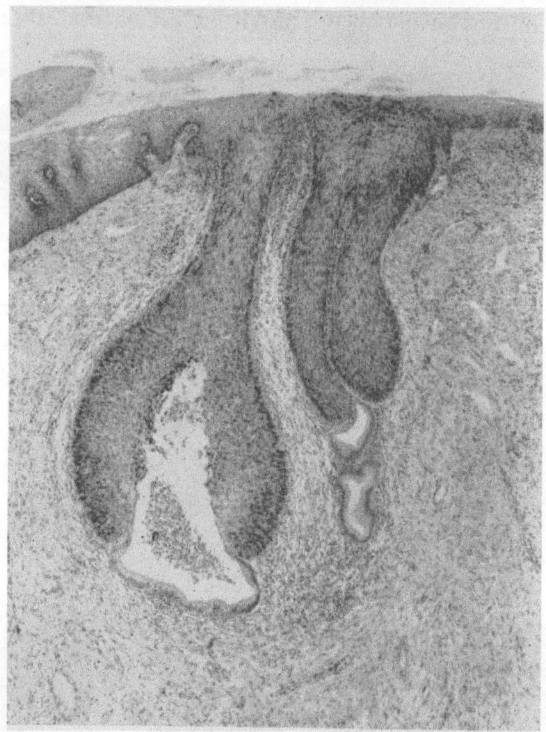

Abb. 3. Einwachsen von gesteigert atypischem Epithel in Cervixdrüsen. Am linken oberen Bildrand normales Plattenepithel

(1955), NAVRATIL (1955), RUNGE und STOLL (1955), HAMPERL und KAUFMANN (1956), LIMBURG (1956), RANDERATH und HIERONYMI (1956), WHEELER (1956), HERTIG (1957), HILLEMANNS (1958), FRIEDELL, HERTIG und YOUNGE (1958), KOTTMEIER, KARL-STEDT, SANTESSON und MOBERGER (1959), HAMPERL (1959, 1960), BLANCHARD (1960), KAUFMANN und OBER (1960), TAYLOR (1961), FRICK, JANOVSKI, GUSBERG und TAY-LOR (1963). Ein schriftliches Symposium über die Histomorphologie des Carcinoma in situ in der Acta cytol. 1961 zeigt auch die jetzt noch bestehenden Unklarheiten und Differenzen über die morphologische Diagnose, die besonders bei der Definition der cytomorphologischen, intraepithelialen Veränderungen bestehen (BAJARDI, DE BRUX, DUPRÉ-FROMENT, SIEGLER, SIRTORI und TAYLOR 1961, BAJARDI, GAUDEFROY, KRIMMENAU und TAYLOR 1961).

Hatte man vor 30—40 Jahren Kenntnis vom Carcinoma in situ durch Zu-fallsbefunde an Operationspräparaten oder Leichenuteri, so stieg die Zahl der gefundenen Fälle mit Einführung sog. frühdiagnostischer Methoden stark an. Aus der Vielzahl der Fälle versuchte man eine Progredienz mit Übergang zum echten Krebs abzulesen. Wir verfügten Ende 1959 über 150 Fälle, die ganz

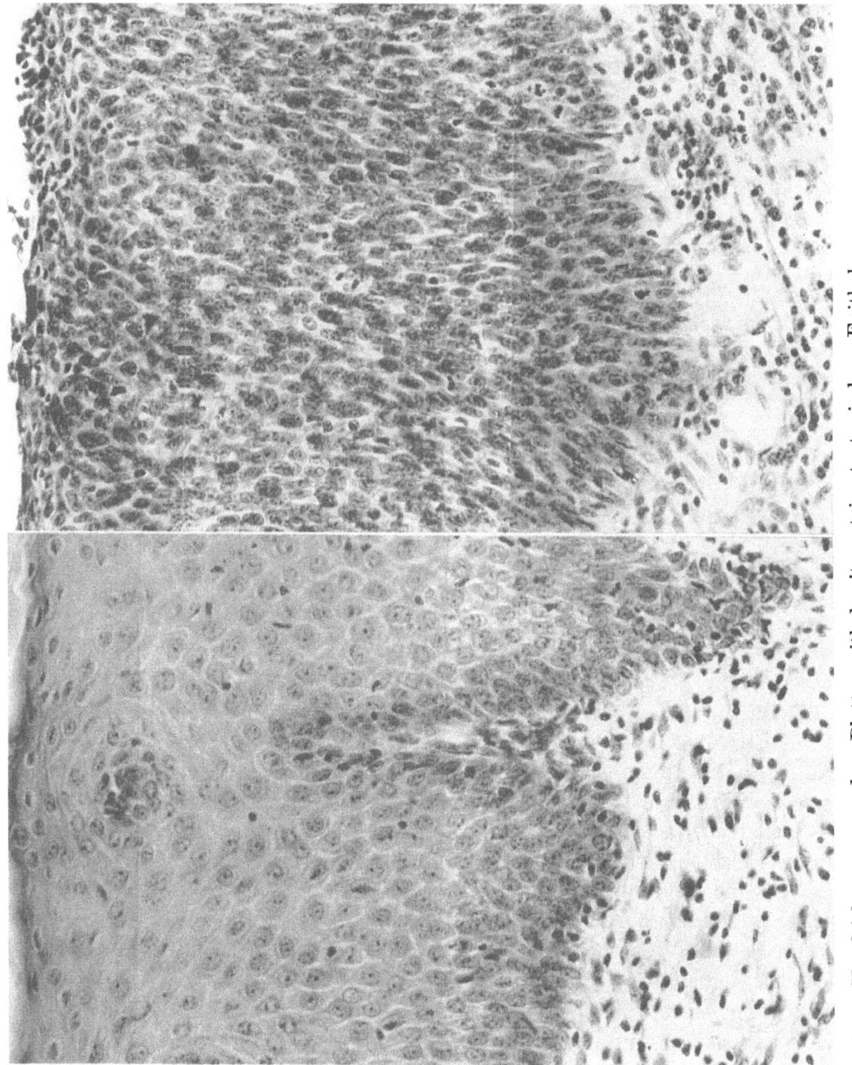

Abb. 4. Vergleich von normalem Plattenepithel mit gesteigert atypischem Epithel

einheitlich histologisch in flächenhaften Cervixschnitten aufgearbeitet worden waren. An diesem Material erarbeitete HAMPERL eine morphologische Einteilung, die er 1959 auf dem Ciba-Symposium vortrug. Wir bedienen uns seither dieser Gruppierung. Diese Einteilung beruht auf dem Verhalten des erkrankten Epithels gegenüber dem Cervixstroma, nicht aber auf Kernanomalien, Mitosestörungen etc. im Epithel. Die gewählte Ordnung ist vergleichsweise eine Außen-

Innenarchitektur. Abb. 5 zeigt schematisch die von HAMPERL gewählte Einteilung (HAMPERL 1959, 1961).

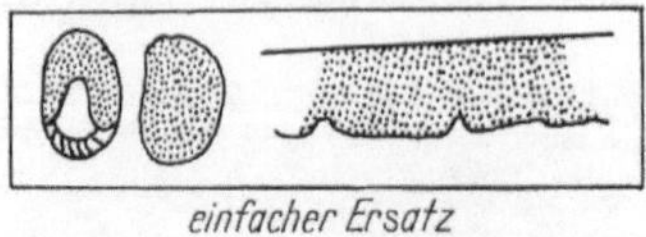

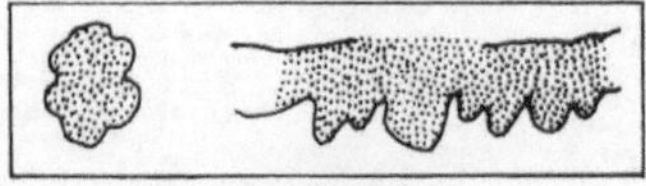

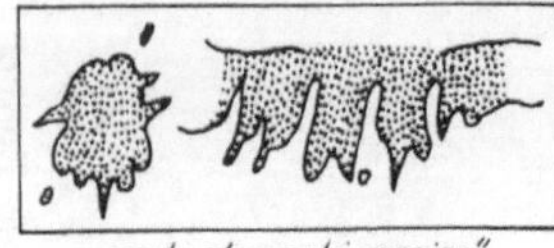

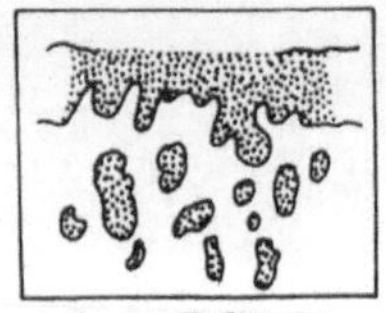

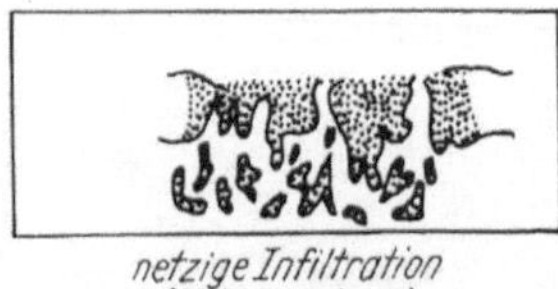

Abb. 5. Schematische Einteilung der Carcinomata in situ nach HAMPERL (1959) (Aus: Ciba Foundation Study Group No. 3, Cancer of the Cervix. Diagnosis of early forms, p. 2—19. London: J. & A. Churchill Ltd. 1959)

Wachstum durch „einfachen Ersatz"

Bei dieser einfachsten Form des Carcinoma in situ besteht der Eindruck, daß das erkrankte Epithel das normale Plattenepithel ersetzt, ohne dessen Formen zu ändern. Man muß aber auch die Möglichkeit der metaplastischen Umwandlung des Cervixepithels in Plattenepithel in Betracht ziehen. Es besteht kein Niveauunterschied an der Oberfläche. Zum Stroma hin geht die glatte Begrenzung des normalen Plattenepithels übergangslos in die des erkrankten Epithels über. Die Stromapapillen sind normal, meist fällt subepithelial eine lymphocytäre Infiltration gegenüber dem normalen Epithel auf (Abb. 6). Das Carcinoma in situ verhält sich in seiner Wachstumsform wie normales Plattenepithel, d. h. es kann Cervixdrüsenausführungsgänge umwachsen oder diese verschließen. Es kann in Cervixdrüsen einwachsen und diese teilweise oder ganz ausfüllen (Abb. 3). Im letzten Fall sieht man dann isolierte, glatt begrenzte Epithelballen, die aber alle noch im Bereich des Cervixdrüsenfeldes liegen.

Wachstum durch „plumpes Vorwuchern"

In dieser Gruppe ist eine Änderung der Stromabegrenzung eingetreten, indem das erkrankte Epithel in plumpen Zapfen gegen das Stroma vorwächst. Dies ist sowohl beim Wachstum an der Oberfläche als auch in Cervixdrüsen deutlich

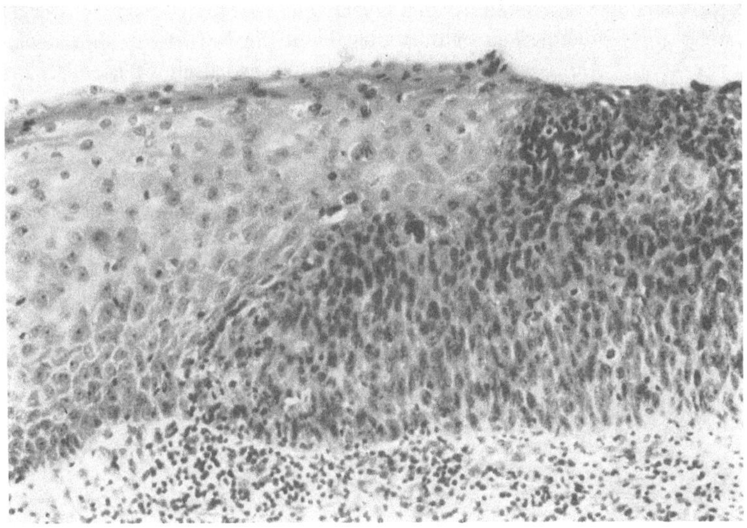

Abb. 6. Carcinoma in situ. Wachstum durch „einfachen Ersatz" nach HAMPERL. Übergang des Carcinoma in situ zum normalen Plattenepithel. Das pathologisch veränderte Epithel schiebt sich keilförmig unter das normale. Die subepitheliale entzündliche Infiltration ist im Bereich des Carcinoma in situ deutlich. In diesem Falle besteht eine scharfe Trennung zwischen normalem Epithel und Carcinoma in situ

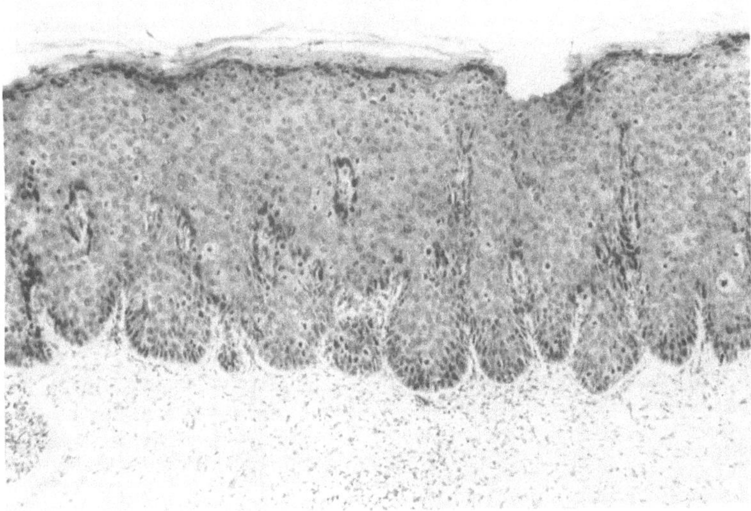

Abb. 7. Carcinoma in situ. Wachstum durch „plumpes Vorwuchern" nach HAMPERL

sichtbar. Dementsprechend werden die Stromapapillen wesentlich tiefer. Man hat den Eindruck, daß im Epithel infolge der Kerndichte ein starker Wachstumsdruck entsteht, der wie in einem überfüllten Sack zu Ausbeulungen führt (Abb. 7).

Die Abschilferung von Zellen an der Oberfläche scheint stärker zu werden, da man meist im histologischen Schnitt oberflächliche Defekte in den deckenden Zellagen erkennt. Ähnliches widerfährt dem in Cervixdrüsen wachsenden Epithel,

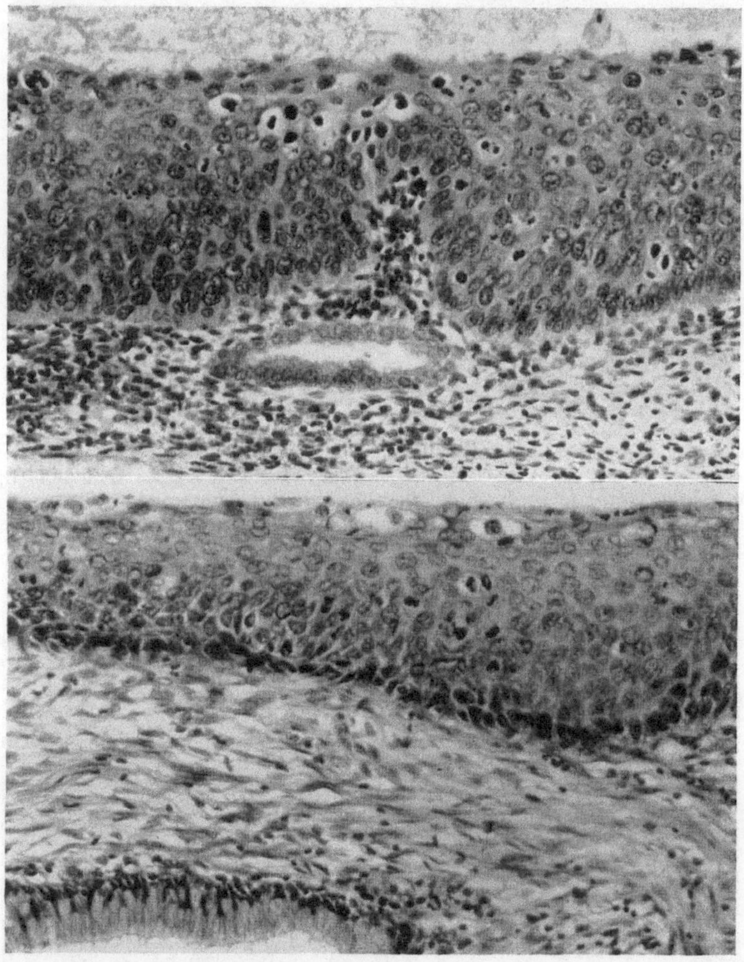

Abb. 8. Zwei Beispiele von Epithelveränderungen, die „noch nicht" zum Carcinoma in situ gerechnet werden. Die Schwierigkeit der Abgrenzung liegt auf der Hand

das, sich selbst den Ausgang verschließend, dann zentral Zellen abschilfert und dort zu cystischen Erweiterungen führt.

Das Carcinoma in situ ist mit den Gruppen einfacher Ersatz und plumpes Vorwuchern charakterisiert. Es ist in der Begrenzung zum infiltrierenden Carcinom klar definierbar und leicht diagnostizierbar.

Die Abgrenzung zu Epithelatypien, die man als dysplastische Epithelien, basale Hyperplasien etc. bezeichnet, wird international nicht einheitlich durchgeführt (Abb. 8) (HERTIG und YOUNGE 1952, MESTWERDT 1957, ZACHERL

1957, Krimmenau 1958, Behrens und Tietze 1959, Gross, Pospísil, Viklický
und Zavadil 1959, de Brux und Dupré-Froment 1960, Ober, Kaufmann und
Hamperl 1961, Reagan und Patten jr. 1962, Lambert und Woodruff 1963,
Koss, Stewart u. a. 1963, Bangle, Berger und Levin 1963).

Die frühe Stromainvasion

Bei diesem Bilde tritt eine Änderung im Verhalten des atypischen Epithels
zum Cervixstroma ein. Einzelne Zellen schieben sich aus den zelldichten
Epithelballen in meist spitzen Ausläufern gegen das Stroma vor. Sobald sich

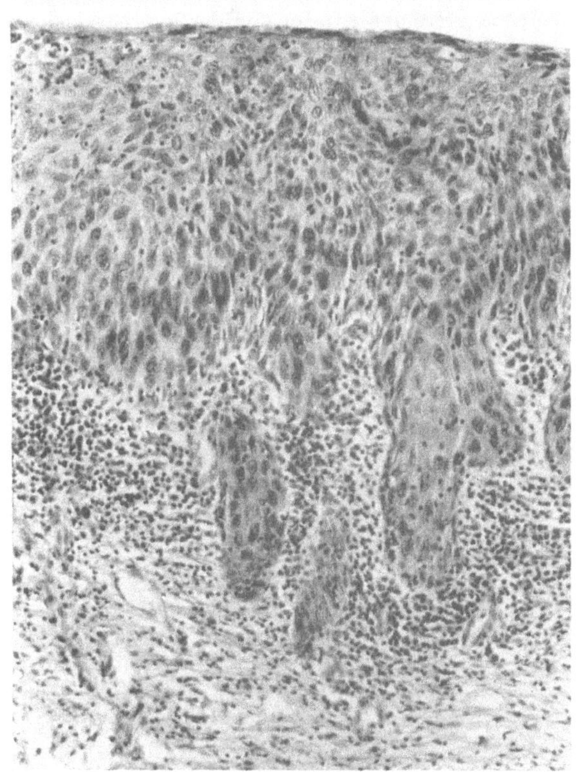

Abb. 9. „Frühe Stromainvasion" nach Hamperl. Beginnende Zelldifferenzierung in den
auswachsenden Zellsprossen. Entzündliche Stromareaktion

die Zellen aus der drangvollen Enge im erkrankten Epithel lösen und in
schmalen Ausläufern gegen das Stroma wachsen, ändert sich oft ihre Gestalt.
Die Zellen werden plasmareicher und zeigen häufig eine intracelluläre Verhornung (Abb. 9). Auch eine Einlagerung von PAS-positiven Substanzen
ist möglich. — Die Reaktion des Cervixstromas ist meist eine heftige leukocytäre Zellinfiltration, die die eindringenden pathologischen Zellen attackiert.

Haben die pathologischen Zellen gar die Verbindung zum Epithel verloren, so erliegen sie meist dem Leukocytenansturm. Das Auswachsen von Zellsprossen ins Cervixstroma geschieht stets multizentrisch. Die Oberfläche des Epithels scheint, nach dem histologischen Bild, reichlich Zellen abzuschilfern. Gelegentlich erkennt man im histologischen Schnitt, daß durch die Zellabschilferung das Epithel niedriger wird und gefäßführende Stromapapillen die Oberfläche erreichen. Wahrscheinlich liegt dann klinisch ein leicht blutendes Epithel vor. FENNELL (1955) beschrieb das Bild der frühen Stromainvasion und nannte es „early stromal invasion" (FIDLER und BOYES 1959, BAJARDI 1959). Hier zeigt die Epithelerkrankung ihre maligne Fähigkeit zum infiltrierenden Wachstum. Wie lange ein Gleichgewicht zwischen der cellulären Abwehrreaktion und den eindringenden malignen Zellen bestehen wird, ist nicht vorauszusagen. In Wien wurde 1961 die Gruppe „early stromal invasion" in der internationalen Klassifikation als Ia bezeichnet.

Netzige Infiltration

Vom morphologischen Erscheinungsbild her hat bei dieser Form das maligne Wachstum das Gleichgewicht zwischen der „frühen Stromainvasion" und der Abwehrreaktion des Organismus überwunden. Die Tumorzellen dringen in das

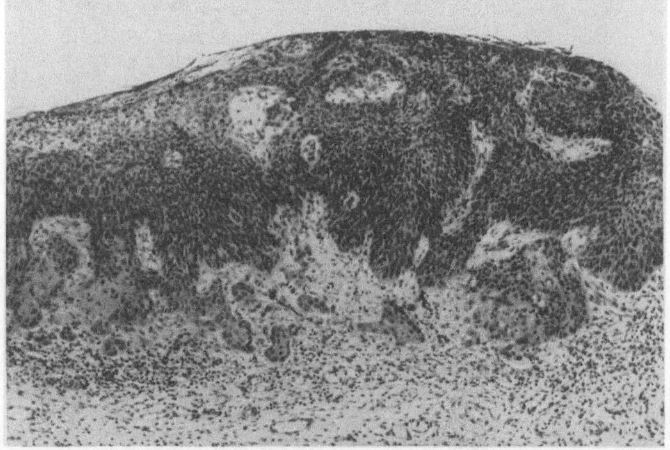

Abb. 10. „Netzige Infiltration" (Mikrocarcinom) nach HAMPERL in einem Areal von ca. 5 mm Ausdehnung innerhalb eines Carcinoma in situ. Die Zellgruppen, welche sich aus dem Epithelverband gelöst haben, sind plasmareicher

Cervixstroma in schmalen Strängen ein und bilden ein mehr oder weniger weitmaschiges Netz. Auch hier geht die Entwicklung nicht von einem Tumorzellsproß aus, sondern multizentrisch. Allerdings ist die Entwicklung eines solchen Tumorzellnestes auf ein Areal von wenigen Millimetern beschränkt, während die Ausbreitung des Carcinoma in situ mehrere Zentimeter betragen kann.

In diesem Zustand kann man ähnlich wie bei der frühen Stromainvasion beobachten, daß die epithelialen Tumorzellen, befreit von der Enge im Epithelverband, meist mehr Plasma mit gewissen Differenzierungszeichen entwickeln. Die Stromareaktion ist weiterhin intensiv (Abb. 10). Die Oberfläche der Veränderung ist meist ulceriert. Für diese Veränderung sind mehrere Synonyme gebräuchlich: präklinisches Carcinom, Stadium I b der internationalen Collumcarcinomeinteilung, Mikrocarcinom (nach MESTWERDT) oder rein deskriptiv: fortgeschrittene Stromainvasion.

Die Diagnostik der fortgeschrittenen Stromainvasion ist morphologisch nicht schwierig, ist aber in der Begrenzung nach oben problematisch. Welche Maximalausdehnung ist die Grenze, an der man eine derartige Veränderung noch Mikrocarcinom nennen kann? In unserem Material liegt die Größenordnung im Bereich eines Reiskorns oder einer Linse.

Plumpe Infiltration

HAMPERL hat 1959 diese Sondergruppe abgegrenzt, welche zahlenmäßig relativ klein ist. Sie zeigt aber einige Besonderheiten, die diese Gruppierung rechtfertigen.

Morphologisch scheint hier das Wachstum des plumpen Vorwucherns in das der plumpen Infiltration überzugehen (Abb. 11). Gewöhnlich betrifft die Veränderung ein großes Gebiet. Das plump vorwuchernde Epithel füllt zunächst alle Drüsen aus, hält sich aber nicht an präformierte Räume, sondern überschreitet sie. Eigenartigerweise bleibt bei dieser Wachstumsform eine heftige Stromareaktion meist aus.

In wenigen Fällen wurde beim sog. Mikrocarcinom über Lymphknotenabsiedlungen berichtet: LAX (1953), DECKER (1956), ZACHERL und SCHÜLLER (1957), SCHÜLLER (1958), FRIEDELL und GRAHAM (1959), FANGER und MURHPY (1960) und LOCK (Diskussion zu LATOUR 1961).

Die histologische Diagnose in der Einteilung nach HAMPERL erfolgt in unserer Klinik am flächenhaften Cervixschnitt (s. S. 173) und wird gestellt an der schwersten angetroffenen Veränderung.

Die histologischen Bilder einfacher Ersatz, plumpes Vorwuchern, frühe Stromainvasion, fortgeschrittene Stromainvasion mit netziger

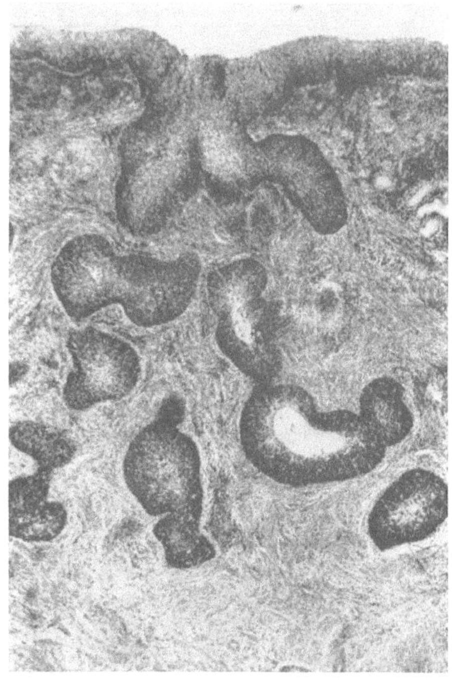

Abb. 11. „Plumpe Infiltration" nach HAMPERL (Aus: Ciba Foundation Study Group No. 3, Cancer of the Cervix. Diagnosis of early forms, p. 2—19. London: J. & A. Churchill Ltd. 1959)

und plumper Infiltration werden als *Frühstadien des Collumcarcinoms* zusammengefaßt. Aufgabe der Frühdiagnostik ist es, diese Frühstadien zu entdecken.

Ist das Carcinoma in situ als Vorläufer des Collumcarcinoms anzusehen?

Betrachtet man die histologischen Bilder in der Gruppierung nach HAMPERL, so entsteht durchaus der Eindruck einer kontinuierlichen Entwicklung. Da die Fälle aber von verschiedenen Patientinnen stammen, kann der Beweis am histologisch aufgearbeiteten Material nicht gestellt werden, da die Veränderung jeweils in toto entfernt und damit ihre Weiterentwicklung unterbrochen wurde.

Einen Hinweis für die kontinuierliche Entwicklung liefert neben dem morphologischen Bild das Alter der betreffenden Patientinnen. KAUFMANN und OBER (1960) und OBER, KAUFMANN und HAMPERL (1961) berechneten das Durchschnittsalter von Patientinnen entsprechend der Gruppeneinteilung nach HAMPERL und stellten sie den verschiedenen Stadien der klinischen Krebse gegenüber:

Tabelle 1 *

Art der Veränderung	Zahl der Fälle	Durchschnittsalter (Jahre)
Einfache Atypie, Dysplasie, unruhiges Epithel	32	36,1 (18—52)
Frühfälle:		
einfacher Ersatz.	182	39,5 (22—74)
plumpes Vorwuchern	110	42,2 (24—71)
frühe Stromainvasion . . .	43	45,2 (32—64)
netzige Infiltration	31	45,5 (32—67)
plumpe Infiltration	15	47,2 (34—62)
Klinische Krebse:		
Stadium I	123	46,3 (24—78)
Stadium II	115	51,6 (30—81)
Stadium III	68	56,5 (37—83)
Stadium IV	9	60,4 (54—73)

* Modifiziert nach OBER, KAUFMANN, HAMPERL (1961)

Danach erkennt man eine kontinuierliche Zunahme des Durchschnittsalters, was für eine Aufeinanderfolge der Veränderungen sprechen könnte (HERTIG und YOUNGE 1952, STERN 1959, DUNN jr. 1960, ISBELL und GROVER 1961).

Die Lokalisation des Carcinoma in situ ist die gleiche wie beim klinischen Krebs des Collum uteri. Frauen aus verschiedenen sozialen Schichten mit Frühehen, zahlreichen Geburten und bestimmten Rassenzugehörigkeiten sind in gleichem Ausmaß vom Carcinoma in situ betroffen wie vom klinischen Krebs. Auch scheint die Infektion mit Lues eine Rolle zu spielen (WESPI und SAUTER 1943, LOMBARD und POTTER 1950, WEINER, BURKE und GOLDBERGER 1951, WYNDER u. a. 1954, OBER und REINER 1955, WYNDER 1956/57, 1957, DUNN und

BUELL 1959, HAENSZEL und HILLHOUSE 1959, KAST 1959, RUNGE und ZEITZ 1959, CHRISTOPHERSON und PARKER 1960, HUBER 1960, WYNDER und LICKLIDER 1960, WYNDER, MANTEL und LICKLIDER 1960, TERRIS 1962, BOYES und FIDLER 1963).

Ein weiterer Hinweis für die Zusammengehörigkeit beider Erkrankungsformen ist der Nachweis von Randbelägen bei klinischen Carcinomen, die dem Carcinoma in situ gleichen. OBER, KAUFMANN und HAMPERL fanden unter 100 Makrocarcinomen 61 Fälle mit einem derartigen Randbelag (1961). Auch BAJARDI (1962) ist der Auffassung, daß die Randbeläge neben Krebsen für einen Zusammenhang beider Veränderungen sprechen (TREITE 1944, HELD 1954, GIACCAI 1956, BURGHARDT 1958, LANGE 1960, BAJARDI und SIRTORI 1961).

Schließlich beobachteten einige Autoren das Schicksal von Patientinnen mit Carcinoma in situ ohne Behandlung. Leider sind die Ergebnisse nicht voll verwertbar, da die Kontrolle mit Hilfe von Knipsbiopsien durchgeführt wurde. Schon PAPANICOLAOU (1958) führte aus, daß diese Methode nicht ideal sei, da mit jeder Gewebsentnahme die Veränderung vollkommen entfernt werden kann und darüber hinaus die Unsicherheit über die Natur des Nachbargewebes verbleibt. AYRE und AYRE verfolgten 1949 vorwiegend mit der Cytologie die Entwicklung eines echten Krebses aus einer präinvasiven Veränderung (BAJARDI 1959, BODDINGTON, COWDELL und SPRIGGS 1960). PETERSEN (1955 und Diskussion beim Ciba-Symposium 1959) beobachtete ein Kollektiv von 127 unbehandelten oder unvollständig mit Radium oder Kauterisation behandelten Fällen mit Carcinoma in situ bis zu 8 Jahren. In dieser Zeit entwickelten 24,6% der Patientinnen klinische Carcinome. Sorgfältige Beobachtungen über jahrelange Intervalle zwischen der Diagnose Carcinoma in situ und späterem klinischen Krebs liegen von MESTWERDT und MÖNCKEBERG (1948), YOUNGE, HERTIG und ARMSTRONG (1949), RUNGE und STOLL (1955), LIMBURG (1956), MASTERSON (1956), JONES, GALVIN und TELINDE (1956/57), HÖRMANN und FREESE (1957), MORICARD und CARTIER (1957), FERGUSON und LOZMAN (1958), LANGE (1960), PETERSEN (1961), BOYES, FIDLER und LOCK (1962) vor. FORAKER (1956, 1959) glaubt auf Grund histochemischer und morphologischer Untersuchungen, daß das Carcinoma in situ dem Krebs näher steht als dem normalen Epithel. GLATTHAAR (1948) kommt auf Grund des Verhaltens von Explantaten des gesteigert atypischen Epithels in der Gewebekultur zur gleichen Ansicht. Auch die Untersuchungen von ESCHBACH und BRUCKER über das Verhalten der DNS deuten darauf hin (1959, 1960).

Alle diese Beobachtungen sprechen dafür, daß man das Carcinoma in situ als eine Vorstufe des Collumcarcinoms auffassen muß.

Normale Epithelverhältnisse an der Cervix uteri

An der Cervix stoßen zwei ganz verschiedene Epithelarten aneinander das Plattenepithel der Vaginalhaut und das Cylinderepithel des Cervicalkanals. Beide Epithelien grenzen nicht nur aneinander, sondern verflechten sich in einem bestimmten Bereich, was sich in gewissen kolposkopischen und histologischen Befunden äußert.

Das Plattenepithel

Die Portiooberfläche oder zumindest die Peripherie der Portiooberfläche ist bedeckt von nicht verhornendem Plattenepithel, welches, von den Scheidengewölben kommend, faltenlos die Oberfläche der derben Cervix überzieht. Das Plattenepithel besteht aus folgenden Schichten (Abb. 12):

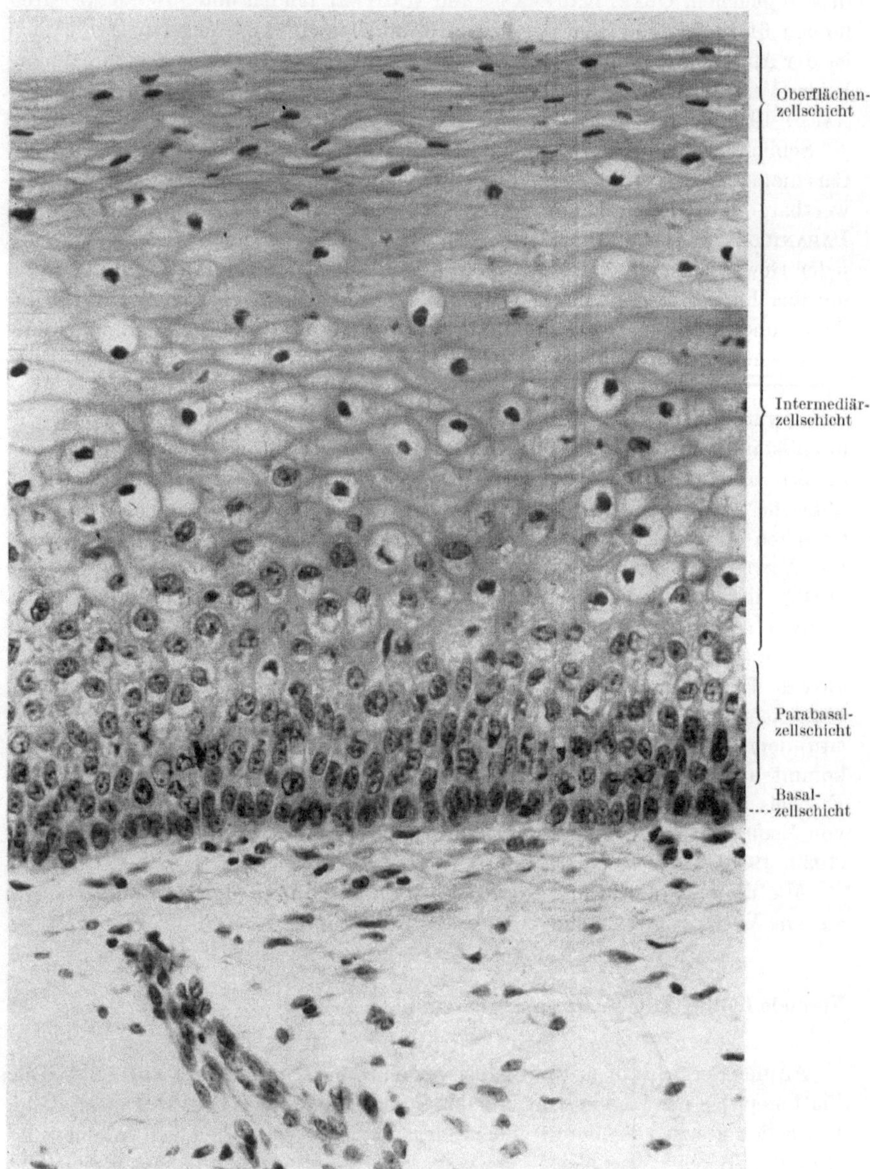

Abb. 12. Aufbau eines normalen Plattenepithels an der Cervix uteri

1. Die Begrenzung gegen das Cervixstroma bildet eine einreihige Basalzellschicht, in der Mitosen vorkommen können.

2. Darüber liegt die sog. Parabasal- oder Stachelzellschicht, deren Zellen durch Intercellularbrücken miteinander verbunden sind.

3. Über den Parabasalzellen folgt die Intermediärschicht, die aus großen plasmareichen, polygonalen Zellen besteht, welche Glykogen speichern.

4. Nach außen abgeschlossen wird das Plattenepithel durch eine Oberflächenschicht, die aus sich mehr und mehr abflachenden Zellen mit pyknotischen Kernen besteht. — Normalerweise tritt an der Oberfläche keine Verhornung auf.

Bei geschlechtsreifen Frauen sind gewöhnlich alle Schichten des Epithels gut ausgebildet. Gefäßführende Stromapapillen ziehen bis in die mittlere Höhe des Plattenepithels hinein. Unter dem Epithel der Portiooberfläche befindet sich nicht wie in der Vagina eine Submucosa aus lockerem Bindegewebe, sondern

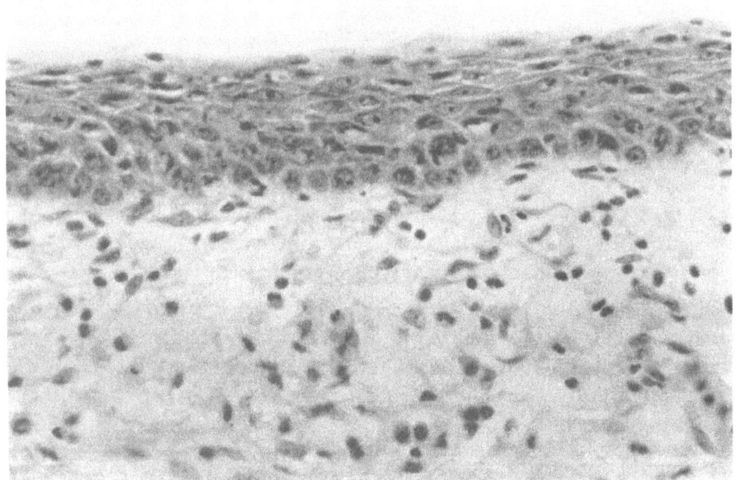

Abb. 13. Atrophisches Plattenepithel einer Greisin an der Cervix uteri

derbes, faserreiches, relativ gefäßarmes Bindegewebe, so daß das Plattenepithel unverschieblich auf seiner Unterlage aufsitzt. Gelegentlich sind in der Bindegewebsschicht unter dem Epithel Lymphfollikel nachweisbar.

Nicht immer sind alle Schichten des Plattenepithels ausgebildet. Neben dem im Cyclus stattfindenden Wechsel der Ausreifung findet man bei reichhaltiger Döderlein-Flora auf Grund der bakteriellen Cytolyse ein Epithel, das nur bis zur Intermediärschicht aufgebaut ist. Im Senium wird das Epithel atrophisch und besteht dann nur aus wenigen Zellagen (Abb. 13).

Sehr häufig findet sich weit vom Plattenepithelüberzug der Portiooberfläche entfernt, inmitten von Cylinderepithel, im Cervicalkanal als Deckepithel oder auch in Drüsen wachsend, gut geschichtetes normales Plattenepithel. Dieses Phänomen faßt man als Metaplasie im Cylinderepithel auf und bezeichnet es als indirekte Plattenepithelmetaplasie über Cervixdrüsen.

Das Cylinderepithel

Der Cervicalkanal ist ausgekleidet von schleimbildendem Cylinderepithel, welches als Deckepithel und in den Cervixdrüsen vorhanden ist. Es handelt sich um ein einreihiges, hohes Cylinderepithel mit basal stehenden Kernen und einer starken, cyclusabhängigen Schleimbildung. Histochemisch besteht der Cervixschleim vorwiegend aus sauren Mucopolysacchariden.

Normalerweise münden alle Cervixdrüsen an der Oberfläche des Cervicalkanals, haben also Abfluß des Sekrets nach außen. Die Gestalt der Drüsen kann weit verzweigt sein, so daß das Feld der Cervixdrüsen recht tief sein kann. Das Ausmaß des Cervixdrüsenfeldes ist individuell sehr verschieden. In der Schwangerschaft beobachtet man gewöhnlich eine Hypertrophie, im Senium eine Atrophie.

Zwischen den Cervixdrüsen befindet sich lockeres, relativ gefäßreiches Bindegewebe, so daß eine gewisse Verschieblichkeit der Mucosa besteht.

Wechsel der Epithelgrenzen im Leben einer Frau

Lehrbuchmäßig findet man die Cervix uteri derart dargestellt, daß das Plattenepithel die gesamte Portiooberfläche bis zum äußeren Muttermund überzieht und dort an das intracervical gelegene Cylinderepithel anstößt. Das Cylinderepithel reicht danach vom äußeren Muttermund bis zum inneren Muttermund und stößt dort an das niedrige, kubische Epithel der Isthmusschleimhaut an. Andere Verhältnisse, insbesondere die Lokalisation von Cervixepithel auf der Portiooberfläche, hielt man früher für unphysiologisch.

Bei der Speculumuntersuchung sieht eine von Plattenepithel überzogene Portio blaßrot aus und hat einen perlmuttartig schimmernden Glanz. Schon bei der klinischen Untersuchung zahlreicher Frauen fällt auf, daß dieser Befund nicht sehr häufig ist. Gewöhnlich findet man einen mehr oder minder ausgeprägten roten Fleck, der meist zirkulär um den äußeren Muttermund ausgebildet ist. Mit dem Kolposkop läßt sich dieser rote Fleck näher analysieren. Es handelt sich dabei in vielen Fällen um Cervixepithel, welches zirkulär um den Muttermund auf der Portiooberfläche liegt. Trotz ausgedehnter kolposkopischer Studien der Portiooberfläche glaubte man jedoch, daß der Normalzustand eine von Plattenepithel überzogene Portiooberfläche sein müsse.

Auf Grund von systematischen histologischen Studien von OBER, KAUFMANN, HAMPERL und SCHNEPPENHEIM an normalen Uteri aus allen Altersklassen sind bestimmte Epithelverhältnisse an der Cervix uteri als physiologische Zustandsbilder bekannt. Folgende Ergebnisse dieser jahrelangen Zusammenarbeit sind bemerkenswert:

1. Die Plattenepithel-Cylinderepithelgrenze macht im Leben einer Frau charakteristische Verschiebungen durch (SCHNEPPENHEIM, HAMPERL, KAUFMANN, OBER 1958).

2. Der Teil der Cervix, welcher mit Cylinderepithel ausgekleidet ist, bleibt trotz Verschiebung seiner Grenzen immer gleich lang (OBER, SCHNEPPENHEIM, HAMPERL, KAUFMANN 1958).

3. Plattenepithel versucht immer, Cylinderepithel zu überwachsen (HAMPERL, KAUFMANN, OBER, SCHNEPPENHEIM 1958).

4. Echte Erosionen, d. h. Epitheldefekte, sind an der Portiooberfläche äußerst selten (OBER 1958).

Welcher Art ist die Verschiebung der Plattenepithel-Cylinderepithelgrenze?

Bei Kindern ist die Portiooberfläche ganz von Plattenepithel überzogen. Die Grenze zum Cylinderepithel liegt am äußeren, grübchenförmigen Muttermund.

Mit dem Eintritt der Geschlechtsreife wird die Portio massiger, die Scheidengewölbe werden tiefer, und das Cylinderepithel des Cervicalkanals tritt, meist

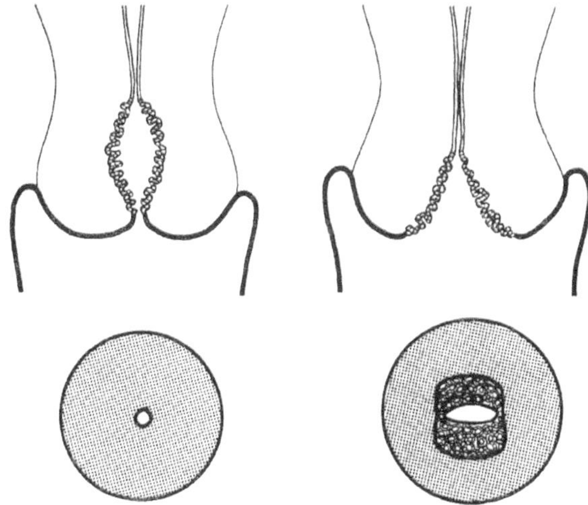

Abb. 14. Verformung des äußeren Muttermundes infolge Ektropionierung der Cervixschleimhaut

zirkulär um den Muttermund, in den Bereich der Portiooberfläche. Diesen Vorgang bezeichnet man als Ektropionierung. Dabei verformt sich der äußere Muttermund ovalär oder zeigt gar eine Querstellung. Letzteres liegt an der spindeligen, flachgedrückten Form des Cervicalkanals (Abb. 14).

Besonders ausgedehnt wird die Epithelverschiebung mit der Ektropionierung des Cylinderepithels in der Schwangerschaft.

Nach Beendigung der Geschlechtsreife tritt eine Involution des ganzen Uterus ein. Diese betrifft die Cervix insofern, als die Scheidengewölbe flach werden, die Portio schlanker wird und das Feld der Cervixdrüsen einer gewissen Atrophie unterliegt. Während dieser Involution retrahiert sich das Cylinderepithel wieder in den Cervicalkanal, so daß man bei der alten Frau eine von Plattenepithel überzogene Portio vorfindet.

OBER hat über diese Verschiebung der Plattenepithel-Cylinderepithelgrenze in Beziehung zum Alter 1958 berichtet. Abb. 15 zeigt die gefundenen Portio-

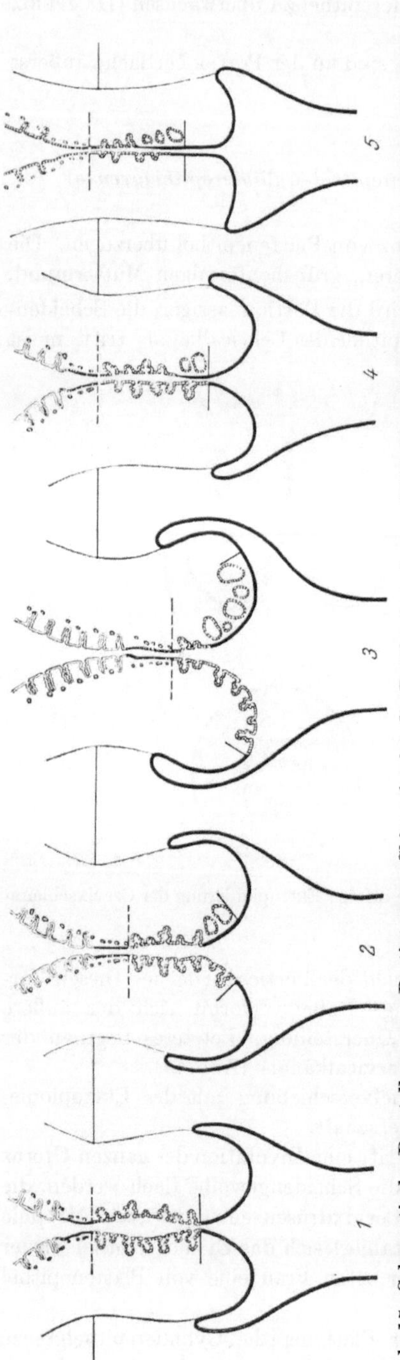

Abb. 15. Schematische Darstellung von Portiotypen. Skizze 1 zeigt die Portio eines jungen Mädchens, Skizze 2 und 3 die wichtigsten Formen bei der geschlechtsreifen Frau, Skizze 4 die Portio im Klimakterium und Skizze 5 im Senium. Man beachte die Veränderung der Cervixform und der Scheidengewölbe. Die linke Bildhälfte jeder Skizze zeigt die Wanderung des konstant langen Cervixdrüsenfeldes und die rechte Bildhälfte dessen Auseinandersetzung mit dem „aufsteigenden" Plattenepithel. Der anatomische innere Muttermund ist durch die durchgehende, der histologische innere Muttermund durch die punktierte Linie markiert (OBER 1958)

typen. Die bisher geschilderte Epithelverschiebung ist jeweils in der linken Hälfte der verschiedenen Portioskizzen aufgezeichnet.

Konstante Länge des Cervixdrüsenfeldes

Das ektropionierte Cylinderepithel gelangt nicht durch ein aktives Wachstum auf die Portiooberfläche. Durch die Gestaltsänderung der Cervix in der Geschlechtsreife tritt eine passive Verschiebung des Epithels ein. Die Länge des Gewebes, welches mit Cylinderepithel bedeckt ist, bleibt dabei immer gleich. Diese Länge wurde von OBER, SCHNEPPENHEIM, HAMPERL und KAUFMANN (1958) an flächenhaften Cervixschnitten normaler Uteri bestimmt, indem der Abstand zwischen der distalsten und proximalsten Cervixdrüse ausgemessen wurde. Der Abstand war in allen Uteri etwa gleich groß, unabhängig vom Alter und der Lokalisation der Plattenepithel-Cylinderepithelgrenze. Dies hat insofern eine Bedeutung, als man bei einem bestimmten operativen Vorgehen (Konisation s. S. 164) versucht, möglichst alle Cervixdrüsen zu entfernen. Auf Grund der konstanten Länge des Cervixdrüsenfeldes und seiner veränderlichen Lokalisation ist die erforderliche Schnittfigur des zu excidierenden Gewebsstückes ganz verschieden.

Überhäutung des Cylinderepithels durch Plattenepithel

Das auf die Portiooberfläche ektropionierte Cylinderepithel ist makroskopisch als roter Fleck erkennbar. Früher hielt man diese Erscheinung für eine Erosion. ROBERT MEYER (1923) erkannte bereits histologisch, daß es sich nicht um eine Erosion, also um einen Epitheldefekt, handelte und prägte die Bezeichnung Pseudoerosion. Die Ektropionierung des Cylinderepithels ist ein physiologischer Vorgang in der Geschlechtsreife. Er ist weitgehend unabhängig von Gestationsvorgängen.

Die physiologische Bedeutung des evertierten Cylinderepithels ist nicht klar. Unter Umständen könnte man an verbesserte Startbedingungen für den Spermientransport denken, wenn sich das erweiterte Cylinderepithel trichterförmig auf der Portiooberfläche öffnet.

Klinisch macht sich das ektropionierte Cylinderepithel oft durch vermehrten Fluor bemerkbar. Es nimmt daher nicht wunder, daß der „rote Fleck" an der Portio für pathologisch angesehen wurde. Tatsächlich sezerniert das auf der Portiooberfläche liegende Cylinderepithel viel Schleim. Die reiche Bakterienflora der Vagina findet dort einen Ort der verminderten Widerstandskraft, so daß sich oft Entzündungen am Cervixepithel abspielen. Das ektropionierte Cylinderepithel ist verletzlich, da nur eine Zellage das gefäßführende Stroma vor der Außenwelt schützt. Leichte Blutungen sind daher nicht selten.

Die Grenzverschiebung zwischen Plattenepithel und Cylinderepithel bleibt aber keine bloße Verschiebung der Grenzlinie. Das Plattenepithel versucht, das verlorene Territorium wiederzugewinnen und zeigt während der Geschlechtsreife bis zum Senium die Tendenz, über das Cylinderepithel in Richtung auf den äußeren Muttermund und in den Cervicalkanal zu wachsen. Dieses Phänomen ist außerordentlich wichtig, da man damit praktisch alle gutartigen Veränderungen und kolposkopischen Bilder an der Cervix verstehen kann. HAMPERL, KAUFMANN, OBER und SCHNEPPENHEIM (1958) bezeichneten die Ausbreitung des Plattenepithels von peripher her über Cervixdrüsen als „aufsteigende Überhäutung". Folgendes spielt sich dabei ab:

Bei einem zirkulären Ektropion beginnt das Plattenepithel in zungenartigen Ausläufern das Cylinderepithel zu überwachsen. Im histologischen Schnitt schiebt sich meist noch nicht voll aufgebautes Plattenepithel pflugscharartig unter das Cylinderepithel. Das abgehobene Cylinderdeckepithel geht zugrunde. Nicht zugrunde gehen die tiefer liegenden Cervixdrüsen, deren Ausführungsgänge zunächst vom Plattenepithel umwachsen (Abb. 16), später aber vom Plattenepithel verschlossen werden. Dadurch wird die Cervixdrüse von der Außenwelt abgeschnitten und kann ihr Sekret nicht mehr entleeren (Abb. 17). Die Drüse erweitert sich cystisch unter Abflachung ihres Epithels. Die cystischen Cervixdrüsen, als Ovula Nabothii lange bekannt, können dicht unter dem Plattenepithel liegen und dieses vorbuckeln. Sie können später aber auch ziemlich tief im Cervixstroma liegen, so daß sie von außen nicht zu erkennen sind (Abb. 18). Der Überhäutungsprozeß einer Ektopie kann sich jahrelang hinziehen. Das junge vorwachsende Plattenepithel unterscheidet sich nicht nur durch seinen unvollkommenen Aufbau, sondern auch durch den mangelnden Einbau an Glykogen (s. S. 145). Diese Eigenschaft muß man kennen, um eine klinische Probe (Jodprobe) bei der Erkennung von Frühfällen richtig abschätzen zu können.

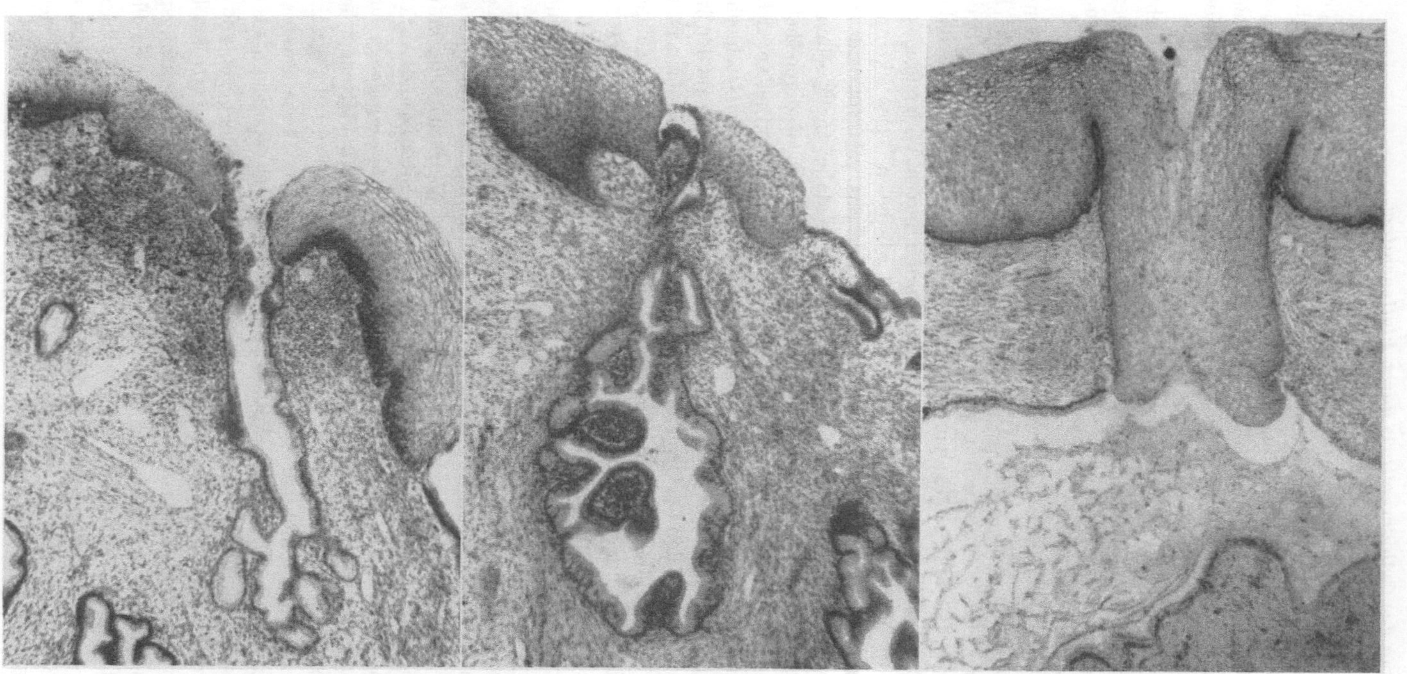

Abb. 16   Abb. 17   Abb. 18

Abb. 16—18. Verschiedene Stadien des Umwachsens bis zum völligen Verschluß der Cervixdrüsen durch Plattenepithel. Die in Abb. 18 verschlossene Cervixdrüse liegt tief unter der Epithelbedeckung der Portiooberfläche, so daß sie dem betrachtenden Auge nicht sichtbar ist

Die Auseinandersetzung des Plattenepithels mit dem Cylinderepithel findet man in über 90% aller Portiones. Eine absteigende Überhäutung von intracervical gelegenem metaplastisch entstandenem Plattenepithel ist zweifellos auch möglich. Die aufsteigende Überhäutung wurde in den rechten Bildhälften der Portiotypen in Abb. 15 schematisch dargestellt.

Erosion der Portio, ein irreführender Begriff

Bei dem häufigen roten Fleck an der Cervix uteri handelt es sich, wie auch die Untersuchungen mit dem Kolposkop zeigen, in den meisten Fällen nicht um echte Epitheldefekte, sondern um eine periphere Verschiebung der Plattenepithel-Cylinderepithelgrenze. Es ist daher unrichtig, von einer Portioerosion zu sprechen. Zutreffender ist die Bezeichnung zirkuläre Erythroplakie. Eine Auflösung des roten Flecks ist mit dem bloßen Auge nicht möglich, man kann die Art der Veränderung mit dem Kolposkop erkennen.

Lokalisation des Carcinoma in situ

Aus der Kenntnis über die Lokalisation der Plattenepithel-Cylinderepithelgrenze im Leben einer Frau lassen sich wichtige Hinweise für die Lokalisation des Carcinoma in situ gewinnen.

Das Carcinoma in situ ist in über 90% der Fälle in der Grenzzone zwischen Plattenepithel und Cylinderepithel über Cervixdrüsen lokalisiert. Das heißt, es nimmt den Platz ein, den normales Plattenepithel bei der physiologischen Überhäutung überwächst, oder es bildet sich metaplastisch im Cervicalkanal. Seit Jahrzehnten (SCHRÖDER 1959) wird diese Grenzzone als Wetterwinkel bezeichnet. Wenn man auch die auslösende Ursache zur Entstehung eines Carcinoma in situ nicht kennt, so ist doch diese Grenzzone ungewöhnlichen Bedingungen ausgesetzt: Junges Plattenepithel erhält einen Wachstumsreiz, was histologisch in dem basalen Mitosereichtum in aufsteigenden Überhäutungen oder Metaplasien zum Ausdruck kommt. Vielfach spielt sich in diesem Bereich subepithelial eine entzündliche Infiltration ab, die wiederum das junge Plattenepithel alteriert. So kann man in der gleichen Zone alle Übergangsformen des basal unruhigen Plattenepithels bis zum sog. dysplastischen Epithel finden. An gleicher Stelle ist auch das Carcinoma in situ lokalisiert (FLUHMANN 1960 I, II).

Aus den physiologischen Verschiebungen der Epithelgrenzen ergibt sich die praktisch wichtige Tatsache, daß das Carcinoma in situ in der Geschlechtsreife vorwiegend auf der Portiooberfläche um den äußeren Muttermund und in der Menopause und im Senium mehr intracervical lokalisiert ist. Diese Annahme konnte am eigenen Material bestätigt werden. Zusammen mit OBER wurden 1959 von gleichartig histologisch aufgearbeiteten Cervices mit Carcinomata in situ in 150 Fällen die Übersichtspräparate projiziert und danach Umrißskizzen angefertigt. Alle 150 Skizzen wurden nach der Lokalisation des Carcinoma in situ derart geordnet, daß das am weitesten peripher lokalisierte am Anfang und das am höchsten intracervical liegende am Ende der Reihe stand. Dabei ergab sich ein Durchschnittsalter für die ersten 30 Fälle von 35,37 Jahren ± 1,35 Jahren und für die letzten 30 Fälle von 47,8 ± 1,38 Jahren. Diese Differenz ist statistisch hoch signifikant (OBER und BONTKE 1959).

In diesem Material fanden sich 20% rein intracervical gelegene Carcinomata in situ. 20% waren nur auf der Portiooberfläche lokalisiert und 60% um den äußeren Muttermund, d. h. in mehr oder minder großer Ausdehnung sowohl auf der Portiooberfläche als auch im Cervicalkanal. Alle Beobachtungen wurden mit *einer* vergleichbaren Methodik gewonnen. — Die von anderen mitgeteilten Lokalisationen des Carcinoma in situ variieren sehr. Dies liegt zweifellos an der unterschiedlichen Diagnostik und Abklärungsart (R. MEYER 1941, FOOTE und STEWART 1948, PUND, NETTLES, CALDWELL und NIEBURGS 1948, FINN 1952, NOGALES 1953, GUSBERG und MOORE 1953, BURGHARDT und BAJARDI 1956, LIMBURG 1956, SCOTT und REAGAN 1956, HELD 1957, 1959, PRZYBORA und PLUTOWA 1959, THORNTON jr. und SMITH 1959, TAKEUCHI und McKAY 1960, CRAMER und LIND 1962).

Man kann aus den bisherigen Ausführungen zusammenfassend folgendes feststellen:

Beim Carcinoma in situ handelt es sich um eine intraepitheliale prämaligne Erkrankung des Plattenepithels an der Cervix uteri, die als Vorläufer des Collumcarcinoms aufgefaßt werden muß. Die Lokalisation dieser Veränderung betrifft die Grenzzone zwischen Plattenepithel und Cylinderepithel. Die Kenntnis der physiologischen Epithelverschiebungen an der Cervix im Lebenslauf einer Frau läßt Rückschlüsse auf die mögliche Lokalisation des Carcinoma in situ im Einzelfalle zu.

Symptomatologie und klinischer Befund

Fragt man nach der klinischen Symptomatologie von Frühstadien, so erscheint es sinnvoll, diese im Vergleich mit den klinischen Carcinomen zu betrachten.

Beim klinischen Krebs des Collum uteri kommt es beim Exophyten eher als beim Endophyten zu pathologischen Absonderungen. Bräunlich-blutiger Fluor, fleischwasserfarbener Ausfluß, Kontaktblutungen, Metrorrhagien oder bei älteren Patientinnen Blutungen in der Menopause werden von der betroffenen Frau registriert und veranlassen sie, zum Arzt zu gehen. Ausgiebige Aufklärungsaktionen sind wiederholt durchgeführt worden, um die Frauen auf die Gefährlichkeit der Symptome hinzuweisen (WINTER 1942). Trotzdem ist man in der täglichen Sprechstunde oft entsetzt, wie kurz die Anamnese und wie ausgedehnt der Befund bereits sein können. LÖNNE schlug aus diesem Grunde bereits 1938 und 1942 vor, die geschilderten Symptome nicht „Früh-, sondern Erstsymptome" zu nennen, da mit dem Begriff Frühsymptom häufig eine prognostisch falsche Wertung im Sinne des Rechtzeitigen verbunden sei. Darüber hinaus ist seit langem bekannt, daß klinische Carcinome zunächst sehr symptomarm verlaufen können.

Man kann dementsprechend für die Frühfälle noch weniger Hinweise erwarten. Aus der Morphologie des Carcinoma in situ wird eine stärkere Tendenz zum

Tabelle 2

Autor	Symptomatik bei Frühfällen			Zahl der Fälle
	symptomlos	unspezifisch	blutige Absonderung (Hinweissymptome)	
ACHENBACH, JOHNSTONE und HERTIG (1951) . .	20 (33,3 %)	20 (33,3 %)	20 (33,3 %)	60 (100 %)
LIMBURG (1956)	99 (36,9 %)	91 (34,0 %)	78 (29,1 %)	268 (100 %)
KOFLER und KREMER (1960)	22 (19,1 %)	64 (55,7 %)	29 (25,2 %)	115 (100 %)
FRIEDELL, HERTIG u. YOUNGE (1960) . . .	89 (37,9 %)	64 (27,2 %)	82 (34,9 %)	235 (100 %)
RIVA, HEFNER u. KAWASAKI (1961)	45 (30,2 %)	48 (32,2 %)	56 (37,6 %)	149 (100 %)
MEYBERG (1962)	37 (57,8 %)	—	27 (42,2 %)	64 (100 %)
THEISS (1963)	100 (25,6 %)	144 (36,8 %)	147 (37,6 %)	391 (100 %)
zusammen	412 (32,1 %)	431 (33,6 %)	439 (34,3 %)	1282 (100 %)

oberflächlichen Zerfall als beim normalen Plattenepithel deutlich. Gefäßanomalien sind histologisch meist nicht nachweisbar, dagegen in der Auflichtbetrachtung mit dem Kolposkop oft zu erkennen.

Viele Autoren haben auf die Symptomlosigkeit des Carcinoma in situ hingewiesen. Einige in den letzten Jahren mitgeteilte Beobachtungen wurden in
Tabelle 2 zusammengestellt, wobei die Auswahl der Autoren auf der relativen
Vergleichbarkeit ihrer Zahlenangaben beruht. Mit gewissen Schwankungen ist
in rund einem Drittel mit keinerlei Symptomatik zu rechnen, d. h. die Frauen
fühlen sich völlig gesund. Ein weiteres Drittel der Patientinnen klagt über unspezifische, auch bei vielen anderen gynäkologischen Erkrankungen vorkommende
Symptome, und nur das restliche Drittel weist gewisse Hinweissymptome auf.

Im folgenden soll die Art der Symptomatik am eigenen Material geschildert
werden.

Im Rahmen einer Dissertation von THEISS (1963) wurde die Symptomatologie
der Frühstadien des Collumcarcinoms in der Universitäts-Frauenklinik Köln
und im Evangelischen Krankenhaus Weyerthal (Köln) überprüft und der
Symptomatologie von Collumcarcinomen gegenübergestellt (Tabelle 3).

Tabelle 3

Dysplastisches Epithel	Carcinoma in situ	Mikrocarcinom	Collumcarcinom I	Collumcarcinom II—IV
36 [1]	293 [2]	62 [3]	213	348
	391		561	

[1] davon 25 }
[2] davon 136 } aus dem Evangelischen Krankenhaus Köln-
[3] davon 43 } Weyerthal

Die Krankenblätter von 391 Frühfällen und 561 Carcinomen wurden auf die
Symptomatologie der Erkrankung untersucht. Als „symptomlos" wurden die
Frauen bezeichnet, die sich völlig gesund fühlten. Als „unspezifische Symptome"
wurden weißlich-gelblicher Fluor, Schmerzen im Unterleib, Menorrhagien und
Inkontinenz bzw. Descensusbeschwerden gewertet. Als „Hinweissymptome"
galten bräunlicher, blutiger Fluor, Kontakt- und Schmierblutungen, Metrorrhagien, Blutungen in der Menopause und Gewichtsabnahme. Gab eine Frau
mehrere Symptome an, so wurde das schwerwiegendste verwandt.

Die Tabellen 4 und 5 geben einzeln und zusammengefaßt die Art der Symptomatologie wieder. Es wird sofort deutlich, daß sich die Frühfälle von den
invasiven Krebsen durch eine unspezifischere und ärmere Symptomatik unterscheiden.

Die Patientinnen *ohne Symptomatologie* wurden bei Vorsorge-, Sterilitäts- und
Schwangerenberatungen usw. gynäkologisch untersucht und 100 Frühveränderungen mit Hilfe der Frühdiagnostik entdeckt. Aber auch acht klinische Krebse
waren bis dahin für die Trägerin symptomlos verlaufen.

Die Patientinnen mit *unspezifischen Symptomen* suchten meist wegen dieser
Beschwerden einen Arzt auf. Bei 46 von diesen Patientinnen konnte makro-

skopisch durch die Speculumuntersuchung ein Carcinom nachgewiesen werden. Bei 144 Fällen wurde durch die routinemäßig durchgeführte Frühdiagnostik eine bestehende Epithelatypie erkannt. Die hier vorliegende Symptomatik ist so uncharakteristisch und in der gynäkologischen Sprechstunde so häufig, daß beim untersuchenden Arzt kein auf ein Malignom gerichteter Verdacht aufkommen konnte. Auch retrospektiv ist das Zusammentreffen einer Frühveränderung mit dieser unspezifischen Symptomenskala mehr als zufällig zu betrachten.

In einem Drittel aller Frühfälle bestanden sog. *Hinweissymptome* und demgegenüber in ca. 90% aller klinischen Krebse. Die spezifische Symptomatik der klinischen Krebse wird durch das Vorliegen des Tumors ohne weiteres erklärt. Krebsiges Gewebe an der Portio uteri macht von einem bestimmten Ausmaß an, auf Grund des Zellzerfalls und der leichten Verletzlichkeit, bräunlich-blutigen Ausfluß, Kontakt- und Zwischenblutungen und Blutungen in der Menopause. Auch eine Gewichtsabnahme kann man als beginnende Krebskachexie deuten.

Es ist aber zu fragen, ob die Hinweissymptome bei den Frühfällen wirklich durch die Epithelerkrankung verursacht wurden, oder ob es sich eher um einen für die Trägerin „glücklichen" Zufall handelte, der den untersuchenden Arzt veranlaßte, besonders sorgfältig frühdiagnostisch zu untersuchen. Die Beweisführung ist, besonders retrospektiv, schwierig. Die Frühfälle der Universitäts-Frauenklinik wurden nochmals besonders darauf geprüft, ob die Hinweissymptome mit der Epithelatypie in ursächlichem Zusammenhang

Tabelle 4

	Dysplastisches Epithel		Carcinoma in situ		Mikrocarcinom		Carcinom I		Carcinom II—IV	
Symptomlos	8	(22,2 %)	75	(25,6 %)	17	(27,4 %)	8	(3,8 %)	—	(0 %)
Unspezifische Symptome	18	(50,0 %)	115	(39,25 %)	11	(17,8 %)	18	(8,4 %)	28	(8,0 %)
Weißlich-gelber Fluor	9		50		7		6		7	
Schmerzen im Unterleib	8		46		3		10		15	
Inkontinenz/Descensus	—		10		1		—		3	
Menorrhagien	1		9		—		2		3	
Hinweissymptome	10	(27,8 %)	103	(35,15 %)	34	(54,8 %)	187	(87,8 %)	320	(92,0 %)
Bräunlich-blutiger Fluor	3		27		12		21		22	
Kontakt-, Schmierblutung	2		25		7		40		25	
Metrorrhagien	4		38		11		58		69	
Blutung in der Menopause	1		13		4		66		199	
Gewichtsabnahme	—		—		—		2		5	
	36	(100 %)	293	(100 %)	62	(100 %)	213	(100 %)	348	(100 %)

standen oder nicht. In drei Viertel des Materials konnte das führende Symptom durch eine andere Abwegigkeit im Genitaltrakt erklärt werden. Die Patientinnen hatten neben der Epithelatypie Myome des Uterus, Endometriosen, Corpus- oder Cervixpolypen, waren unsachgemäß hormonell behandelt worden oder hatten Druckulcera durch Pessare. Bei allen diesen Patientinnen hätte man ohne Anwendung der Frühdiagnostik eine hinreichende Erklärung für das aufgetretene Symptom in Form einer anderen Genitalerkrankung gefunden. Eine zahlenmäßige Erfassung dieser Fälle wurde nicht durchgeführt, da der Einzelfall nicht sicher genug beweisbar ist.

Tabelle 5

Symptome	Frühfälle	Invasive Krebse (klinisch und nur histologisch erkannt)[1]
Symptomlos	100 (25,6%)	8 (1,4%)
Unspezifische Symptome	144 (36,8%)	46 (8,2%)
Hinweissymptome	147 (37,6%)	507 (90,4%)
	391 (100%)	561 (100%)

[1] Definition nach OBER, KAUFMANN u. HAMPERL (1961)

In einem Viertel der Fälle mit Hinweissymptomen lag keine andere Anomalie als die Epithelatypie vor, so daß man annehmen kann, daß sie sich durch blutige Absonderungen bemerkbar machte. Bemerkenswerterweise ist der Anteil dieser Fälle bei den Mikrocarcinomen wesentlich höher als bei den Carcinomata in situ.

Man kann also zusammenfassend feststellen, daß von 391 Frühfällen 37,6% verdächtige Symptome in Form von blutigen Absonderungen zeigten, aber nur in ca. 11% ursächlich die Epithelatypie für die Blutungsanomalie in Frage kommt. Von 561 klinischen Krebsen gaben sich dagegen 90% durch eine suspekte Symptomatik zu erkennen.

Der *klinische Befund des Carcinoma in situ* ist insofern schnell besprochen, als es praktisch keinen gibt. Der makroskopische Portiobefund ohne Anwendung von Hilfsmitteln (Kolposkopie oder Jodprobe) zeigt keine brauchbaren Hinweise für das Vorliegen einer Epithelatypie. Liegt das Carcinoma in situ auf der Portiooberfläche, so erhebt es sich nicht über das Niveau des normalen Epithels und unterscheidet sich auch nicht durch Farbnuancen, d. h. *man kann es mit bloßem Auge nicht sehen.* Das intraepitheliale Carcinoma in situ zeigt meist keine besondere Blutungsbereitschaft auf Berührung und ist mit der Sonde nicht eindrückbar, da das Cervixstroma intakt bleibt. Ist die Veränderung im Cervicalkanal lokalisiert, entzieht sie sich ohnehin jeglicher Betrachtung.

Lediglich große Flächen mit leukoplakischen Auflagerungen oder prominenten Felderungsbezirken können mit bloßem Auge erkannt werden. (Näheres über Matrixbezirke und Häufigkeit des Carcinoma in situ s. S. 133.)

An dem gleichen Material wurde von THEISS der makroskopische Portiobefund mit folgender Terminologie überprüft:

Portiooberfläche makroskopisch nicht suspekt.
Portiooberfläche makroskopisch nicht zu beurteilen.
Portiooberfläche makroskopisch suspekt.

Es wurden folgende Befunde erhoben (Tabelle 6):

Tabelle 6

Makroskopischer Portiobefund	Dysplastisches Epithel	Carcinoma in situ	Mikrocarcinom	Summe
Nicht suspekt . .	33	246	50	329 (84,4 %)
Nicht zu beurteilen	3	25	2	30 (7,7 %)
Suspekt	—	22	10	32 (7,9 %)
Summe	36	293	62	391 (100 %)

Nur in 7,9% aller Frühfälle wurde makroskopisch an der Portio ein Verdacht geäußert, wobei diesem Verdacht alle Subjektivität einer solchen Betrachtungsweise anhaftet. OBER und BÖTZELEN (1959) fanden bei 56 Frühfällen 18 makroskopisch suspekt, was einem höheren Prozentsatz entspricht. Die Differenz zu dem hier vorliegenden Material erklärt sich wohl damit, daß THEISS die ersten im Krankenblatt erwähnten Befunde als Maßstab nahm, während OBER und BÖTZELEN nur die Befunde erfahrener Kollegen zugrunde legten.

Von anderen Autoren wurden überwiegend ähnliche Beobachtungen mitgeteilt:

Tabelle 7

ACHENBACH, JOHNSTONE, HERTIG (1951) .	91 %	
PETERSEN (1955)	69,8 %	
CARTER, CUYLER u. a. (1956)	88,5 %	Frühfälle der Cervix uteri
ERICKSON, EVERETT, GRAWES u. a. (1956).	90 %	waren makroskopisch nicht
PARKER, CUYLER u. a. (1960)	85,7 %	suspekt
KOFLER und KREMER (1960)	45,3 %	
RIVA, HEFNER u. KAWASAKI (1961) . . .	97,4 %	

Interessant ist die Gegenüberstellung der Frühfälle mit den invasiven Carcinomen, die sehr eindringlich darstellt, daß die Diagnose des invasiven Krebses in überwiegendem Maße durch die Speculumuntersuchung und die Betrachtung mit bloßem Auge gestellt werden kann (Tabelle 8).

Tabelle 8

Makroskopischer Portiobefund	Frühfall		Invasives Carcinom (klinisch und nur histologisch entdeckt)[1]	
Nicht suspekt . .	329	(84,4 %)	24	(4,3 %)
Nicht zu beurteilen	30	(7,7 %)	19	(3,4 %)
Suspekt	32	(7,9 %)	46	(8,2 %)
Krebs	—		472	(84,1 %)
Summe	391 (100 %)		561 (100 %)	

[1] Definition nach OBER, KAUFMANN, HAMPERL (1961)

Immerhin bleibt auch bei den invasiven Krebsen bemerkenswert, daß in 15,9% die Anhiebsdiagnose nicht sofort möglich war.

Zusammengefaßt muß man zum klinischen Befund sagen, daß die Frühfälle des Collumcarcinoms mit der normalen Speculumuntersuchung mangels Substrats nicht zu finden sind. Nicht zuletzt deshalb wurden besondere Methoden zur Erfassung dieser Veränderung entwickelt.

Cytologie

Historische Einleitung

Die Geschichte der Krebsfrüherkennung mit Hilfe der Cytodiagnostik ist mit dem Namen PAPANICOLAOU untrennbar verknüpft.

PAPANICOLAOU wurde 1883 in Coumi in Griechenland geboren, studierte in Athen und München und war seit 1913 in New York tätig. Kein Berufenerer als er kann die Entwicklung der Cytodiagnostik des Krebses besser schildern. Daher soll an dieser Stelle eine fast vollständige Übersetzung seines Vortrages stehen, den er über die Geschichte der Cytodiagnostik auf dem Internationalen Kongreß für Cytologie 1957 in Brüssel[1] hielt:

„Der früheste Bericht über die mikroskopische Untersuchung einer Körperflüssigkeit stammt wahrscheinlich von DONNÉ 1838, der einen frischen Ausstrich von menschlichem Kolostrum herstellte. Im gleichen Jahr publizierte SCHLEIDEN seine klassische Arbeit über die ‚Phytogenese‘, die die Grundlage zur ‚Zelltheorie‘ für Pflanzen legte. Der Ausdruck ‚Zelltheorie‘ wurde aber erst 1 Jahr später durch SCHWANN in seinem epochemachenden Werk ‚Mikroskopische Forschungen über die Übereinstimmung von Struktur und Wachstum der Pflanzen und Tiere‘ geprägt. Die Namen dieser zwei großen Männer ragen in der Geschichte der Cytologie heraus, obgleich die Prinzipien der Zelltheorie, auf pflanzliches und tierisches Gewebe angewandt, von ihren Vorgängern definiert worden waren.

WALSCHE teilte 1843 die mikroskopische Untersuchung von frischem Sputum mit und war wahrscheinlich der erste, der Gewebspartikel eines Malignoms aus dem Respirationstrakt beobachtete. Dann folgte LANCEREAUX 1856 mit dem cytologischen Nachweis eines primären Lungencarcinoms. BEALE demonstrierte 1860 Carcinomzellen im Sputum bei einem Pharynxcarcinom und HAMPELN 1876 und 1887 bei einem Sarkom und alveolärem Carcinom der Lunge. Gleichartige Beobachtungen wurden von verschiedenen anderen Forschern während des ausgehenden 19. und beginnenden 20. Jahrhunderts mitgeteilt.

Der früheste Bericht über exfoliative Cytologie im weiblichen Genitaltrakt stammt von POUCHET 1847. Im Gegensatz zu früheren Autoren, die ihr Interesse der Entdeckung von Carcinomzellen oder Fragmenten von malignen Geweben zuwandten, beschränkte sich POUCHET auf die Untersuchung der normalen Cytologie. Da er an den spontanen Ovulationsvorgang glaubte, suchte er dafür Beweise in den Veränderungen des Vaginalsekrets während der verschiedenen Stadien des menschlichen Zyklus. Den einzigen frühen Literaturhinweis, den ich über die Untersuchung von uterinem Fluor zum Nachweis von Carcinomen fand, ist eher ein negativer Bericht, der von DICKINSON 1869 stammt. Er schreibt: ‚In Fällen von Uteruscarcinomen habe ich oft den Ausfluß untersucht, aber niemals mit Erfolg einen diagnostischen Hinweis dieser Erkrankung gefunden.‘

Die älteste Mitteilung über die mikroskopische Untersuchung von Urin stammt von SANDERS 1864, der kleine Teile eines Blasencarcinoms im Urin eines 43jährigen Mannes fand. Eine gleiche Beobachtung machte DICKINSON 1869.

---

[1] Erschienen in: Acta Un. int. Cancr. (Brux.) **14**, 249—254 (1958).

In Pleura- oder Peritonealergüssen konnten abgeschilferte Tumorzellen in frischen ungefärbten Ausstrichen zuerst durch Lücke und Klebs 1867 und später durch Quinke 1875 und Boegelick 1878 beobachtet werden. Es erscheint seltsam, daß die cytologische Untersuchung von Exsudaten und Transsudaten zur Diagnostik von Carcinomen und anderen pathologischen Bildern weite Verbreitung fand, obwohl sie chronologisch an letzter Stelle steht. Gegen Ende des 19. Jahrhunderts gewann die diagnostische Cytologie viele neue Freunde, besonders unter den Pathologen, was nicht nur den Fortschritten im Bereich der Optik zuzuschreiben war, sondern der Entwicklung spezieller Methoden für die Aufbereitung, Fixierung und Färbung der Präparate und Ausstriche. Ehrlich führte 1880 und 1882 trockene Ausstriche ein, die durch Hitze fixiert und wie Blutausstriche gefärbt wurden. Diese Methode fand breite Anwendung. Ähnlich wie Ehrlich arbeitete Widal mit trockenen Ausstrichen, aber er fixierte sie in Äther-Alkohol und färbte sie mit Thionin-Eosin-Hämatein, Zinna's Blau und Ehrlich's Triacid. Er und seine Mitarbeiter ernteten gegen Ende des Jahrhunderts reiche Anerkennung für ihre Pionieruntersuchungen an Exsudaten. Vital-Färbungen wurden von Josefson 1901 benutzt. Quensel führte 1919 eine Supravital-Färbung ein, welche er zunächst für die Untersuchung von Urinsedimenten benutzte. In einer weiteren Studie 1928 I, II beschrieb er eine Methylen-Cadmium-Sudan-Färbetechnik, womit er eine ausgezeichnete Differenzierung verschiedener Zelltypen erreichte.

Bahrenberg war 1895 vermutlich der erste, der die Technik einführte, Sedimente einzubetten und im mikroskopischen Schnitt zu untersuchen. Diese Methode besteht in einer Formalinfixierung und Celloidin- oder Paraffineinbettung. Das Verfahren wurde später von zahlreichen Forschern benutzt und von Mandlebaum 1900 und 1917 beschrieben. Seecof und Boetsch 1924, Bock 1925 und Zemansky 1928 empfahlen die Paraffinblock-Methode. Foord, Youngberg und Wetmore 1929 benützten Ausstriche und Schnitte von Sedimenten, bevorzugten aber die zweite Methode. Auf der anderen Seite fand die Cytodiagnose eine begeisterte Unterstützung in Königer 1907. Sehr aufschlußreiche Diskussionen über Methoden der cytologischen Diagnostik, angewandt auf Exsudate und Transsudate, können in den Publikationen von Zadek 1933, McDonald und Broders 1939 und Wihman 1948 gefunden werden.

Neben der mikroskopischen Untersuchung von Ergüssen zog die Untersuchung des Sputums im Hinblick auf eine mögliche Krebsdiagnose das größte Interesse auf sich. Die große Zahl von Publikationen auf diesem Gebiete, die Aufzählung der Befunde, die zahlreichen Vorschriften, welche von verschiedensten Autoren während der sehr fruchtbaren Periode im letzten Teil des 19. und zu Beginn des 20. Jahrhunderts angewandt wurden, geht weit über die Sicht dieses Vortrags und die dafür beabsichtigte Zeit hinaus. Bejancon und De Jong 1913 benutzten vermutlich als erste eine Fixierung von Sputumausstrichen.

Die Entwicklung einer Methode des ‚nassen Films', vergleichbar der heutigen, ist jedoch den Forschungen von Dudgeon und Patrick 1927 zu danken. Dudgeon und Wrigley berichteten 1935, daß sie mit dieser Methode, in einer Serie von 58 Fällen mit vermutlich malignem Wachstum, in der Sputumuntersuchung die Diagnose in 68% der Fälle sichern konnten. Es handelte sich um Carcinome der Lunge oder des Larynx. In einer ausgezeichneten Monographie bestätigte Wandall 1944, daß er mit der gleichen Methode von Dudgeon und Patrick, gering modifiziert nach Gloyne 1936, maligne Zellen im Sputum bei 84 von 100 Patienten mit primärem Lungencarcinom nachweisen konnte.

Wenn man diese bemerkenswerten Beiträge betrachtet, muß man sich wundern, warum die Cytodiagnose des Carcinoms nicht ein größeres Interesse bei Klinikern und Pathologen fand. Welches waren die Faktoren, die die gerechte Beurteilung und damit das vollkommene Verständnis der exfoliativen Cytologie so lange zurückhielten?

Einer dieser Faktoren war vermutlich die Einführung der Zellblocktechnik durch Bahrenberg 1895, die nach der Verbesserung durch Mandlebaum 1900 und 1917 breite Anwendung fand. Viele Pathologen bevorzugten Zellblockschnitte vor Ausstrichen, weil die Ausstrichbilder ihnen weniger vertraut waren und große Übung und lange Erfahrung erforderten.

Das Fehlen einer einfachen, adäquaten und gut standardisierten Methode zur Präparation, Erhaltung und Färbung des cytologischen Ausstrichs mag ein anderer hemmender Faktor gewesen sein. Solch eine Technik wurde vor etwa 40 Jahren entwickelt, als die morphologischen Grundlagen der zyklischen Veränderungen in den Reproduktionsorganen des Meerschweinchens erforscht wurden (KELLY und PAPANICOLAOU 1927; vom Verf. eingesetzt). In dieser Zeit wurden vaginale Ausstriche eingeführt, um die verschiedenen Stadien des Oestrus-Cyclus dieser Tiere zu erkennen. Die Methode wurde bald auf Frauen ausgedehnt, zuerst, um den mensuellen Zyklus und die Probleme der Morphologie und Physiologie der weiblichen Genitalorgane zu studieren und schließlich, um die Diagnose des Uteruscarcinoms, besonders an der Cervix, zu erleichtern (1933). Zwei bedeutende Schritte in der Entwicklung der Ausstriche waren erstens der Schutz vor der zerstörenden Wirkung der Eintrocknung durch sofortige Fixierung und die nachfolgende Erhaltung in einer Lösung von 95%igem Alkohol und Äther und zweitens die Einführung einer alkoholischen, cytoplasmatischen Farblösung, welche dem Ausstrich eine größere Transparenz gibt.

Ich erkannte erstmals 1940 die Notwendigkeit, eine empfindlichere Färbemethode als die wäßrige Lösung von Eosin und Wasserblau zu suchen, die wir bis dahin in unserem Laboratorium verwendeten. Als ich mir Ausstriche von Cervixcarcinomen und Adenocarcinomen des Endometriums nochmals ansah, die als negativ bezeichnet worden waren, bemerkte ich in vielen Fällen maligne Zellen, die während der ersten Beobachtung übersehen wurden, weil ihnen die Transparenz fehlte und zelluläre und andere Komponenten überfärbt waren. Eine intensive Suche begann, welche etwa zwei Jahre dauerte. Während dieser Zeit wurde praktisch jeden Tag ein neuer Farbstoff oder eine neue Färbetechnik in unserem Laboratorium ausprobiert, zur Verzweiflung meiner treuen Assistenten, die schließlich die Geduld verloren und mit einem Sitzstreik drohten, wenn dieser Nonsens nicht gestoppt würde. Das Endresultat dieser Suche war die Entwicklung zweier alkoholischer Farben OG 6 und EA 36, deren Daten 1942 publiziert wurden. Es überrascht mich, daß diese Farben noch immer im Gebrauch sind, weil meine Arbeit vollkommen empirisch war und ich dachte, daß seit dieser Zeit neue revolutionäre Methoden von Cytochemikern entwickelt würden, von anderen Forschern, die für solch eine Arbeit mehr qualifiziert sind als ich. Ich war sehr glücklich, daß Dr. EBNER eine Arbeit innerhalb dieses Kongresses vortrug und ich auf Grund dieser Analyse den cytochemischen Hintergrund meiner Färbeprozedur lernen konnte.

Der Veröffentlichung der Färbemethode folgte bald 1943 eine Monographie von HERBERT F. TRAUT und mir ‚Diagnostik des Uteruscarcinoms im Vaginal Smear‘. Sofort wurde das Interesse der Gynäkologen und anderer medizinischer klinischer Disziplinen wach, da sie die großen Möglichkeiten dieser diagnostischen Untersuchung erkannten. Eine frühere Mitteilung von mir, 1928 auf der Conference on Race Betterment über die Ausstrichmethode zur Entdeckung von Carcinomen des Uterus, beschrieben unter dem Titel ‚Neue Carcinom-Diagnostik‘, wurde fast vollkommen ignoriert, weil sie so kurz und die Dokumentation insuffizient war; aber auch, weil in der Tat die Gynäkologen dieser Zeit völlig erfüllt waren mit Problemen, die sich mit dem zyklischen Geschehen und morphologischen Veränderungen im Vaginal- und Cervixepithel und deren Beziehungen zum ovariellen und uterinen Zyklus beschäftigten. Meine Monographie von 1933 ‚The Sexual Cycle in the Human Female as Revealed by Vaginal Smears‘ enthielt nur eine kurze Bezugsstelle über die maligne Cytologie. Jedoch waren die intensiven Forschungen in diesen sehr produktiven Jahren über die normale exfoliative Cytologie der weiblichen Geschlechtsorgane von enormem Wert, da sie uns einen Maßstab für die Beurteilung der morphologischen Veränderung brachten und dadurch maligne oder andere pathologische Prozesse besser abgegrenzt werden konnten. Sie trugen auch zu dem Fortschritt der gynäkologischen Endokrinologie bei und zum Studium von Problemen, die mit Amenorrhoen, Sterilität und der Menopause zusammenhängen, indem sie Licht auf die Wechselwirkung zwischen Ovarien und Uterus in den verschiedenen Phasen des normalen Menstruationszyklus warfen und auf der anderen Seite die Abhängigkeit von der Hypophyse und anderen hormonalen Sekretionen aufzeigten. Diese Grundlagenforschungen, gekoppelt mit spezifischen technischen Vorgängen, haben eine kräftige Wurzel geschlagen, welche frischen Saft und neue Stärke in den Baum der exfoliativen Cytologie brachte. Sein Wachstum in den letzten 15 Jahren ist tatsächlich phänomenal gewesen. Der einzigartige Wert der Cytologie in der klinischen Diagnostik sowie in der medizinischen und biologischen Forschung ist nun voll anerkannt. Ihre Anwendung ist nicht länger limitiert auf den weiblichen Genitaltrakt, sondern breitet sich praktisch auf alle Organe des Körpers aus. Zur Zeit wird die cytologische Methode zur Krebsdiagnostik mit großem Erfolg auf folgende Organe angewandt: Uterus, vorwiegend die Cervix, Lunge, Oesophagus, Magen, Rektum, Blase, Pleura und Peritoneum. In diesen Organen ist die diagnostische Genauigkeit der Methoden sehr hoch. In anderen Organen, z. B. in der Niere, der Prostata und der Brust besteht die Schwierigkeit in der Gewinnung von adäquatem Material als begrenzender Faktor zu einer weiteren Anwendung dieser Methode. Jedoch selbst in diesen Organen konnte die Existenz eines Carcinoms in vielen Fällen primär durch die cytologische Untersuchung aufgeklärt werden. Die weite Expansion der cytologischen Methode in der Krebsdiagnostik war vorwiegend ein Verdienst der amerikanischen Krebsgesellschaft und des United States Public Health Service. Die erste cytologische Konferenz, welche in Boston 1948 stattfand, wurde unter dem Protektorat der amerikanischen Krebsgesellschaft abgehalten. Damals fanden sich Cytologen und Pathologen zu ihrem ersten Gespräch am Konferenztisch zusammen. Die klärenden Diskussionen zeigten den Weg für ein besseres Verständnis, welches sich seit dieser Zeit zu einer engen Zusammenarbeit und Freundschaft zwischen beiden Gruppen entwickelte. Die exfoliative Cytologie als Mittel zur Krebsdiagnose wird nun bei der Prüfung für die Anerkennung eines Pathologen in den Vereinigten Staaten verlangt. Sie ist anerkannt als ein integrierender Bestandteil in zahlreichen pathologischen Laboratorien. Die begeisterte Bestätigung der exfoliativen Cytologie durch die Kliniker, nicht nur von jenen, die zu Spezialgebieten der Medizin gehören, sondern auch durch den Hausarzt und den praktischen Arzt, ist ein anderes Stimulans für ihre weitere Anwendung. Die Rolle der Gynäkologie ist in dieser Hinsicht besonders wichtig, weil die cytologische Methode der Krebsdiagnostik sehr intensiv im weiblichen Genitalsystem angewandt wurde und wird. Das Bündnis zwischen Cytologen, Pathologen und Gynäkologen und anderen Klinikern und Chirurgen hat eine Verkörperung gefunden in der Konstitution der Intersociety Cytology Council, welche 1952 gegründet wurde. Man hat den Eindruck, daß die Koordinierung von cytologischen Arbeiten aus verschiedenen Arbeitsgruppen von großem Nutzen sein wird zur Lösung vieler Probleme, mit welchen die exfoliative Cytologie noch immer konfrontiert ist.

Die bedeutendste Eigenschaft der exfoliativen Cytologie ist die, daß mit ihr ein Carcinom in seiner Entstehung entdeckt werden kann. Dies ist von größtem Nutzen für Wissenschaft und Menschheit. Viele Kenntnisse der Cytologie und Histopathologie des frühen Carcinoms wurden direkt hergeleitet durch Forschungen an der *Cervix*, einem Organ, welches sich sowohl für cytologische als auch für pathologische Explorationen anbietet. Die vielen intraepithelialen Carcinome oder Carcinomata in situ, die durch die Mittel der Cytologie aufgedeckt wurden, haben die Pathologen mit einem ausgezeichneten Material zur Untersuchung der Histogenese des Cervixcarcinoms versorgt und dem Kliniker die Möglichkeit gegeben, den Krebs wirkungsvoll in einem frühen, heilbaren Stadium anzugreifen. Eine sehr bemerkenswerte Eigenschaft der Cytologie ist die, daß sie eine tägliche Kontrolle ohne chirurgische Intervention sowohl der progressiven als auch der regressiven morphologischen Veränderung möglich macht in spontan oder experimentell entstehenden malignen Tumoren. Weiterhin erlaubt sie die Überprüfung von Resultaten operativer und anderer Behandlungsmethoden inklusive der Bestrahlung in experimenteller und klinischer Hinsicht. Im Hinblick auf ihre besondere Brauchbarkeit bei der frühzeitigen Diagnose von malignen Erkrankungen wurde die Cytologie ein bedeutender Forschungszweig in der Präventiv-Medizin. Ihre Verläßlichkeit und ihr Wert wurden bereits überzeugend demonstriert durch verschiedene Massenuntersuchungen des United States Public Health Service und der amerikanischen Krebsgesellschaft, die in großen Serien der Bevölkerung unvermutete Carcinome an der Cervix uteri aufdeckten.

Die Untersuchungen mit Hilfe der exfoliativen Cytologie über die frühen malignen Veränderungen an der Cervix haben die Existenz von verschiedenen Formen aufgedeckt, welche die diagnostische als auch die prognostische Beweiskraft der Methode erhöhen. Bestimmte cytologische Bilder wurden in Ausstrichen beschrieben, die von Pathologen als Randbeläge oder potentiell maligne diagnostiziert wurden. Die endgültige Beurteilung der Bedeutung dieser Veränderungen kann am besten durch die Zusammenarbeit von Cytologie und Pathologie in gemeinsamen Bemühungen beider Gruppen geklärt werden. Anstatt daß beide Gruppen eigene Forschungswege gehen, arbeiten sie nun in enger Zusammenarbeit an dem gleichen Ziel.

Das ernsthafteste Hindernis in der weiteren Anwendung der exfoliativen Cytologie für die Krebsdiagnostik ist wahrscheinlich der Mangel an gut ausgebildeten Cytopathologen und Cytotechnikern. Solch eine Ausbildung verlangt eine einwandfreie Instruktion, eine Arbeit in einem qualifizierten Laboratorium für eine Zeit von mindestens einem Jahr. Vorwiegend aus Personalmangel wird die Cytologie in vielen Laboratorien noch vernachlässigt. Um diese Situation zu korrigieren, haben die amerikanische Krebsgesellschaft und der United States Public Health Service eine intensive Aktion gestartet, um die Erziehung und Ausbildung in diesem Spezialgebiet zu fördern. Bei der Beurteilung cytologischer Ausstriche ist die Kenntnis von genauen Kriterien der Malignität ganz wesentlich, um falsch positive Interpretationen zu verhüten, welches nicht nur den Patienten Schaden zufügt, sondern auch die Reputation des Klinikers, des Laboratoriums und der Methode selbst herabsetzt. Wenn ein Ausstrich positiv für Krebs spricht, muß er, wenn irgend möglich, durch eine Biopsie oder Curettage bestätigt werden. Selbstverständlich wird in manchen Fällen diese Bestätigung nicht möglich sein. In diesen Fällen befindet sich der Chirurg in einem Dilemma, ob er sich für oder gegen eine explorierende Operation entscheiden soll. Seine Verwirrung ist meist noch größer, wenn die Richtigkeit der cytologisch positiven Krebsdiagnose durch einen negativen histologischen Befund angezweifelt wird. Was soll er dann tun? Ignoriert er den cytologischen Befund, besonders, wenn er von einem verläßlichen Laboratorium kommt, beraubt er sich unter Umständen der einzigen Möglichkeit, das Leben der Patientin zu retten. Auf der anderen Seite sind große chirurgische Eingriffe oder andere radikale Behandlungen angesichts eines negativen histopathologischen Befundes mit großer Verantwortung belastet. Man sollte sich aber bewußt sein, daß die histopathologische Untersuchung von Operationspräparaten gewöhnlich auf einer relativ begrenzten Anzahl von Schnitten basiert, in welchen eine existierende maligne Veränderung — besonders wenn sie als Frühfall klein ist — damit überhaupt nicht aufgezeigt zu werden braucht. Es werden verschiedene Fälle berichtet, in denen eine nachfolgende Untersuchung von weiteren histologischen Schnitten die Gegenwart einer carcinomatösen Veränderung zeigte, welche in den erstuntersuchten Schnitten nicht gefunden wurde. Hat man das vor Augen, so ist man berechtigt zu sagen, daß es sich nicht um eine Kontroverse der Cytologie gegen die Histopathologie handelt, sondern eher um einen positiven gegen einen negativen Befund. Ein positiver Befund, der in einem gut qualifizierten cytologischen Laboratorium erhoben wird, braucht nicht voll honoriert zu werden, aber er sollte unter gar keinen Umständen völlig ignoriert werden. Das intensive Interesse an der exfoliativen Cytologie, welches nun in allen Teilen der Welt existiert, ist außerordentlich erfreulich und ein glückliches Omen für ihre Zukunft. Ich bin besonders glücklich, auf diesem Treffen Zeuge zu sein von der enthusiastischen Teilnahme von so vielen ausgezeichneten Männern der Wissenschaft, die eine große Zahl von europäischen und weltberühmten Institutionen vertreten. Die exfoliative Cytologie wird ein Symbol und schließt uns unter der Fahne des weit umfassenden Ideals, des besseren Verständnisses und der engeren Kooperation zusammen. Mit solch einem Ansporn wollen wir vorwärts blicken zu noch größeren Erfolgen in der kommenden Zeit."

Papanicolaou widmete einen großen Teil seines Lebens der Früherkennung des Krebses. Seine letzten Lebenswochen waren erfüllt von den Vorbereitungen zur Übernahme eines Institutes für Cytodiagnostik in Miami/Florida. Während dieser Tätigkeit starb er 1961 im Alter von 78 Jahren. Wie aus den Ausführungen von PAPANICOLAOU hervorgeht, fand die Cytodiagnostik in Amerika erst zu Beginn der vierziger Jahre Geltung und Verbreitung. Deutschland war durch den Krieg von jedem internationalen Gedankenaustausch getrennt, so daß eine Verzögerung in der Entwicklung der Cytodiagnostik eintrat. Auch schien die seit Jahrzehnten mit Erfolg betriebene Kolposkopie gleich gute Ergebnisse aufzuweisen. Als erster berichtete IGEL 1947 in Berlin über seine Erfahrungen mit der Cytodiagnostik, fand aber damals wenig Beachtung. Trotzdem verbreiteten sich die Anwendung und Anerkennung dieser Methode immer mehr. Die Erfolge der Cytologie sind in unserem Lande an die Namen BOSCHANN, LIMBURG, NAVRATIL, SMOLKA, SOOST, STOLL, WIED, ZINSER u. a. geknüpft. Die Cytodiagnostik gilt heute als Routinemethode bei allen gynäkologischen Untersuchungen. Staatliche Unterstützung gewährleistet in einigen Ländern der Bundesrepublik die Einrichtung cytodiagnostischer Einsendungslaboratorien, um die Flut des anfallenden Materials bewältigen zu können. Aber trotz der unbestreitbaren Erfolge sind wir aus organisatorischen, finanziellen und im besonderen aus personellen Gründen noch weit von einer vollständigen Untersuchung der weiblichen Population entfernt.

Welcher Personenkreis soll frühdiagnostisch erfaßt werden?

Aus den Ausführungen über die Lokalisation des Carcinoma in situ ging hervor, daß diese sich im Leben einer Frau entsprechend den physiologischen Epithelverschiebungen an der Cervix uteri ändert. Die pathologische Umformung des Epithels ist in jedem Alter der geschlechtsreifen und menopausalen Frau möglich. Die Ergebnisse zahlreicher Untersuchungen in verschiedenen Teilen der Welt besagen, daß das Durchschnittsalter der Patientinnen mit Carcinoma in situ rund 5—10 Jahre vor dem des klinischen Krebses liegt (CUYLER, KAUFMANN u. a. 1951, WESPI 1952, GORGA u. a. 1953, SCHUBERT 1954, PETERSEN 1955, WHEELER 1956, NIEBURGS und PUND 1957, ANDERSON 1959, v. MIKULICZ-RADECKI 1960, OBER, KAUFMANN u. HAMPERL 1961, KAUFMANN 1963).

OBER und BONTKE errechneten 1959 bei 150 Frühfällen ein Durchschnittsalter von 41,44 Jahren, mit einer Streuung vom 19. bis zum 64. Lebensjahr. Das von THEISS ergänzte Material ergab mit den Fällen des evangelischen Krankenhauses Köln-Weyerthal für 391 Frühfälle ein Durchschnittsalter von 42,4 Jahren, wobei zwei Fälle jünger als 20 und ein Fall älter als 70 Jahre waren. Eine Kurve der Altersverteilung aus der gleichen Untersuchungsgruppe zeigt den prozentualen Anstieg nach dem 30. Lebensjahr im Vergleich zur Altersverteilung der Collumcarcinome (Abb. 19).

Man kann also bei Frauen in jedem Alter mit dem Auftreten einer Frühveränderung rechnen. Die Zahl der Frauen, die Krebsvorsorgestellen aufsuchen, ist im Vergleich zur weiblichen Gesamtpopulation verschwindend gering. Ein Fortschritt wäre schon dann erzielt, wenn bei jeder gynäkologischen Untersuchung routinemäßig frühdiagnostische Methoden angewandt würden. In Köln leben ca. 300000 Frauen. Davon suchen etwa 6% jährlich einen Frauenarzt oder eine Fachklinik aus den unterschiedlichsten Gründen auf. Wenn eine Speculumeinstellung, die für eine fachärztliche Untersuchung obligatorisch sein sollte, durchgeführt wird, können frühdiagnostische Methoden leicht angeschlossen werden. Meist entschließen sich Patientinnen nur schwer zu einer frauenärztlichen Untersuchung. Es sollte in jedem Falle für sie die Chance einer Krebsfrüherkennung genutzt werden, unabhängig von der Symptomatik, die den Arztgang veranlaßte. Wir raten darüber hinaus jeder Patientin, sich nach dem 30. Lebensjahr regelmäßig kontrollieren zu lassen. Nur ein sehr kleiner Teil befolgt diesen Rat.

Problematisch sind geburtshilfliche Patientinnen, die bei normal verlaufener Geburt und Wochenbett nicht vaginal eingestellt werden. Es wäre anzustreben, im Rahmen der Schwangerenberatung oder wenigstens am Ende des klinischen Aufenthaltes diese Patientinnen frühdiagnostisch zu untersuchen, aus der Überlegung, daß die meisten von ihnen jahrelang keinen Frauenarzt mehr aufsuchen werden und eine Einbestellung, 2—3 Monate post partum, organisatorische Schwierigkeiten machen würde (OSBOND und NICHOLSON-JONES 1962, JANISCH und ULM 1963). Über die methodischen Fehlermöglichkeiten bei Cervices in der Schwangerschaft und im Wochenbett wird später noch zu sprechen sein. Man muß also

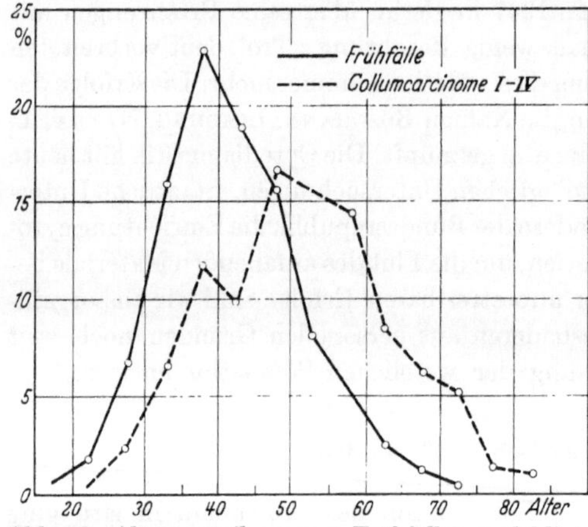

Abb. 19. Altersverteilung von Frühfällen und klinischen Carcinomen. Der Darstellung liegen 391 Frühfälle und 561 klinische Carcinome zugrunde (THEISS 1963)

aus den Erkenntnissen über die Altersverteilung der Krebsfrühstadien am Collum uteri jeder Frau raten, sich vom 30. Lebensjahr ab regelmäßig gynäkologisch untersuchen zu lassen und von jedem Gynäkologen erwarten, daß er seine Patientinnen mit Methoden der Frühdiagnostik untersucht. Inwieweit man diese Forderung auch an praktische Ärzte richten sollte, ist schwer zu beurteilen. Dem praktischen Arzt ist kaum zuzumuten, eine geschlechtsreife Frau, die ihn wegen Herzbeschwerden aufsucht, auch gynäkologisch zu untersuchen, da ihm dazu die Zeit fehlt und ihm diese Sonderleistung unter den jetzigen Gegebenheiten nicht honoriert wird. Vielleicht wäre eine eindringliche Belehrung der Patientin durch den Hausarzt, sich fachärztlichen Untersuchungen zu unterziehen, in mancher Weise nützlich.

Dokumentation von Daten der Frühdiagnostik

Neue Erkenntnisse der Medizin werden heute nur noch selten aus Einzelbeobachtungen und intuitiven Spekulationen gewonnen. Entweder werden Beweise mit naturwissenschaftlichen Methoden oder an Hand großer Zahlen mit Hilfe der Statistik geführt. Die Einzelbeobachtung ist zunehmend dem Studium des Gruppenverhaltens gewichen.

Nach den naturwissenschaftlichen Disziplinen und der Industrie übernahm auch die Medizin die Methoden der modernen Dokumentation und Statistik. Aussagen aus großen Materialien konnten so auf ihre Richtigkeit überprüft und mit Hilfe der angewandten Statistik gesichert werden.

Auch wir sahen uns vor die Frage gestellt, ob man sich auf dem Sektor Frühdiagnostik des Collumcarcinoms mit der täglichen Diagnostik des anfallenden Materials begnügen oder das Material in einem System sammeln sollte, um es rationell auswerten zu können. Nach Vorversuchen entschlossen wir uns zu einer Dokumentation mit Handlochkarten. Folgende Überlegungen waren dazu bestimmend:

Im Kliniksgebiet der Universität zu Köln gab es zu damaliger Zeit keine maschinelle Lochkartendokumentation. Es wurde ein jährlicher Kartenanfall von 3000—4000 Stück erwartet. Einzelbefragungen sollten möglichst schnell im eigenen Labor beantwortet werden. Die Einrichtung des Hollerithsystems für unser Labor erschien zu aufwendig.

Als die Frage gestellt wurde, welches Material aufgenommen und in welcher Vollständigkeit registriert werden sollte, ergaben sich weitere Probleme. Es war zu fordern, daß nur das Material Aufnahme fand, das im Rahmen medizinischer Möglichkeiten strenge Maßstäbe aus der Sicht der Statistik und Dokumentation zuließ.

Das Material mußte dokumentationsgerecht gesammelt werden. Alle Fragen wurden so formuliert, daß ihre Beantwortung möglichst eindeutig erfolgen konnte. Nur die notwendigsten Zahlenangaben wurden verlangt. Subjektive Angaben von Patientinnen, z. B. über ihre letzte Periodenblutung, wurden nicht berücksichtigt. Für das Gebiet Cytologie und Kolposkopie wurden nur Befunde von Kollegen aufgenommen, die durch eine genügend lange Ausbildungszeit eine für die Uniformität des Materials ausreichende Erfahrung besaßen. Befunde lernender Kollegen wurden nicht aufgenommen.

Alle Begriffe der Cytologie, Kolposkopie und Histologie wurden standardisiert, soweit es das Material zuließ. Durch häufige Befundvergleiche und Aussprachen wurde die homogene Befundbeurteilung der einzelnen Kollegen gewährleistet.

Viele medizinische Angaben, Befunde und Urteile können nur sehr schwierig oder überhaupt nicht in Dokumentationsverfahren aufgenommen werden, da die Aussagen zu subjektiv sind und ohne weiteres nicht mit anderen Aussagen gleicher Art verglichen werden können. Im Gegensatz zu dieser subjektiven Information steht die für die Belange der Dokumentation notwendige objektive Information. Es haben sich die Begriffe „harte", „relativ harte" und „weiche" Daten eingebürgert (PIPBERGER und FREIS 1960).

Das Alter der Patientin, Zahl der Geburten, Eintritt von Menarche und Menopause sind z. B. „harte Daten". Labor- und klinische Befunde, Cytologie, Kolposkopie, Jodprobe und Histologie sind „relativ harte Daten", weil hier Fehler der Methode und des Untersuchers hinzukommen. Ein großer Teil medizinischer Informationen gehört zu den „weichen Daten", z. B. Angaben über Fehlgeburten, Angaben über die Regelmäßigkeit oder Unregelmäßigkeit des Cyclus, die makroskopische Beurteilung der Portiooberfläche, die atypische Umwandlungszone der Portio etc.

Das Ziel der Dokumentationsvorbereitung war, möglichst „harte Daten" zu erhalten und alles herauszulassen, was eine Bearbeitung mit den Mitteln der Dokumentation fragwürdig erscheinen ließ.

Wir bearbeiten seit über 7 Jahren alle Daten der Frühdiagnostik nach dem gleichen System, was im folgenden wiedergegeben werden soll.

1959 wurde zusammen mit BÖTZELEN über die Dokumentationsart berichtet. Seitdem wurden nur geringfügige Modifikationen eingeführt. Die jährlich anfallenden 3000—4000 Karten sind leicht auswertbar. Dagegen ist die Befragung des Gesamtmaterials von 15 000 Karten bereits mühevoll. In einer solchen Größenordnung ist die Arbeit mit maschinellen Lochkarten dem Handlochkartensystem zweifellos überlegen.

Für das Dokumentationssystem benötigen wir drei Formulare:

1. Klinisches Formular (Abb. 20)
2. Standkarte (Abb. 21)
3. Flächenlochkarte (Abb. 22).

1. Klinisches Formular (Abb. 20)

Diese Formulare befinden sich in Blöcken auf den gynäkologischen Stationen und werden mit Hilfe von zwischengeheftetem Kohlepapier immer im Duplikat ausgefüllt. Derjenige Arzt, der eine frühdiagnostische Untersuchung ausführt, beantwortet auch die klinischen Fragen des Begleitformulars. Die Fragen betreffen Angaben zur Person, den mensuellen Status, Gestationsvorgänge, Angaben über Operationen und Bestrahlungen, den makroskopischen Portiobefund und die klinische Diagnose. Um Fehleintragungen möglichst klein zu halten, wurden die Fragen vorgedruckt, so daß diese nur angekreuzt zu werden brauchen. Auf zeitliche Angaben (z. B. Datum der letzten Regel) wurde verzichtet, da in diesem Rahmen keine Hormondiagnostik betrieben wird.

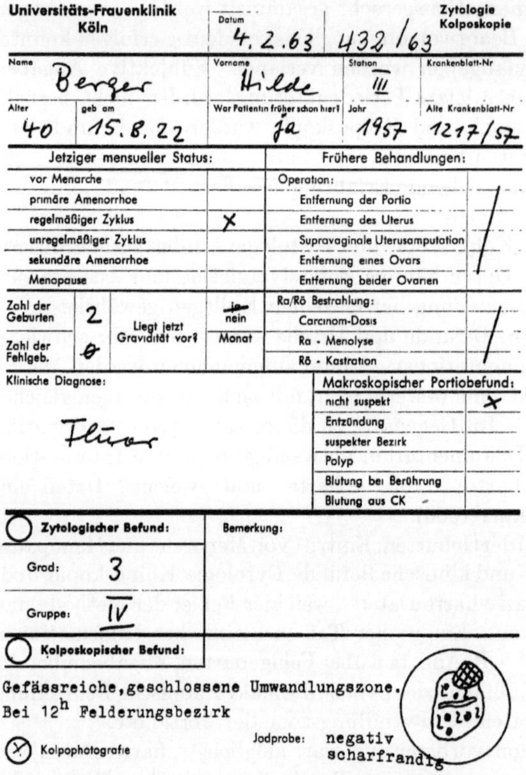
Universitäts-Frauenklinik Köln
Datum: 4. 2. 63 — 432/63
Zytologie Kolposkopie
Name: Berger — Vorname: Hilde — Station: III — Krankenblatt-Nr
Alter: 40 — geb am: 15. 8. 22 — War Patientin früher schon hier? ja — Jahr: 1957 — Alte Krankenblatt-Nr: 1217/57

Jetziger mensueller Status:		Frühere Behandlungen:	
vor Menarche		Operation:	
primäre Amenorrhoe		Entfernung der Portio	/
regelmäßiger Zyklus	X	Entfernung des Uterus	/
unregelmäßiger Zyklus		Supravaginale Uterusamputation	/
sekundäre Amenorrhoe		Entfernung eines Ovars	/
Menopause		Entfernung beider Ovarien	

Zahl der Geburten	2	Liegt jetzt Gravidität vor?	~~ja~~ nein	Ra/Rö Bestrahlung:	/
				Carcinom-Dosis	/
Zahl der Fehlgeb.	0		Monat	Ra - Menolyse	/
				Rö - Kastration	/

Klinische Diagnose: Fluor

Makroskopischer Portiobefund:	
nicht suspekt	X
Entzündung	
suspekter Bezirk	
Polyp	
Blutung bei Berührung	
Blutung aus CK	

Zytologischer Befund: — Bemerkung:
Grad: 3
Gruppe: IV

Kolposkopischer Befund:
Gefässreiche, geschlossene Umwandlungszone.
Bei 12h Felderungsbezirk
Jodprobe: negativ scharfrandig
Kolpophotografie

Abb. 20. Klinisches Formular. Die abgedruckten Personalien sind frei erfunden. Gleiches gilt für Abb. 21 und 22

Das so ausgefüllte Formular geht entweder mit den cytologischen Präparaten zum Labor, oder der erhobene kolposkopische Befund wird in der entsprechenden Rubrik notiert. Die Formulare werden im Labor gleichlautend mit den Präparaten numeriert und auf Standkarten übertragen (Abb. 21). Der cytologische Befund wird während der Durchsicht der Präparate am Mikroskop eingetragen, ein Exemplar verbleibt im Labor, und das andere geht mit den Befunden zurück ins Krankenblatt der Patientin.

Dieses klinische Formular enthält für die Belange der Krebsfrühdiagnostik wichtige Daten über die Patientin, der erhobene Befund ist nur als Antwort für den Kliniker gedacht. Die zur dokumentarischen Auswertung wichtigen Einzel-

heiten des erhobenen frühdiagnostischen Befundes erscheinen dagegen nur auf der Stand- und Lochkarte, die in der Kartei des Dokumentationsraumes verbleiben.

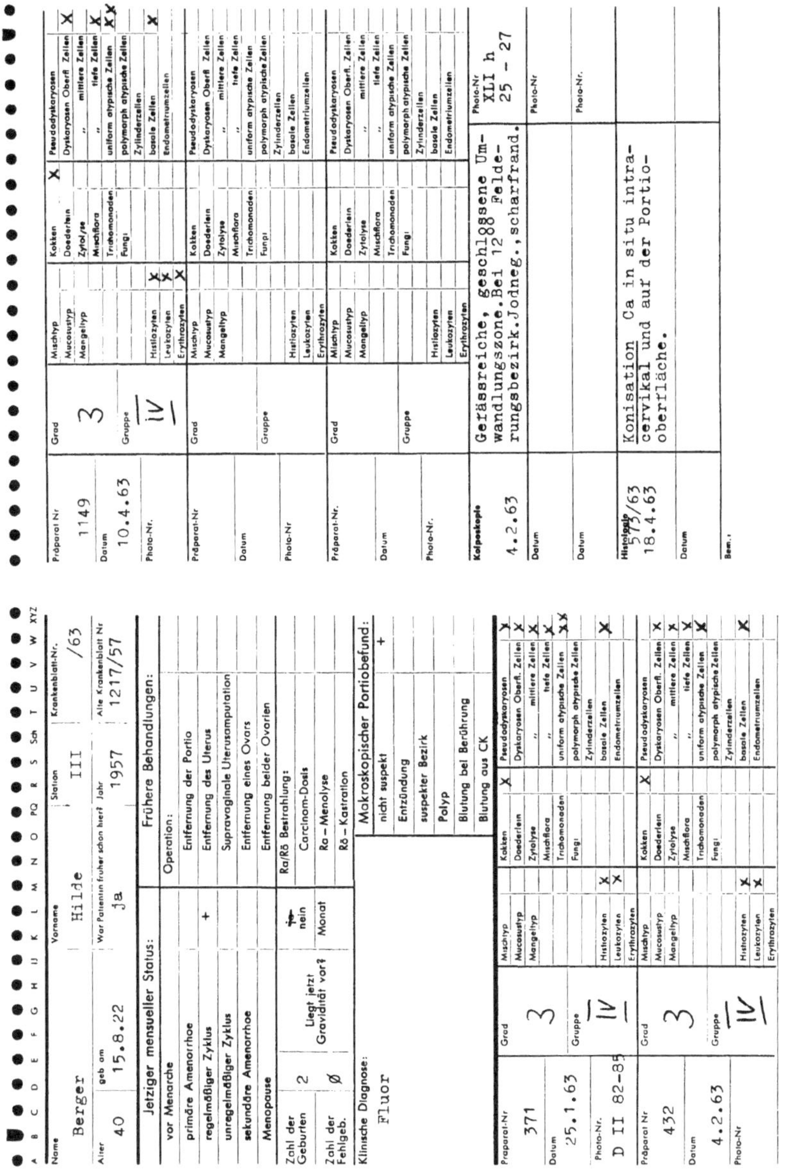

Abb. 21. Vorder- und Rückseite der Standkarte

2. Standkarte (Abb. 21)

Die Standkarte reproduziert alle klinischen Daten und bietet Raum für fünf cytologische, drei kolposkopische und zwei histologische Befunde. Kolposkopische

und histologische Befunde werden in Worten aufgetragen. Histologische Befunde
werden nur dann notiert, wenn sie für die Frühdiagnostik von Bedeutung sind.
Dagegen werden die Merkmale der cytologischen Befunde während der mikroskopischen Durchmusterung des Präparates angekreuzt, wobei Raum für bestimmte, vorwiegend pathologische Zelltypen, Bakterien- und Zellbeimengungen
gegeben ist. Aus den angekreuzten Merkmalen ergibt sich die Diagnose, welche
in Grad und Gruppe ausgedrückt wird (Einzelheiten s. normales und patho-
logisches Zellbild S. 57f.). Für die Vergleichbarkeit und Reproduzierbarkeit von
Befunden scheint uns die Festlegung auf bestimmte Merkmale durch Ankreuzen
sehr wesentlich. Auf der Standkarte werden ferner die fortlaufende Nummer
des Präparates, das Entnahmedatum und die Photonummer von eventuell an-
gefertigten Mikroaufnahmen vermerkt.

Am oberen Rand der Karte werden die ersten drei Buchstaben des Namens
der Patientin gekerbt, so daß sich innerhalb der Standkartei eine alphabetische
Ordnung leicht aufrechterhalten läßt.

3. Flächenlochkarte (Abb. 22)

Die von uns verwendete Karte ist eine Kombination aus einer Rand- und
einer Flächenlochkarte. In den seitlichen Randlochfeldern sind 20 übergeordnete
Merkmale und im Flächenlochfeld 105 Einzelmerkmale untergebracht. Die Befunde der Standkarte werden mit Hilfe eines Schlüssels (s. Schlüsselliste) auf die
Flächenlochkarte übertragen. Im Mittelfeld ist Raum für Klartextangaben (Name,

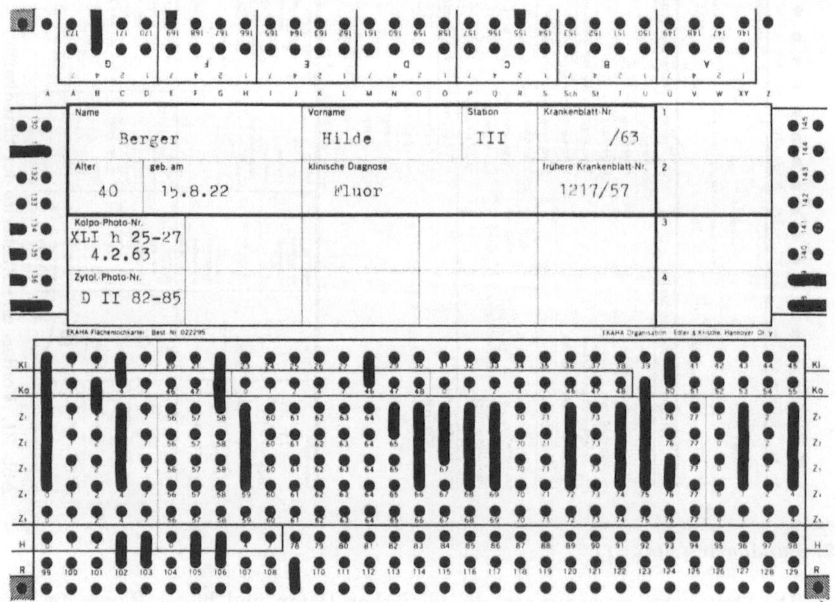

Abb. 22. Flächenlochkarte

Alter, klinische Diagnose usw.). Am oberen Rand der Karte wird der Name der Patientin gekerbt (erster Buchstabe tief, die beiden nächsten flach), um die Karten alphabetisch ordnen zu können. Am unteren Anteil der Karte befindet sich das Schlitzlochfeld, welches alle auf der Standkarte vermerkten Befunde aufnehmen kann (fünf cytologische, drei kolposkopische und einen histologischen Befund usw.). Angaben, die nur einmal vorkommen können (z. B. Alter), werden im additiven System gelocht; alle anderen Angaben, die mehrere Merkmale einer Gruppe beinhalten können, werden in der Direktzuordnung gelocht. Diese beiden Verschlüsselungssysteme wurden aus Platzersparnisgründen gewählt. Etwa $^1/_6$ der zu lochenden Möglichkeiten blieb für Reservezwecke frei. An den Seiten neben dem Klartext dienen zwei Doppellochfelder übergeordneten Begriffen zur Vorsortierung der Kartenpakete.

Schlüsselliste [1]

Oberer Rand: Nimmt die 3 ersten Buchstaben des Namens auf. Anfangsbuchstabe tiefe Kerbung, die beiden folgenden flache Kerbung.

Schlitzlochfeld: Reihe Kl, Ko, Z 1—Z 5 und H

I. Klinische Befunde Reihe Kl

Alter 0—19	1
20—24	2
25—29	3
30—34	4
35—39	5
40—44	6
45—49	7
50—54	8
55—59	9
60—64	10
65—69	11
70—74	12
75 u. mehr	13

Mensueller Status

Vor Menarche	20
Primäre Amenorrhoe	21
Regelmäßiger Cyclus	22
Unregelmäßiger Cyclus	23
Sekundäre Amenorrhoe	24
Menopause	25

Geburten 0	26
1	27
2	28
3	29
4	30
5 u. mehr	31

Fehlgeburten 0	49
1	50
2	51
3 u. mehr	52

Operationen

Entfernung der Portio	32
Entfernung des Uterus	33
Supravaginale Uterusamputation	34
Entfernung eines Ovars	35
Entfernung beider Ovarien	36

Ra/Rö-Bestrahlung

Carcinom-Dosis	37
Ra-Menolyse	38
Rö-Kastration	39

Makroskopischer Portiobefund

nicht suspekt	40
Entzündung	41
suspekter Bezirk	42
Polyp	43
Blutung bei Berührung	44
Blutung aus CK	45

Jodprobe

Jodpositiv	46
Jodhell	47
Jodnegativ	48

---

[1] Vereinfachte Wiedergabe ohne technische Angaben für die Verlochung.

Corpus und Anhänge

Andere Lokalisationen

V. Übergeordnete Begriffe

Seitlich links, Nummer 130—137

	Flach gekerbt	Tief gekerbt	
Klinische Diagnose	Suspekt	Positiv	130
Cytologie	Suspekt	Positiv	131
Abstrich aus dem Scheidengrund bei fehlender Portio	Ja		132
Abstrich anderer Lokalisation	Ja		133
Cytologisches Photo	Ja	Gut	134
Kolposkopie	Suspekt	Positiv	135
Kolposkopische Befunde vorhanden	1	2 u. mehr	136
Kolposkopisches Photo	Ja	Gut	137

Seitlich rechts, Nummer 138—144

	Flach gekerbt	Tief gekerbt	
Histologie	Suspekt	Positiv	138
Histologisch abgeklärt	Ungenügend	Vollständig	139
Phasenkontrast-Photo	Ja	Gut	140
Schwangerschaft	Verdacht	Bestätigt	141
Mammasekret	Negativ	Positiv	142
Körperhöhlenflüssigkeit	Negativ	Positiv	143
Hormonfall	Ja		144

VI. Reihe R

Reserve   77,   78—98,   101,   102,   109—129 und 145

Meist genügt eine Karte für eine Patientin pro Jahr, nur selten muß im selben Jahr eine zweite Karte der betreffenden Patientin angelegt werden.

Die Auswertung der Flächenlochkarten erfolgt mit dem Auswahlgerät der Firma Edler & Krische mit elektrischer Vibration. Die Flächenlochkartei wird innerhalb von Jahrgängen ungeordnet aufbewahrt.

Im folgenden wird über die Erfahrungen bei der Handhabung der Kartei an einem Material von fast 15000 Fällen berichtet (RISSMANN, KERN und ZU EULENBURG 1964).

Die Befragung eines übergeordneten Merkmales im Randlochfeld (z. B. wieviele Patientinnen des Gesamtmaterials wurden kolposkopiert?) erfolgt jahrgangsweise durch Nadelung mit der Hand. Indem man jeweils etwa 150 Karten im betreffenden Merkmal „Kolposkopie" am Randloch durchfährt, fallen alle kolposkopisch untersuchten Fälle heraus. Man kann dergestalt etwa 4000 Karten in $1^{1}/_{2}$ Std bearbeiten, braucht also zur Beantwortung der Frage, wieviele von 14100 Patientinnen kolposkopiert wurden, etwa 5 Std. Nach dieser Vorselektion nadelt man für weitere Einzelbefragungen auf dem Gebiete „Kolposkopie" nicht mehr das Gesamtmaterial von 14100 Karten, sondern nur noch den durch die Vorauswahl erhaltenen Kartenstoß von 4787 Fällen.

Einzelheiten, z. B. über die Zusammensetzung der kolposkopischen Befunde, müssen mit dem Selektiergerät durch Nadelung der entsprechenden Merkmale ermittelt werden. Doch auch hier kann man ökonomisch vorgehen: Man versucht, die zu nadelnden Kartenstöße immer mehr zu verkleinern, indem man häufig zu erwartende Einzelmerkmale zuerst nadelt. Also z. B. als erstes den kolposkopischen Befund „Geschlossene Umwandlungszone" und als zweites „Originäre Portio". Dabei fallen bereits ca. 50 % aller Karten heraus. Es wäre falsch, als erstes „Matrixbezirke" zu nadeln und dafür 4787 Karten in das Selektiergerät zu geben. Durch sachgemäßes Vorgehen in der Reihenfolge der zu erwartenden Häufigkeit spart man beim Sortiervorgang viel Zeit.

Im Selektiergerät sollte man nicht mehr als 300—350 Karten auf einmal bearbeiten. Stehen die Karten zu eng, so erfaßt der Vibrationsvorgang nicht jede einzelne Karte und die Karten können „kleben". Beachtet man diese Fehlermöglichkeit, so stören auch unexakt ausgestanzte Löcher oder aufgeklebte sog. Kartenretter den Selektiervorgang nicht. Ein Fehler durch falsch gelochte Karten entsteht praktisch nicht, da bei der Lochung eine doppelte Kontrolle die Befunde auf der Stand- und Schlitzlochkarte vergleicht. Ein fehlerhafter Auswurf von Karten ist aus mechanischen Gründen durch das Selektiergerät ausgeschlossen.

Die Zahl innerhalb der einzelnen Kartenpakete muß mit der Hand gezählt werden, da das Selektiergerät nicht wie bei den maschinellen Verfahren den Kartenauswurf zählt. Dieser Vorgang ist zweifellos zeitraubend und ermüdend. Eine Kontrolle der Auszählung entsteht durch die Addition aller Kartenpakete, welche die bereits vorher bekannte Endsumme ergeben muß.

Weitere zusätzliche Befragungen, z. B. „Welche cytologischen Ergebnisse (Gruppeneinteilung nach PAPANICOLAOU II, II w, III, IV/V) wurden bei den vorliegenden kolposkopischen Befunden erzielt?", erhält man am zeitsparendsten durch die Befragung der nach den kolposkopischen Gesichtspunkten aussortierten Kartenpakete. Man erhält z. B. aus 1346 Karten (kolposkopischer Befund: geschlossene Umwandlungszone) vier Kartenpakete, die den cytologischen Befunden entsprechen. Bei der Zählung per Hand ergibt sich für die Gruppe II 1062 Karten, für II mit Wiederholung 193 Karten, für Gruppe III 20 Karten und für Gruppe IV/V 61 Karten. Zehn Karten bleiben übrig, und diese zeigen, daß in zehn Fällen der cytologische Befund nicht auswertbar ist (falsche Materialentnahme, Fehlfärbung u. a.). Die Addition der gefundenen Zahlen ergibt 1346 und damit die Richtigkeit der Auszählung. Bei einer solchen Kontrolle kann auf eine Wiederholung des Selektiervorganges verzichtet werden.

Nach unseren Erfahrungen liegen die Fehlermöglichkeiten weniger in der Bearbeitung der Stand- und Schlitzlochkartei, sondern bei den Klartexteintragungen der klinischen Formulare. Der Klartext wird daher im Labor besonders sorgfältig überprüft und, wenn notwendig, nach Rückfragen korrigiert. In diesem Zusammenhang hat sich die möglichst einfache Ausstattung des klinischen Formulars mit ganz eindeutigen Fragen, welche nur angekreuzt zu werden brauchen, sehr bewährt. Die größte Ungenauigkeit in diesem Formular ist die Rubrik „klinische Diagnose", welche im Klartext ausgefüllt werden muß. Wir haben dieses Merkmal nicht verschlüsselt, da bei Wiederholungsuntersuchungen der gleichen Patientin von verschiedenen Personen unter Umständen verschiedene Eintragungen resultierten.

Die Verwendung einer Flächenlochkartei für die Belange der Krebsfrühdiagnostik hat sich für die Bearbeitung eines Materials von jährlich 3000 bis 4000 Fällen als brauchbar erwiesen. Aus der Kartei können zu jeder Zeit Kombinationsfragen beantwortet werden, wie z. B. die Altersverteilung der Frühfälle, die Frequenz der Frühfälle im Klinikmaterial, die Abwägung verschiedener Methoden nach erfolgter histologischer Abklärung, die Anzahl von falsch negativen und falsch positiven Befunden und vieles andere mehr.

Trotz der guten Erfahrungen liegt aber die Zukunft moderner Dokumentationsverfahren in der maschinellen Datenverarbeitung, da sich innerhalb weniger Jahre jede Handlochkartei derart vergrößert, daß die Grenze der manuellen Bearbeitungsmöglichkeit relativ schnell überschritten wird. Das Gesamtmaterial kann bei der maschinellen Datenverarbeitung im Rohzustand vom Mathematiker direkt bearbeitet werden. Besonders die Bearbeitung von Korrelationsfragen wird dadurch sehr erleichtert.

Aufwand und Kosten der Frühdiagnostik

Vielfach besteht Unklarheit über den materiellen und personellen Aufwand für die Einrichtung und Haltung eines cytologischen Labors. Der Engpaß besteht ausschließlich auf dem Gebiet der Diagnostik. Ein in der Cytodiagnostik Erfahrener kann pro Tag Abstriche von etwa 40—60 Personen (80—120 Objektträger) zuverlässig durchsehen. Die Durchmusterung der Präparate ist ermüdend, und die Aufmerksamkeit läßt nach 1—2 Std am Mikroskop nach. Für einen Abstrich (zwei Objektträger) benötigt man durchschnittlich 4—6 min. Man braucht also für 40 Abstriche 3—4 Std. Medizinisch-technische Assistentinnen können nach entsprechender Einarbeitung zur Vorauswahl eingesetzt werden (Clauss 1958).

Als Ausbildungszeit in der cytologischen Diagnostik für einen histologisch nicht vorgebildeten Kollegen ist ein halbes Jahr täglicher Diagnostikübungen unter Anleitung eines Erfahrenen das mindeste. Papanicolaou forderte ein Jahr (s. auch Philipp 1957, Antoine 1959, Navratil 1959 und Zinser 1959).

Eine medizinisch-technische Assistentin kann pro Tag weit mehr Präparate bearbeiten. Bei einer gewissen Rationalisierung der Arbeit kann sie am Tage etwa 100 Abstriche (= 200 Objektträger) färben, eindecken und beschriften. Bei dieser Anzahl pro Tag würde das im Jahr 25000 Abstriche bedeuten. Eine solche Zahl kommt für den hauseigenen Bedarf kaum vor. Über die Organisation eines cytologischen Labors, auch mit Einsendematerial, hat Boschann (1958) anschaulich berichtet, ebenso Ulm (1959), Weber (1961) und Zinser (1959 I, II, 1961, 1962). Wenn in einer größeren Frauenklinik im Jahr etwa 5000 Patientinnen cytologisch untersucht werden, so ergeben sich mit Wiederholungsabstrichen etwa 6000 Abstriche pro Jahr. Bei rund 250 Arbeitstagen im Jahr fallen täglich

24 Abstriche an, so daß pro Tag etwa $2^1/_2$ Std mikroskopiert werden muß. Die medizinisch-technische Assistentin kann die restliche Zeit für die Registratur der Befunde und zur Vordiagnostik benützen.

Diese Überlegung wird deshalb aufgeführt, um zu zeigen, daß die Cytodiagnostik für eine gynäkologische Abteilung personell realisierbar ist.

Kosten zur Errichtung und Unterhaltung eines cytologischen Labors

Betrachtet man die Kosten für ein cytologisches Labor bei einfachster Ausstattung und geringem Aufwand, so ergeben sich folgende Zahlen:

Erstausstattung (Preise 1962)

1. Labormöbel . . . . 6000,— DM

2. 1 Standardmikroskop . . . . 2330,— DM

3. Glaswaren und anderes

35 Präparategläser, Höhe 15 cm, ⌀ 10 cm rund	288,75 DM
2 Trichter 10 cm ⌀	3,60 DM
2 Trichter 5 cm ⌀	2,— DM
12 Cuvetten nach HELLENDAHL	37,20 DM
1 Meßzylinder 1000 ml	6,50 DM
1 Meßzylinder 500 ml	4,50 DM
2 Meßzylinder 100 ml	4,— DM
1 Meßzylinder 50 ml	1,65 DM
3 Pipetten 10 ml	4,95 DM
5 Pipetten 1 ml	6,75 DM
10 Glasflaschen 2000 ml	27,50 DM
4 Glasflaschen 1000 ml	17,50 DM
2 Eindeckfläschchen 20 ml	10,— DM
1 Petrischale	1,75 DM
1 Glasstab	1,25 DM
1 Aqua dest.-Flasche à 10 Liter (Plastik)	26,— DM
5 Färbeständer	120,— DM
2 Laborwecker	37,50 DM
2 Pinzetten, verschieden	11,50 DM
1 Schere	9,70 DM
	622,60 DM

4. 1 Schreibmaschine . . . . 556,— DM

5. 20 Präparatemappen à 2,85 DM . . . . 57,— DM

6. 50 Präparatekästen à 5,80 DM . . . . 290,— DM

7. 2 Tischlampen . . . . 84,— DM

9939,60 DM

Laufende Personalausgaben pro Jahr:

1 medizinisch-technische Assistentin ganztägig
(21jährig, BAT VII) . . . . 6362,40 DM

1 Putzfrau 2 Std pro Tag (2,01 DM/Std brutto,
50 Wochen à 5 Tage = 250 Tage) . . . . 1005,— DM

7367,40 DM

Laufende Sachausgaben pro Jahr:

1. Glaswaren (Objektträger und Deckgläser). . . . . 1210,— DM

2. Chemikalien
   Isopropylalkohol. . . . . 780,— DM
   Petrolbenzin-vergällter Alkohol . . . . 858,— DM
   Xylol . . . . 156,— DM
   Äther . . . . 327,60 DM
   Aceton. . . . . 8,— DM
   Eukitt . . . . 61,60 DM
   Hämatoxylin nach HARRIS . . . . 153,— DM
   Polychrom nach PAPANICOLAOU EA 31 Merck. . . . . . 276,— DM
   Orange G, O G 6 Merck . . . . 156,— DM
   Salzsäure normal . . . . 33,80 DM
                                                 2810,— DM

3. Filtrierpapier, Faltenfilter . . . . 143,15 DM

4. Bürowaren (Stationszettel, Register, Bleistifte, Briefpapier, Umschläge
   und Durchschlagpapier) . . . . 760,— DM

5. Reparaturen, Ersatzteile, Glühbirnen. . . . . 200,— DM
                                                 5123,15 DM

Die Einrichtung des Labors kostet also rund 10000,— DM. Die ständigen jährlichen Ausgaben belaufen sich auf 7367,40 DM personelle Kosten und 5123,15 DM Sachkosten. Man muß jährlich mit 12000 bis 13000,— DM Ausgaben für den Laborbetrieb rechnen, wenn die diagnostische Leistung *nicht* honoriert wird.

Setzt man die jährlichen Kosten in bezug zu 5000 jährlich untersuchten Patientinnen, so kostet dabei die cytologische Abklärung der einzelnen Patientin im Durchschnitt 2,50 DM. Rechnet man mit etwa 1,7% cytologisch entdeckter Frühfälle und kleiner Krebse, so kostet die Entdeckung eines solchen Falles 150,— DM.

Die Einrichtung und Unterhaltung einer modernen Registratur ist für frühdiagnostische Zwecke verschieden (STOLL u. RIEHM 1954, HALFPAP u. HOSEMANN 1959, WAGNER und STEGMANN 1959, WASCHKE 1959, WILDNER 1959, STOLL 1960 und ZECHNER 1960). Als Beispiel sei das von uns eingerichtete Flächenlochkartensystem angeführt mit den dazu gehörenden Standkarten und klinischen Formularen.

10000 klinische Formulare im Duplikat mit Kohlepapier . . . . 700,— DM
5000 Standkarten. . . . . 475,— DM
5000 Schlitzlochkarten . . . . 375,— DM

Man muß also pro Patientin für eine derartige zusätzliche Registrierung etwa 0,31 DM veranschlagen. Dazu kommen einmalige Anschaffungskosten für die Handkerbzange, die Schlitzstanze zur Lochung der Schlitzlochfelder und das Auswahlgerät.

Die *kolposkopische Untersuchung* einer Patientin ist ungleich billiger. Neben der Anschaffung eines oder zweier Kolposkope entstehen keine laufenden jährlichen Ausgaben. Die Reparaturanfälligkeit der Kolposkope ist äußerst gering. Die Reagenzien in Form von Essigsäure und Jodlösung können sicherlich auf dem klinischen Sektor verbucht werden.

Methodik der Cytologie

Die Bedeutung der Cytodiagnostik, ihre Treffsicherheit und ihre Fehlerquoten hängen ganz entscheidend von der richtigen Entnahmetechnik ab. Flüchtige oder falsche Entnahmen bringen die Cytodiagnostik zu Unrecht in Mißkredit. Die Cytodiagnostik des Collumcarcinoms ist darum so erfolgreich, weil der Ort der Krebsentstehung dem Auge und Instrumentarium leicht zugänglich ist. Trotzdem müssen einige prinzipielle Termini technici sorgfältig beachtet werden. Folgende Bedingungen müssen für das entnommene Zellmaterial gelten:

1. Die Zellen sollen lebensfrisch und schonend aus dem Epithelverband gelöst werden.

2. Alle Epitheloberflächen der Cervix uteri, in denen eine pathologische Epitheltransformation möglich ist, müssen abgestrichen werden.

Um diese Forderungen erfüllen zu können, sollte folgendermaßen vorgegangen werden (KERN 1960):

Instrumentarium. Man benötigt zur Entnahme eines cytologischen Abstriches:

1. Ein Paar gynäkologische Specula zur Entfaltung der Scheide.

2. Zwei Watteträger, 20 cm lange, 3—4 mm dicke Holzstäbchen, die vorn in einer Ausdehnung von 2—3 cm dünn und fest mit Watte umwickelt sind. Diese Watteträger werden vom Hilfspersonal vorbereitet.

3. Zwei entfettete Objektträger, auf die vor der Entnahme des Zellmaterials mit einem Diamantschreiber der Name der Patientin aufgetragen wird. Wir benutzen einfache Objektträger. Es werden auch solche mit einer 1 cm breiten Mattierung angeboten, auf die man mit Bleistift den Namen auftragen kann. Diese Objektträger sind aber teurer, und die Gefahr des Verwischens oder Abblassens in den Färbetrögen ist nicht ausgeschlossen. Der mit dem Diamantschreiber eingeritzte Name ist auf dem Glas unauslöschlich.

4. Eine Hellendahl-Cuvette mit Fixationsflüssigkeit.

5. Begleitformular (s. oben).

An Stelle der Watteträger wird von anderen Autoren der Holzspatel von AYRE (1944) oder die Glaspipette von PAPANICOLAOU (1949) oder ein Spülverfahren empfohlen.

Der Holzspatel von AYRE schmiegt sich auf Grund seiner besonderen Form dem äußeren Muttermund gut an und entnimmt damit an einer prädisponierten Stelle Zellmaterial. Er hat aber zwei Nachteile. Man dringt bei weitem nicht tief genug in den Cervicalkanal ein. Außerdem reißt man häufig mechanisch größere Epithelpartien los. AYRE (1947, 1949) bezeichnete selbst die Art der Entnahme als Oberflächenbiopsie (SCHÜLLER 1955, BAJARDI 1960). Damit provoziert man einerseits Blutungen und stört dadurch die nachfolgende kolposkopische Untersuchung, und andererseits erhält man oft zu dicke, zusammenhängende Zellkonglomerate, die die mikroskopische Auswertung erschweren. Kombiniert man den Ayre-Spatel (für die Portiooberfläche) mit dem Watteträger (für den Cervicalkanal), so ist der erstgenannte Nachteil ausgeglichen. HORN und ASHWORTH entwarfen 1957 einen Holzspatel, dessen beide Enden verschieden geformt sind. Mit dem einen Ende streicht man die Portiooberfläche ab, mit dem anderen dringt man tief in den Cervicalkanal ein.

Die Entnahme von Zellmaterial mit einer Glaspipette aus dem hinteren Scheidengewölbe muß als ungenügend bezeichnet werden, da man damit nur Sekret mit bereits abgeschilferten Zellen gewinnt, die die Forderung nach frischem Zellmaterial nicht mehr erfüllen. MILLER und v. HAAM konnten 1961 die Überlegenheit der Portioabschabetechnik gegenüber der Aspirationstechnik in einer vergleichenden Untersuchung unter Beweis stellen. Zu gleichen Ergebnissen kamen 1961 McLAREN und ATTWOOD. Ähnliches gilt für verschiedentlich angegebene Spülverfahren. Als Beispiel sei das Cytophor von LANGREDER (1958, 1959) genannt, bei dem die Vagina mit einer isotonen Lösung gespült und die Lösung im Cytophor aufgefangen wird. Danach werden die darin enthaltenen Zellen absedimentiert und im Ausstrich untersucht. Wir haben mit dieser Methode keine Erfahrung, glauben aber nicht, daß sie an die Zuverlässigkeit des Kontaktabstriches herankommt. Außerdem erscheint die Methode zeitlich wesentlich aufwendiger.

Platinösen sind für die Zellentnahme indiskutabel, da sie viel zu wenig Material entnehmen und das Epithel verletzen können (LANGREDER 1954, MAJEWSKI 1956).

Völlig abzulehnen sind auch Verfahren, wobei ohne Einstellung der Portio Sekret aus der Vagina von der Patientin selbst oder einer Hilfsperson entnommen wird. Auch der Abstrich von eingelegten Tampons erscheint insuffizient (BRUNSCHWIG 1954, PAPANICOLAOU 1954, JAEGER 1957, TIETZE 1958, POMERANCE u. a. 1959, SOOST u. NEVIN 1959).

Patientin. Vor der Entnahme eines cytologischen Abstriches werden allgemein einige Maßnahmen empfohlen:

Die Patientin soll einige Tage keine Vaginalspülungen vorgenommen haben (PETRACCA 1962). Es sollen keine Medikamente (meist Antikonzipientien) vaginal eingelegt werden. Die Patientin soll keinen Verkehr gehabt haben, und sie sollte zum Zeitpunkt der Zellentnahme nicht bluten.

Diese Forderungen haben zwar ihre Berechtigung, sind aber in der Praxis oft nicht durchführbar. Man müßte dann viele Patientinnen wiederbestellen und auf die Zellentnahme bei der ersten gynäkologischen Untersuchung verzichten. Wahrscheinlich würde ein nicht geringer Teil der Patientinnen nicht wieder erscheinen. Therapeutische Vaginalduschen zur Fluorbehandlung oder Eingriffe an der Portio, wie Elektrokoagulation, Probeexcision und Abrasio sollten einige Wochen zurückliegen, da sonst das cytologische Abstrichbild beeinträchtigt ist. Besonders nach Elektrokoagulation ist eine Normalisierung der Epithelverhältnisse nicht vor 4—6 Wochen zu erwarten.

Vaginalspülungen werden von unserer Klientel selten vorgenommen. Wenn kurz vor der gynäkologischen Untersuchung von der Patientin alles Sekret aus der Vagina herausgespült wurde, meist mit adstringierenden Lösungen, können Schwierigkeiten bestehen, genügend Material zu gewinnen. Trotzdem sollte man mit dem Kontaktabstrich versuchen, ausreichend Zellmaterial zu erhalten. Wenn Reste der Trägersubstanz von Vaginalovula oder Vaginaltabletten in der Scheide zurückgeblieben sind, so müssen diese vor der Zellentnahme vorsichtig ausgetupft werden.

Problematischer sind blutende Patientinnen. Bei massiven Blutungen (z. B. Abort) kann man selbstverständlich nicht abstreichen. Liegt aber eine geringe Blutung vor, so kann man auch hier das Blut vorsichtig mit einem Gazetupfer entfernen und dann einen Kontaktabstrich von der Portiooberfläche entnehmen. Der Abstrich aus dem Cervicalkanal ist dann gewöhnlich stärker mit Blut durchsetzt. Auch bei Frauen mit starkem schleimigem Fluor, der sich oft nicht nur im hinteren Scheidengewölbe befindet, sondern die ganze Portiooberfläche benetzt, muß dieses Sekret durch vorsichtiges Betupfen vor dem Kontaktabstrich entfernt werden. Gleiches gilt für das Lochialsekret bei Frauen im Wochenbett.

Zum Zeitpunkt der Ovulation ist der Cervicalkanal angefüllt von dem charakteristischen, fadenziehenden Sekret, welches die Zellausbeute vermindert. Man kann in diesem Falle versuchen, zunächst das Sekret zu entfernen, was aber wegen der Viscosität des Schleimes oft nicht gelingt. In diesem Falle muß man eventuell zu einem anderen Zeitpunkt des Cyclus den Abstrich wiederholen. Eine weitere Möglichkeit besteht darin, daß man den Schleim durch Essigsäure zu fällen versucht, ihn entfernt und einige Minuten danach einen recht kräftigen Kontaktabstrich entnimmt. Durch die Essigsäure wird die Beurteilung des nachfolgenden Abstriches nicht erschwert. Bei alten Frauen ist die Zellausbeute oft sehr gering. Hier gewinnt man mit dem Ayre-Spatel häufig mehr Material als mit dem Watteträger.

Natürlich sind bei Blutungen, starkem Fluor oder Lochien Fehlermöglichkeiten für die Cytodiagnostik gegeben. Beachtet man jedoch das Prinzip, störendes Sekret vorsichtig zu entfernen und dann vom Epithel Zellen zu entnehmen, so ist dies zweifellos besser, als wenn man die Patientin ohne Cytologie entläßt.

Entnahmetechnik. Die Durchführung des cytologischen Abstriches soll am Anfang jeder gynäkologischen Untersuchung vor der bimanuellen Palpation stehen. Man entfaltet die Scheide mit Specula, die nicht oder nur wenig mit Wasser benetzt sind. Portio und Scheidenwände werden sorgfältig betrachtet, eventuell störendes Sekret oder Blutbeimengungen zart abgetupft (s. oben) und mit einem Watteträger die ganze Portiooberfläche abgestrichen (Abb. 23). Dabei kann man ruhig etwas Druck anwenden, da man mit dem Watteträger kaum Verletzungen hervorrufen kann. Ein flüchtiges Abwischen fördert zu wenig Zellen. Durch Verschieben der Speculablätter kann man die Portio etwas kippen oder seitlich stellen, so daß man den Watteträger gut mit der Epitheloberfläche in Kontakt bringt. Der Watteträger wird ohne Berührung der Scheidenwände entfernt und gleichmäßig auf dem vorbeschrifteten Objektträger auf $^3/_4$ seiner Fläche ausgestrichen und letzterer mit dem noch feuchten Sekret in die Fixationsflüssigkeit (Äther-Alkohol) eingestellt. Jede Austrocknung vor der Fixierung muß vermieden werden, da die Zellen sonst mikroskopisch nicht mehr zu beurteilen sind. Der Watteträger wird weggeworfen. Mit einem zweiten dringt man nun so tief wie möglich in den Cervicalkanal ein, wobei oft die mit Watte armierte Spitze fast ganz verschwindet (Abb. 23). Man rotiert einige Male nicht nur den Watteträger um die eigene Achse, sondern umfährt mit leichtem Druck die gesamte Innenwand des Cervicalkanals, die besonders bei Mehrgebärenden recht weit gestellt sein kann. Danach bestreicht man in gleicher Weise einen zweiten Objektträger, den man ebenfalls sofort fixiert. Manchmal kommt es nach dem intracervicalen Abstrich zu einer minimalen Blutung. Das Ausstreichen des Zellmaterials in gleichmäßig dünner Schicht gelingt mit dem Watteträger sehr gut. Auch kommen durch das Ausstreichen kaum Deformierungen von Zellen vor, die von anderen Autoren, die mit Holzspateln arbeiten, beschrieben wurden.

Die ganze Prozedur dauert kaum 2 min, stellt also keine sehr große Belastung für den untersuchenden Arzt dar. Nach der vollständigen gynäkologischen Untersuchung wird dann das Begleitformular ausgestellt.

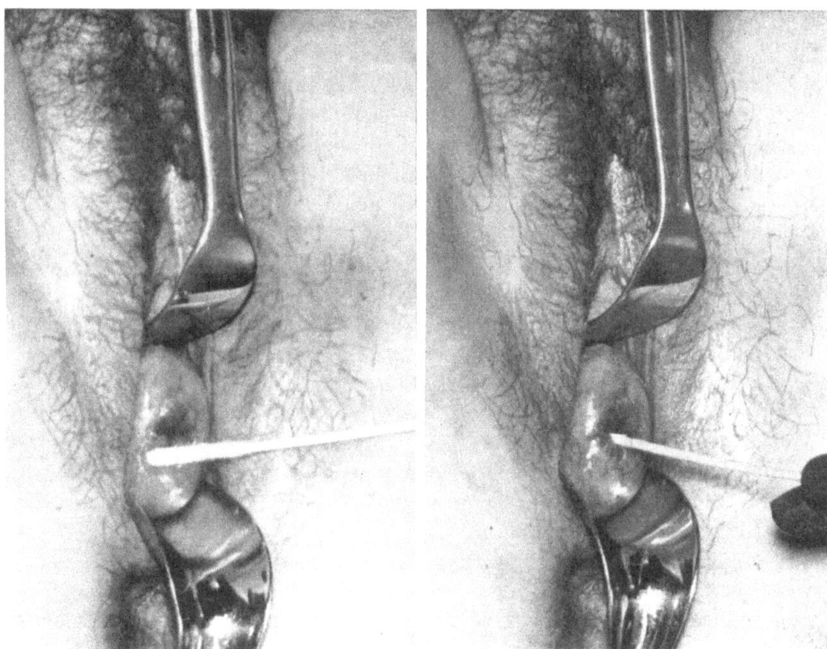

Abb. 23. Technik der Zellgewinnung. Die linke Bildhälfte zeigt den Abstrich von der Portiooberfläche und die rechte aus dem Cervicalkanal (Aus phototechnischen Gründen wurde eine prolabierte Portio gewählt) (KERN 1960)

Treten trotz der hier geschilderten Entnahmetechnik Schwierigkeiten bei der Diagnostik auf, die eine Wiederholung wünschenswert machen, so ergibt sich oft auf Grund der bakteriellen Beimengungen bzw. des Hormongrades im cytologischen Abstrich ein Behandlungsvorschlag, der dem Kliniker vor der Wiederholung des Abstriches geraten wird (s. S. 55, 56).

Wir entnehmen also das Zellmaterial im Kontakt mit der Portiooberfläche und dem Cervicalkanal. Die Exfoliativcytologie beschäftigte sich zunächst mit der Untersuchung bereits abgeschilferter Zellen aus dem Sekretsee des hinteren Scheidengewölbes. Bereits AYRE (1946 I, II), ISAAC u. WURCH (1952 I, II), WIED (1955), NIEBURGS (1956), SOOST (1958), TRIFON (1958), WIED und BAHR (1959), SONG, FANGER u. MURPHY (1959), BICKENBACH u. SOOST (1960), FERGUSON u. MATZ (1960), Symposium Acta cytologica (1960 I—IV) und KOSS (1961) wiesen darauf hin, daß die Ausbeute an pathologischen Zellen aus dem hinteren

Scheidengewölbe nicht optimal ist. Wir untersuchten die Fragestellung nach dem günstigsten Ort der Zellentnahme an Hand von 50 cytologisch positiven Patientinnen (KERN 1961 I, II). Bei diesen Patientinnen wurden je drei Abstriche aus dem hinteren Scheidengewölbe, der Portiooberfläche und dem Cervicalkanal entnommen. Nach dem Vorliegen des histologischen Ergebnisses in Form von Übersichtsschnitten der Cervix uteri wurde die Zellausbeute der drei Entnahmestellen nochmals überprüft und in Beziehung zu der Lokalisation der Epithelveränderung gesetzt. Das Ergebnis war eindeutig. Bei einer isolierten Entnahme von Zellmaterial aus dem hinteren Scheidengewölbe wären etwa die Hälfte dieser Malignome übersehen worden. Dies ist der raschen Autolyse zuzuschreiben, der die Zellen bei Körpertemperatur und der Anwesenheit von Bakterien ausgesetzt sind. Dagegen waren die Versager an den beiden anderen Entnahmeorten minimal. Die Abstriche von der Portiooberfläche und dem Cervicalkanal ergänzten sich, so daß in diesem Material kein Fall übersehen werden konnte, wenn sowohl von der Portiooberfläche als auch aus dem Cervicalkanal sorgfältig abgestrichen wurde. Besonderen Wert muß man auf den intracervicalen Abstrich legen, da *nur so* hoch intracervical gelegene Veränderungen, meist bei älteren Frauen, zu erkennen sind (rund 20% der Frühveränderungen). Findet man nur im cervicalen Abstrich maligne Zellen, so besteht der Verdacht, daß die Veränderung im Cervicalkanal lokalisiert ist. Ansonsten lassen cytologische Abstriche keine Hinweise auf eine Lokalisation zu.

Fixierung. Die Fixierung der Präparate erfolgt, wie bereits erwähnt, in einer Mischung von Äthyläther und 96%igem Äthylalkohol im Verhältnis 1:1. Diese Fixierung hat sich für die nachfolgende Papanicolaou-Färbung bewährt. Alle sonst für Gewebe üblichen Fixierungen mit Formalin u. a. sind für die Cytodiagnostik nicht geeignet.

Die Mindestzeit der Fixierung beträgt 20 min. Eine obere Grenze gibt es nicht (SOOST 1958).

Die üblichen Glascuvetten schließen nicht luftdicht ab, so daß das Gemisch langsam verdunstet. Da Äther flüchtiger ist als Alkohol, verschiebt sich das Mischungsverhältnis zugunsten des Alkohols, und die Fixierung wird schlecht. Es muß daher die Fixierungslösung vollkommen gewechselt werden. Ein Auffüllen der Gefäße stellt das richtige Mischungsverhältnis nicht wieder her, worauf besonders das Pflegepersonal immer wieder hingewiesen werden muß.

Versand. Wird die Cytodiagnostik im gleichen Haus durchgeführt, so werden die Präparate in der Fixierungslösung ins Labor gebracht. Für den praktizierenden Arzt bleibt jetzt noch das Problem der Verschickung zum cytologischen Labor. Ein Versand in der Fixierungsflüssigkeit ist wegen der leichten Entzündbarkeit der Lösungen nicht möglich. Allgemein wird empfohlen, die Präparate nach frühestens 20 min aus dem Äther-Alkoholgemisch zu nehmen, mit Glycerin zu bedecken, mit einem zweiten Objektträger einzudecken und derart zu verschicken (AYRE u. DAKIN 1946, PAPANICOLAOU 1956/57, SOOST u. PICHLMAYR 1959). Wir halten dieses Verfahren aus mehreren Gründen für ungünstig und schlagen folgenden Weg vor:

Nach mindestens 20 min langer Fixierung werden die Präparate aus der Lösung genommen, die überstehende Flüssigkeit abgetropft und die Objektträger unbedeckt in Präparatemappen oder Kästen so gelegt, daß sich die Schichtseiten nicht berühren. Die Präparate sind in Sekundenschnelle trocken und können so verschickt werden. Sie werden nach dem Eintreffen im Labor wieder in Äther-Alkohol gegeben und passieren die Färbereihe wie gewöhnlich. Das Färbeergebnis unterscheidet sich nicht von Präparaten, die nicht getrocknet wurden. Ähnlich gute Erfahrungen teilten auch BUCHHOLZ (1959) u. BOSCHANN (1960) mit.

Das Verfahren mit der Glycerineindeckung macht dem Arzt, der die Präparate verschickt, wesentlich mehr Mühe. Im Labor angekommen, kleben die Objektträger häufig fest aneinander. Beim Versuch, sie voneinander zu lösen, werden oft Teile des Zellmaterials abgerissen. Das Glycerin muß über Stunden in 70%igem Alkohol von den Präparaten gelöst werden. Spuren davon stören später die Färbung. Alle diese Umständlichkeiten erspart man sich beim Trockenversand. Bedingung für eine einwandfreie Färbung ist die Mindestfixierzeit von 20 min, am besten länger. PAPANICOLAOU und BRIDGES empfahlen 1957 zum Zwecke des Versands den feuchten, unfixierten Ausstrich mit einem Tropfen Diaphan zu bedecken und derart zu verschicken. Mit dieser Methode haben wir keine Erfahrung.

Färbung. Die von PAPANICOLAOU angegebene Methode erscheint recht umständlich. Trotzdem wurde sie bisher, trotz zahlreicher Versuche vieler Autoren, von keiner anderen Färbung übertroffen.

Seit einigen Jahren wird die Acridinorange-Fluorochromierung in breiterem Rahmen angewandt. (Über unsere Erfahrungen mit dieser Färbung s. S. 79.) Alle anderen Methoden, die vorwiegend Modifikationen der Papanicolaou-Färbung sind, haben wir nicht erprobt (SHORR 1940, 1941, ZINSER 1950, 1954, CRAMER u. STAMM 1950, WIED 1951, WURCH u. ISAAK 1951, STEMMER 1953, GABOR u. SZEGVÁRI 1958, GRÜNBERGER u. KREMER 1960, MASIN u. MASIN 1960, WAGNER 1960, WAGNER, KALMUS u. STEGMANN 1961).

Prinzipiell besteht die Färbung nach PAPANICOLAOU (1942) aus einer Kernfärbung mit Hämatoxylin, die gut differenziert und gebläut werden muß und einer polychromen Plasmafärbung. Diese beginnt in Orange G (OG 6), welches besonders die zur Keratinisierung neigenden Epithelien orange anfärbt und endet mit der Färbung in Polychrom EA 36 oder EA 31. Die Bezeichnungen schwanken je nach Herstellerfirma. Dieses Polychrom besteht aus einer Mischung von Eosin, Lichtgrün und Bismarckbraun. Obwohl der Chemismus der Plasmafärbung nicht ganz geklärt ist, kann man doch feststellen, daß sich reife Oberflächenzellen „acidophil" mit Eosin anfärben, während weniger ausgereifte Epithelzellen eine blaue bis blaugrüne „basophile" Färbung annehmen. Die Kern- und Plasmafarbstoffe sind in der Färbereihe eingerahmt von ab- und aufsteigenden Alkoholreihen, um die Präparate an die wäßrigen bzw. alkoholischen Lösungsmittel der Farbchargen zu gewöhnen.

Wir verwenden mit konstantem Ergebnis folgende Färbetechnik:

1. Nach der Fixierung (20 min bis unbegrenzte Dauer) nochmaliges Spülen in Äther-Alkohol (1:1).

2. Absteigende Alkoholreihe, je 1 min (90%, 80% und 70%).

3. Spülen in Aqua dest. — Um eine gleichmäßige Kernfärbung im nächsten Arbeitsgang zu erreichen, muß man darauf achten, daß alle Objektträger gleichmäßig von Wasser benetzt sind.

4. Kernfärbung in Harris-Hämatoxylin, 15—20 min. Der Kernfarbstoff muß täglich einmal filtriert werden. Mit der Kernfärbung darf keine Überfärbung

eintreten, da sonst Hyperchromasien vorgetäuscht werden, die bei der Diagnostik pathologisch veränderter Zellkerne eine Rolle spielen.

5. Abspülen des Farbüberschusses in Aqua dest.

6. Kurz differenzieren in 3% HCl-Alkohol.

7. Bläuen der Kernfärbung in Leitungswasser. Auch hier ist darauf zu achten, daß die Präparate schnell und gleichmäßig vom bläuenden Leitungswasser benetzt werden, da der HCl-Alkohol sonst fleckförmig noch weiter differenziert und eine ungleichmäßige Kernfärbung entsteht.

8. Kurzes Spülen in Aqua dest.

9. Aufsteigende Alkoholreihe (50%, 70%, 80%, 95%) je 1 min.

10. Erste Plasmafärbung in Orange G, 6—10 min. Diese Plasmafärbung ist leicht wieder ausspülbar, daher

11. nur kurz in 95%igen Alkohol eintauchen und

12. in den Polychrom-Plasmafarbstoff EA 31 (Mischung von Eosin, Lichtgrün und Bismarckbraun) überführen. Färbung 3 bis 5 min (jeweils die Hälfte der Zeit von Punkt 10). Bei der Herausnahme des Präparateständers diesen gut abtropfen lassen. Dabei färben sich, offenbar unter Einwirkung des Luftsauerstoffes, die Objektträger zunehmend rot. Dieses Phänomen muß abgewartet werden, da damit eine besonders gute, abgestufte Plasmafärbung erreicht wird.

13. Ganz kurz spülen in 95%igem Alkohol, nochmals gut abtropfen lassen und Präparate erneut an der Luft „röten".

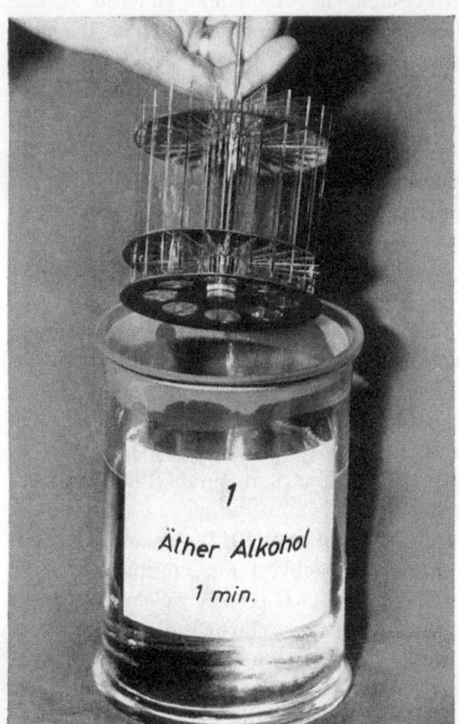

Abb. 24. Der von uns verwendete Färbeständer aus Metall faßt 24 Präparate, die damit in einem Färbevorgang erfaßt werden. Die runden Färbetröge werden mit einem Schliffdeckel verschlossen, um ein Verdunsten der Lösungen zu vermeiden

14. Gründlich nochmals in 95%igem Alkohol spülen, über Alkohol abs. (zweimal), Alkohol-Xylol (1:1) in Xylol überführen.

15. In Caedax oder Eukitt eindecken.

Für diese Färbung benötigt man ca. 1 Std. Wir benutzen runde Färbegefäße mit eingeschliffenem Deckel, damit die Lösungen nicht zu leicht verdunsten. Zum Transport der Präparate hat sich der auf Abb. 24 abgebildete runde Metallständer bewährt.

Die Alkohole der Färbereihe in Punkt 1, 2, 9, 11 und 13 werden mit vergälltem Äthylalkohol (Petrolbenzin) angesetzt. Dagegen empfiehlt sich für Punkt 14 Isopropylalkohol, da anderenfalls die Präparate ganz grün werden.

Eine Schwierigkeit besteht während des Verbrauchs der Farbstoffe. Der Kernfarbstoff Harris-Hämatoxylin kann über Monate mit gleichen Färbezeiten verwendet werden. Die Plasmafarbstoffe verbrauchen sich jedoch relativ rasch und müssen alle 4—6 Wochen erneuert werden. Während dieser Zeit müssen die Färbezeiten kontinuierlich und im gleichen Verhältnis verlängert werden. Die Alkohole müssen alle 6—8 Tage erneuert werden.

Ein weiteres Problem ist die Inkonstanz der Farblösungen bei den Hersteller-firmen. Der Färbeeffekt kann nach einem neuen Fabrikationsgang der gleichen Firma verschieden sein. Gleich bezeichnete Farbstofflösungen verschiedener Firmen geben oft ganz unterschiedliche Farbeffekte. Mit relativ guter Konstanz verwenden wir die Farbstofflösungen von Gurr (England) und Merck (Darmstadt).

Leider ist die Färbung nach PAPANICOLAOU nicht über Jahre haltbar. Sind die Präparate dem Licht ausgesetzt, so verblassen sie bereits nach wenigen Wochen. In Präparatekästen läßt die Färbung nach 6—8 Monaten nach. Will man alte Präparate erneut durchmustern, so können die Deckgläser mit Xylol entfernt und die Präparate mit befriedigendem Ergebnis neu nachgefärbt werden, nachdem sie vorher durch die absteigende Alkoholreihe geführt und in HCl-Alkohol mehrere Stunden entfärbt wurden.

Wodurch kann die Cytodiagnostik bei richtig durchgeführter Entnahme erschwert sein, und wie kann dem abgeholfen werden?

Hält man sich an die bisher geschilderten Vorschriften, so wird sich in der überwiegenden Mehrzahl der Fälle das Präparat gut diagnostizieren lassen. Trotzdem kommen Fälle vor, bei denen die Diagnostik erschwert ist und die Voraussetzungen vor der Wiederholung eines Abstriches verbessert werden sollten.

Die Cytodiagnostik kann problematisch sein bei schweren Entzündungen, meist mit einer starken Störung der Vaginalflora und bei Abstrichen von alters-atrophischem Epithel.

Entzündungen. Bei Cervicitis und Kolpitis gewinnt man nicht selten, trotz der Entfernung des Fluors vor dem Abstrich, vorwiegend Leukocyten. Die für die Frühdiagnostik interessanten Plattenepithelzellen sind zahlenmäßig gering und zeigen Zeichen der vorhandenen Entzündung (s. S. 66). Meist kommen die Patientinnen wegen des Fluors zur Sprechstunde, so daß sie leicht zu einer Behandlung zu gewinnen sind. Ist der Abstrich nicht durch spezifische Mikroorganismen (s. S. 63) verunreinigt, sondern liegen vorwiegend Kokken vor, so veranlassen wir eine sog. Reinigungsbehandlung, die in der Einlage von Tampons, z. B. mit Oestrogynaedron-Salbe über 3 Tage, besteht. Damit erreicht man vorübergehend eine wesentliche Reinigung von Bakterien und Leukocyten und kann dann unter verbesserten Bedingungen Kontaktabstriche entnehmen. Eine allgemeine antibiotische Behandlung ist wegen der Gefahr der Züchtung resistenter Stämme abzulehnen. Ähnlich gute Erfolge erzielt man mit Oestrogynaedronsalbe bei der meist abakteriellen senilen Kolpitis.

Gut erkennbar im cytologischen Ausstrich sind Trichomonaden und Leptothrixfäden. Beide sind oft von Entzündungserscheinungen begleitet. Wir teilen diese Befunde dem Kliniker mit, der eine spezifische Behandlung veranlaßt.

Bei Trichomonadenbefall sollte der Partner der Patientin mitbehandelt werden, um eine Reinfektion zu vermeiden. Da die Behandlung des Mannes per os möglich ist, wird man nicht oft auf Schwierigkeiten stoßen. Ist ohnehin eine Fluorbehandlung geplant, so kann der Kontrollabstrich nach Beendigung der Therapie nachgeholt werden.

Abstriche von atrophischem Epithel. Bei Frauen in der Menopause hat besonders der Anfänger in der Cytodiagnostik Schwierigkeiten, die atrophischen Epithelien klar genug von den pathologisch veränderten Zellen zu unterscheiden. Oft scheint die Kern-Plasmarelation zugunsten des Kerns verschoben. Hier hilft ein kurzfristiger hormoneller Aufbau des Vaginalepithels, um Klarheit zu gewinnen. Da alte Frauen oft sehr zurückhaltend sind, über mehrere Tage eine gynäkologische Behandlung durchführen zu lassen, empfiehlt sich eine Injektion von Oestrogenen (z.B. 1×5 mg Oestradiolbenzoat = Progynon B oleosum) und die Wiederholung des Abstriches nach 3 Tagen. Die Dosis muß Endometrium-unterschwellig sein, um keine Blutung zu provozieren.

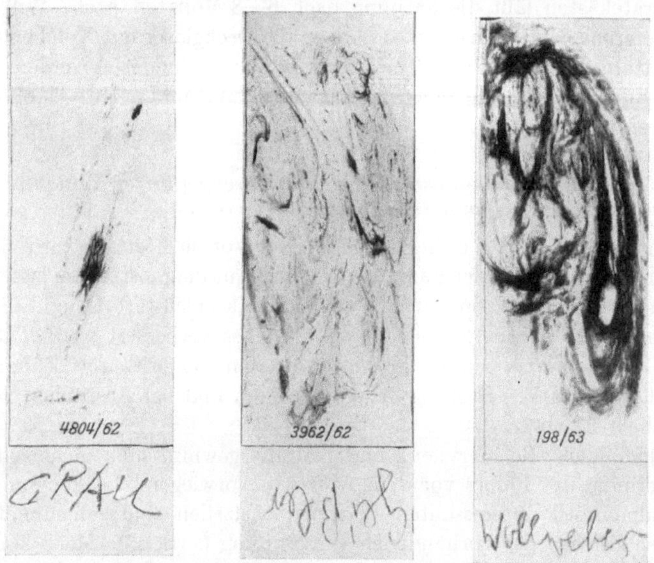

Abb. 25. Makroskopisches Bild von Ausstrichen. Rechts wurde zuviel Material auf den Objektträger gebracht und im linken Ausstrich zu wenig. Der mittlere Ausstrich wurde gut ausgestrichen

Folgende Fehler werden vorwiegend bei der Entnahme cytologischer Abstriche gemacht:

Flüchtige Entnahme aus dem Sekretsee des hinteren Scheidengewölbes.
Ungleichmäßiges, meist zu dick aufgetragenes Sekret auf dem Objektträger.
Zu wenig Material.
Eingetrocknetes Material.

Damit werden die Resultate der Cytodiagnostik sehr in Frage gestellt. Gute Ergebnisse erhält man bei Beachtung folgender Regeln:

Sorgfältige Entnahme im Kontakt mit den Epithelien der Cervix uteri zu Beginn einer gynäkologischen Untersuchung.

Beseitigung von störenden Beimengungen (Blut, Fluor, Schleim) vor dem Abstrich.

Sofortige Fixierung des noch feuchten Ausstriches.

Abb. 25 zeigt das makroskopische Bild von Ausstrichen, auf denen Fehler bei der Abstrichtechnik deutlich werden.

Das normale Zellbild

Die cytologischen Abstriche als Krebsfährtensuchtest werden von der Portiooberfläche und aus dem Cervicalkanal entnommen. Man berührt also Plattenepithel und Cylinderepithel. Um die pathologischen Zellformen von den normalen klar abgrenzen zu können, ist eine genaue Kenntnis des Abstrichbildes unter normalen Bedingungen notwendig. Besonders wichtig ist die richtige Beurteilung zahlreicher nicht maligner Zustände, wie Überhäutungs- oder Entzündungserscheinungen mit allen Beimischungen cellulärer und bakterieller Art. Ausgezeichnete Darstellungen über die normale Cytodiagnostik des Vaginalausstriches finden sich bei AYRE; BOSCHANN; KOSS und DURFEE; PAPANICOLAOU; PAPANICOLAOU, TRAUT und MARCHETTI; PUNDEL; SCHMITT; SMOLKA und SOOST und ZINSER.

Vom Plattenepithel abgeschilferte Zellen

Die Vagina und mehr oder minder die ganze Portiooberfläche sind von nicht verhornendem Plattenepithel überzogen.

Bei der *geschlechtsreifen Frau* ist das Epithel deutlich geschichtet (Abb. 12). Über der Basalis liegt die sog. Stachelzell- oder Parabasalschicht, die durch Intercellularbrücken gekennzeichnet ist. Darauf folgt die glykogenhaltige Intermediärschicht und schließlich die Schicht der Oberflächenzellen, bei der man eine äußere und innere Schicht unterscheiden kann. Ist das Plattenepithel dergestalt aufgebaut, so gelingt es, mit dem Watteträger vorwiegend Zellen aus der äußeren und inneren Schicht des Epithelverbandes zu lösen.

Bei einer normal menstruierten Frau ist während eines Cyclus das oestrogenempfindliche Vaginalepithel unterschiedlichen Wachstumsreizen unterworfen. Ganz allgemein gilt, daß die Ausreifung des Epithels um so abgeschlossener ist, je höher der Oestrogenspiegel im Organismus liegt. Das ist physiologisch zum Zeitpunkt der Ovulation der Fall. Dementsprechend ist der Prozentsatz der äußeren Oberflächenzellen im Ausstrich dann am größten. Aus der Hormonempfindlichkeit des Vaginalepithels, die weit über die des Endometriums hinausgeht, hat sich die hormonelle Cytodiagnostik entwickelt, auf die hier nur insoweit eingegangen werden soll, wie sie zum Verständnis des normalen Zellbildes notwendig ist (MURRAY 1938, STOLL 1961).

Epithelzellen der äußeren und inneren Oberflächenschicht. Diese Zellen stellen sich im cytologischen Ausstrich als große, polygonale, meist flach ausgebreitete

Zellen von ca. 50 μ Durchmesser dar. Das Cytoplasma der *äußeren Oberflächenzellen* ist eosinophil und an der Peripherie scharf begrenzt. Manchmal kommen stark blaue bis braune Granula perinucleär vor. Bei hohem Oestrogengrad liegen die eosinophilen Zellen isoliert und faltenlos ausgebreitet auf dem Objektträger. Zu anderen Zeiten des Cyclus nehmen sie meist zahlenmäßig zugunsten der inneren Oberflächenzellen ab. Der Kern dieser Zellen ist rund bis oval und sehr klein, von ca. 5 μ Durchmesser. Charakteristisch ist die vollkommene Pyknose des Kerns, der keinerlei Struktur zeigt (Abb. 27, 35, 39).

Normalerweise geht die Ausreifung des Plattenepithels nur bis zur äußeren Oberflächenzelle. Gelegentlich kommt es aber zu einer echten Verhornung mit Verlust des Kernes. Man findet dann im Ausstrich gelbliche oder orange gefärbte kernlose *Schollen*, in denen an Stelle des Kernes ein nicht gefärbter „Schatten" erkennbar ist (Abb. 28). Häufig und ohne Bedeutung sind Schollen beim Prolaps des Uterus. Liegt dieser nicht vor, ist eine besonders sorgfältige Durchmusterung des Präparates geboten, da die Schollen von einer Leukoplakie stammen können, welche immer besonderer Aufmerksamkeit bedarf.

Das Cytoplasma der *inneren Oberflächenzellen* ist basophil, die äußere Kontur ebenfalls scharf. Granulationen kommen im Cytoplasma meist nicht vor. Auch diese Zellen sind je nach der Zeit des Cyclus flach ausgebreitet und isoliert oder gefältelt und in Haufen liegend (Abb. 39). Die Ausdehnung des Cytoplasmas ist meist etwas kleiner als bei den eosinophilen Oberflächenzellen. Der Kern ist größer (ca. 9 μ), rund bis oval und zeigt keine Pyknose. Das Chromatin liegt relativ dicht. Der prozentuale Anteil dieser beiden Zelltypen schwankt in charakteristischer Weise während eines Cyclus. Am eindeutigsten sind die Veränderungen bei Abstrichen vom hinteren Drittel der lateralen Vaginalwand ablesbar, so daß diese Abstrichlokalisation für die hormonelle Cytodiagnostik bevorzugt wird. Man muß aber auch bei Abstrichen von der Portiooberfläche, die in etwas diskreterer Weise den cyclischen Schwankungen folgt, davon Kenntnis haben.

Bei der geschlechtsreifen Frau finden sich häufig neben den eben geschilderten Zelltypen auch Zellen aus tieferen Schichten des Plattenepithels, bis herunter zur Basalzellschicht. Diese Zellen stammen nicht vom Abstrich eines normal aufgebauten Plattenepithels, da es mit dem Watteträger niemals gelingen würde, das Epithel etwa bis zur Basalzellschicht zu zerstören. Die Zellen der tieferen Schichten stammen vielmehr bei der geschlechtsreifen Frau von noch nicht voll aufgebauten Überhäutungsvorgängen oder metaplastischem Plattenepithel an der Cervix uteri.

Wird das evertierte Cylinderepithel (s. S. 21) von Plattenepithel überwachsen, so rückt dieses gewöhnlich nicht in ausdifferenzierter Front vor, sondern schiebt sich anfangs einschichtig, später mehr- und vielschichtig über das Cylinderepithel. Ähnliches gilt für metaplastisch entstehendes Plattenepithel. Je niedriger das Epithel ist, um so weniger ist es ausdifferenziert.

Die Überhäutungsvorgänge an der Portiooberfläche sind in der Geschlechtsreife besonders häufig. Sie nehmen am kurzfristigen cyclischen Geschehen nicht teil. Man findet also entsprechend tiefe Zellen sehr oft bei Abstrichen von der Portiooberfläche. Deshalb verwendet man diese Abstriche nicht zu exakten Hormonanalysen des Vaginalepithels.

Erst wenn die Ovarialfunktion nachläßt oder ganz zum Erliegen kommt, also im Klimakterium, in der Menopause und im Senium, ist der Aufbau des

Plattenepithels in der ganzen Vagina und an der Portiooberfläche insofern verändert, als es allgemein nicht mehr zu einer Ausdifferenzierung kommt. In den ersten Jahren nach Eintritt der Menopause findet man häufig den sog. Mischtyp. Dies ist ein Zellausstrich, bei dem Zellen aller Schichten im Ausstrich, etwa in gleicher Menge, vorhanden sind.

Je älter die Frau wird, um so mehr beherrschen Zellen der Intermediär- sowie Parabasal- und Basalschicht das Bild. Bei der Greisin findet man schließlich nur noch Zellen des basalen Typs, die als solche noch eine gewisse zusätzliche Atrophie aufweisen können (Abb. 13, 26).

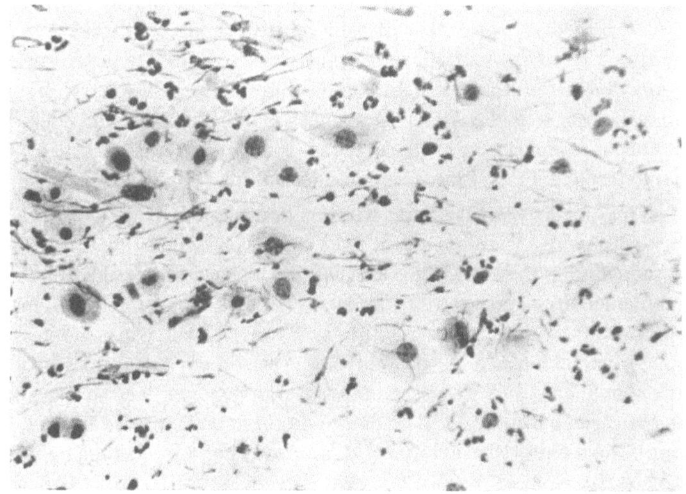

Abb. 26. Altersatrophische Zellen in einem Abstrich einer Greisin mit typischen Abstrichartefakten

Für die Betrachtung der tieferen Zelltypen des Plattenepithels im Ausstrich ist es wichtig, sich die Veränderung der Zelle nach ihrer Ablösung aus dem Epithelverband vorzustellen. Im Epithel sind die Zellen polygonal miteinander verzahnt oder in der Parabasalzellschicht durch Intercellularbrücken miteinander verbunden. Werden sie aus dem Epithelverband entnommen, so retrahieren sich alle Protoplasmaausläufer und die Zellen runden sich ab. Nur in Ausnahmefällen werden Zellen in einem Zustand fixiert, in dem noch feine Protoplasmaausläufer, z. B. die ehemaligen Intercellularbrücken, zu erkennen sind.

Epithelzellen der mittleren (intermediären) Schicht. Die Zellen haben meist einen ovalen bis runden mittelgroßen Zelleib von $40\,\mu$ Durchmesser. Das Cytoplasma ist immer basophil. Bei einer gut differenzierten Plasmadarstellung mit der Papanicolaou-Methode färben sich die Intermediärzellen eine Nuance tiefer blau als die inneren Oberflächenzellen an. Die Zellgrenzen sind scharf konturiert. Das Cytoplasma erscheint homogen. Der Kern ist rund, mittelgroß, von ca. $9\,\mu$ Durchmesser, mit zarter, aber deutlicher Chromatinstruktur. Man erkennt oft Nucleoli und an der Kernmembran das Barrsche Chromatinkörperchen. Meist liegen die Zellen der Intermediärschicht flach ausgebreitet in unregelmäßigen Gruppen beieinander (Abb. 40).

Epithelzellen der tiefen (parabasalen und basalen) Schicht. Zellen aus den tiefen Schichten des Plattenepithels sind im Ausstrich meist völlig abgerundet. Gelegentlich finden sich bei Parabasalzellen Reste der Intercellularbrücken in Form zarter Protoplasmaausläufer. Der Durchmesser der Parabasalzellen ist ca. 30 μ und der der Basalzellen ca. 20 μ. Das Cytoplasma beider Zelltypen ist immer basophil und zwar bei guten Färbungen intensiver blau als bei den Intermediärzellen und denen der inneren Oberflächenschicht. Die Zellgrenzen sind scharf konturiert. Niemals ist das Plasma gefältelt oder aufgerollt, sondern immer flach ausgebreitet. Verwendet man frische Farbstoffchargen, so färbt sich das Cytoplasma der tiefen Epithelzellen blaugrün. Offenbar verbraucht sich das Lichtgrün im Polychromfarbstoff sehr schnell, da dieser Effekt nach wenigen Tagen Gebrauch der Farbstoffcharge wieder verschwindet. Die Kerne der Epithelzellen aus den tiefen Schichten sind rund und relativ groß (Durchmesser 10 μ). Das Chromatin ist scharf gezeichnet, meist sind Nucleoli und der Barrsche Chromatinkörper sichtbar. Parabasal- und Basalzellen liegen oft in Gruppen beieinander oder wie Perlschnüre aneinandergereiht (Abb. 41).

Ein gewisser Unterschied besteht zwischen den tiefen Zellen aus Überhäutungsvorgängen der geschlechtsreifen Frau und den Basalzellen der alten Frau. Bei jungen Frauen findet man kräftig blau gefärbte, turgeszent wirkende Zellen. Bei alten Frauen erscheinen dagegen Zellen, die nur schwach basophil sind, mit schmalem Cytoplasmasaum und relativ dunklem Kern. Unter Umständen kann das Cytoplasma ganz fehlen. Auch besteht bei Abstrichen von altersatrophischem Epithel die Tendenz zu Abstrichartefakten insofern, als sich Kern und Cytoplasma lang ausziehen lassen. Auch findet man oft leichte Entrundungen der Kerne. Kommt dann noch eine Überfärbung mit Hämatoxylin hinzu, sind Fehldiagnosen möglich (Abb. 26).

Insgesamt ist die Zahl der Zellen, die bei dem Abstrich alter Frauen gewonnen werden, stark vermindert. Diese Abstrichbilder machen besonders dem Anfänger Mühe und sind manchmal schwer von bestimmten pathologischen Zelltypen abgrenzbar. Ein kurzfristiger hormoneller Aufbau (s. S. 56) des Vaginalepithels schafft hier Abhilfe.

Vom Cylinderepithel abgeschilferte Zellen

Die normale, bedeckende Epitheloberfläche des Cervicalkanals ist das Cylinderepithel, welches mehr oder weniger weit auf die Portiooberfläche herausrücken kann. Es handelt sich um ein einschichtiges Cylinderepithel mit basal stehenden Kernen und starker Schleimbildung. Am lumenwärts gerichteten Epithelsaum befinden sich Flimmern (SCHÜLLER 1960). Die Oberfläche des Cervicalkanals ist wegen der zahlreichen Drüsenbildungen sehr groß. Die Menge, Zusammensetzung und Konsistenz des produzierten Schleims machen charakteristische cyclische Veränderungen durch. Das Epithel wird leicht von Leukocyten und Histiocyten durchwandert. Da es einschichtig, also sehr dünn ist, ist es auf Berührung leicht verletzlich. Bekannt sind blutende Ektopien, besonders in der Schwangerschaft, sowie leichte Blutungen beim intracervicalen Abstrich.

Trotz der makroskopisch leichten Verletzbarkeit des Cylinderepithels findet man im Abstrich von der Portiooberfläche und dem Cervicalkanal recht wenig Cylinderepithelien. Offenbar haben die Epithelzellen wegen der Klebrigkeit des Schleimes eine große Haftfähigkeit. Ihre Form kann, wenn sie aus dem Epithelverband gelöst sind, recht unterschiedlich sein. Selten wahren sie ihre ursprüngliche Form. Sie liegen dann meist in Gruppen von drei bis vier Zellen zusammen. Gewöhnlich umfließt das Cytoplasma nach Isolierung der Zelle den Kern, so daß der Zelleib oval oder rund wirkt (Abb. 27). Gelegentlich kann das Cytoplasma fehlen oder durch den Ausstrich schweifartig verstrichen werden. Das Cytoplasma wird mit der Papanicolaou-Färbung blau angefärbt. Der Kern der Cylinderepithelien ist groß und bläschenförmig mit zarter Chromatinstruktur. Kernkörperchen sind oft erkennbar.

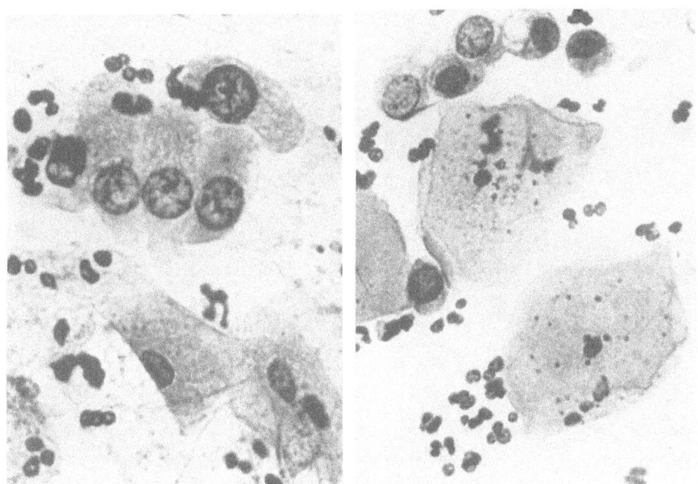

Abb. 27. Cylinderepithelien im cytologischen Abstrich. In der linken Bildhälfte morphologisch gut erhaltene, rechts abgerundete Zellen, die unter Umständen zur Verwechslung mit uniform atypischen Zellen Anlaß geben können

Auch Cylinderepithelien können manchmal, besonders wenn ihre ursprüngliche Form verlorengegangen ist und eine zu intensive Kernfärbung vorliegt, zu Verwechslungen mit bestimmten pathologischen Zellformen Anlaß geben (SMOLKA 1961) (s. S. 74) (Abb. 27).

Andere celluläre Elemente des cytologischen Ausstrichs

Neben den bisher geschilderten Epithelzellen kommen im Ausstrich vorwiegend celluläre Elemente der Blutbahn vor. Die Durchmischung der Epithelzellen mit diesen Zellen ist einerseits in wechselndem Ausmaß vom Zeitpunkt des Cyclus abhängig, andererseits Ausdruck einer im Vaginal-Cervicalbereich herrschenden Entzündung (STOLL und MUTH 1952).

Leukocyten. Segmentkernige Leukocyten findet man in fast allen Abstrichen, im Regelfalle stärker im Cervicalabstrich als in dem von der Portiooberfläche.

Bei Entzündungen ist diese Verteilung natürlich nicht gewahrt. Die Leukocyten liegen in ganz unterschiedlichem Erhaltungszustand vor. Man findet völlig intakte mit deutlichem Zelleib und segmentiertem Kern, meist aber nur die Kerne, während das Cytoplasma fehlt. Die Kerne können aber auch durch den Ausstrich grotesk in die Länge gezogen sein. Bei starkem Bakterienbefall finden sich in der Mehrzahl der Fälle nur noch Kernschatten, d. h. unscharf begrenzte, sich kaum mehr blau anfärbende Gebilde (Abb. 28). Diese Art der Leukocytenveränderungen sind besonders häufig in Abstrichen aus dem Sekretsee des hinteren Scheidengewölbes (WIED 1957). Entnimmt man den Ausstrich im Kontakt mit dem Epithel, so sind die Leukocyten gut erhalten, so daß man aus ihrem Erhaltungszustand auf die „Sorgfalt" schließen kann, mit der der Abstrich entnommen wurde.

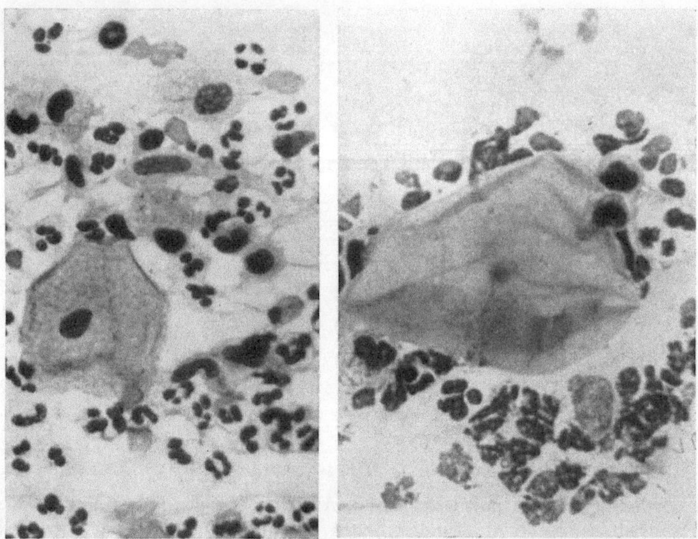

Abb. 28. Links gut erhaltene Leukocyten neben zahlreichen Histiocyten, welche durch ihren nierenförmigen Kern auffallen. Rechts findet sich eine kernlose Scholle inmitten von Leukocytenschatten. Letztere entstehen durch Autolyse

Bei starken Entzündungen beherrschen und überlagern die Leukocyten das Abstrichbild. Lymphocyten kommen ebenfalls im Ausstrich vor. Sie sind klar erkennbar, sind aber neben den polysegmentierten Leukocyten zahlenmäßig von untergeordneter Bedeutung.

Erythrocyten. Prä- und postmenstruell finden sich normalerweise im Abstrich rote Blutkörperchen. Aber auch in Cervixabstrichen sind häufig, wegen der leichten Verletzlichkeit des Epithels, gut erhaltene Erythrocyten anzutreffen. Auch bei Entzündungen kommt es infolge von Diapedesisblutungen zu mikroskopischen Blutbeimengungen. Charakteristisch ist die recht starke Blutbeimengung bei Abstrichen von klinischen Carcinomen (Abb. 44).

Gut erhaltene Erythrocyten in der charakteristischen eingedellten Scheibchenform färben sich in der Papanicolaou-Färbung rot. Ist das Hämoglobin ausgelaugt, bleiben rote Ringe oder völlig farblose, runde Schatten zurück. Gelegentlich können sie dann auch eine zarte, grünblaue Tingierung annehmen.

Tritt durch die Blutbeimengung keine ausgesprochene Verdünnung des zu untersuchenden Materials ein, so daß man Mühe hat, Epithelzellen zu finden, so stören im allgemeinen Erythrocyten die Auswertung eines Ausstriches nicht.

Histiocyten. Als weiteres celluläres Element bleibt noch ein recht variabler Zelltyp zu erwähnen, der etwas kursorisch als „histiocytär" bezeichnet wird. Darunter versteht man Zellen der Blutbahn und des Bindegewebes, die auf Grund ihrer amöboiden Beweglichkeit Epithelauskleidungen durchdringen und oft in großer Zahl, vorwiegend im cervicalen Ausstrich, erscheinen (Abb. 28) (PAPANICOLAOU 1952, 1953, GRAHAM 1961). Einige sind rund mit nierenförmigem Kern und ähneln den Monocyten. Andere sind spindelig geformt mit langgestrecktem Kern und in Fischzügen geordnet. Dazwischen gibt es zahlreiche andere Formen. Zwei- und Mehrkernzellen sind häufig. Sie sind alle etwas größer als ein normaler Leukocyt und immer kleiner als basale Epithelien, so daß eine Verwechslung ausgeschlossen ist. Ihr Cytoplasma färbt sich oft nicht, manchmal schwach basophil an. Es enthält häufig Vacuolen oder ist granuliert. Eine Bedeutung im Rahmen der Krebsfährtensuche kommt diesen Zellen nicht zu. Lediglich die Abgrenzung gegen pathologische Zellformen des Corpuscarcinoms kann unter Umständen schwierig sein.

Kommt es im Bereich der Portiooberfläche und des Cervicalkanals zur Ausbildung von Granulationsgewebe aus den unterschiedlichsten Gründen (post abrasionem, nach Elektrokoagulation, Radiumbehandlung, Probeexcision etc.), so finden sich oft *Riesenzellen* im Ausstrich. Die Gestalt des Zelleibs ist ganz unterschiedlich, das Protoplasma blaß basophil. Die Kernzahl variiert.

Oft schwer von Histiocyten zu unterscheiden sind im Ausstrich *Endometriumzellen*, die vorwiegend um den Zeitpunkt der Menstruation gefunden werden. Es handelt sich um kleine, meist in Haufen angeordnete Zellen mit rundem Kern und basophilem Plasma.

Mikroorganismen

Im Scheidenmilieu kommen Mikroorganismen physiologisch als Partner einer Symbiose vor. Außerdem besiedeln nichtpathogene Keime als Saprophyten die Scheide, sowie solche, die eine ausgeprägte Entzündung hervorrufen können.

In der Papanicolaou-Färbung sind die im folgenden aufgeführten Mikroorganismen meist nur blaßblau angefärbt, aber trotzdem deutlich erkennbar. Eine ausgezeichnete Darstellung erfahren sie mit der Acridinorange-Fluorochromierung (s. S. 79).

Bei bakteriologischen Untersuchungen des hinteren Scheidendrittels findet man eine große Zahl von Mikroorganismen, die dort saprophytär existieren. Unter welchen Bedingungen sie pathogen werden und ausgeprägte Entzündungen hervorrufen, ist nicht sicher geklärt. Eine Schwächung der Bakterienabwehr besteht immer während der Menstruation und allen Gestationsvorgängen (WIED u. CHRISTIANSEN 1953).

Döderlein-Bacillen. Bei diesen Bakterien handelt es sich um stäbchenförmige Gebilde von unterschiedlicher Länge, die mit der Papanicolaou-Färbung zart blau gefärbt werden. Döderlein-Bakterien beherrschen die normale Vaginalflora. Sie bilden Milchsäure und schaffen dadurch ein Milieu mit einem p_H von 4,0. Sie benötigen zur Existenz Glykogen und lösen die glykogenhaltigen Intermediärzellen auf. Bei einer reichhaltigen Döderlein-Flora findet sich das Phänomen der bakteriellen Cytolyse, d. h. das Cytoplasma der Epithelzellen wird bakteriell aufgelöst und die nackten Kerne bleiben zurück (WIED u. CHRISTIANSEN 1953, 1953/54). Befinden sich Döderlein-Stäbchen in der Scheide, wird das Wachstum anderer Bakterien auf Grund des sauren Milieus unterdrückt. Eine normale Döderlein-Flora findet sich bei Carcinomen niemals, ist jedoch bei Frühfällen nicht ausgeschlossen (Abb. 30).

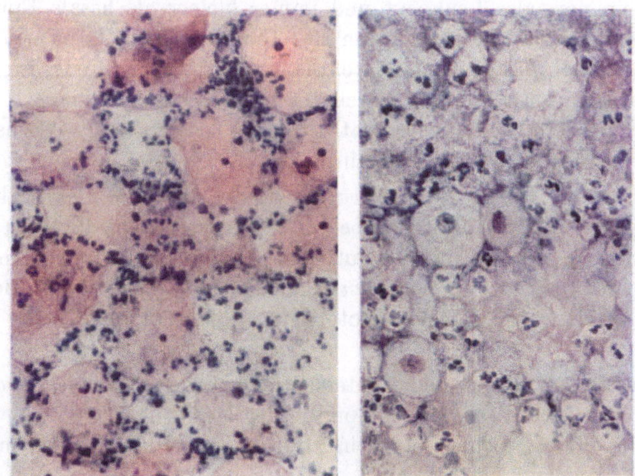

Abb. 29. Abstrichveränderungen durch starken Kokkenbefall. Links deutliche Pseudoeosinophilie aller Epithelzellen. Rechts stark verwaschenes Zellbild. In beiden Fällen ist die Beurteilung des Abstrichs durch den Kokkenbefall erschwert

Andere Bakterien. Relativ selten finden sich gleichzeitig neben Döderlein-Stäbchen andere Bakterien in Form von kurzen, plumpen oder kommaförmigen Stäbchen. Am häufigsten sind kugelige Kokken, die die normale Vaginalflora vollkommen verdrängen können. Eine zunehmende Rolle spielt der Haemophilus vaginalis als Fluorursache. Morphologisch handelt es sich um ein kurzes plumpes Stäbchen. Eine Diagnose kann aus dem Papanicolaou-Abstrich nicht gestellt werden. Auf die bakteriellen Verunreinigungen scheint der Organismus verschieden zu reagieren. Manchmal findet man neben den Bakterien eine massive Leukocytenexsudation. In anderen Ausstrichen ist das Präparat rasenartig von Kokken übersät, alle Epithelien sind davon bedeckt, so daß deren Konturen unscharf werden, aber im ganzen Präparat sind kaum Leukocyten zu finden.

Meist findet sich dann eine Pseudoeosinophilie aller Epithelzellen, bei der nicht nur die Zellen der äußeren, sondern auch der inneren Oberflächenschicht und der Intermediärschicht rot gefärbt sind (Abb. 29).

Die bakterielle Verunreinigung der Scheide ist sehr häufig. Meist klagen die Patientinnen über einen gelblich-dünnflüssigen, säuerlich riechenden Fluor.

Leptothrix. Der Befall mit Leptothrixfäden kann in der Vagina ganz unterschiedliche Ausmaße aufweisen. Manchmal findet man vereinzelte Fäden im ganzen Ausstrich. Mit der Papanicolaou-Färbung werden sie blaßblau dargestellt (Abb. 30). Einzelne Fäden im cytologischen Ausstrich scheinen klinisch keine

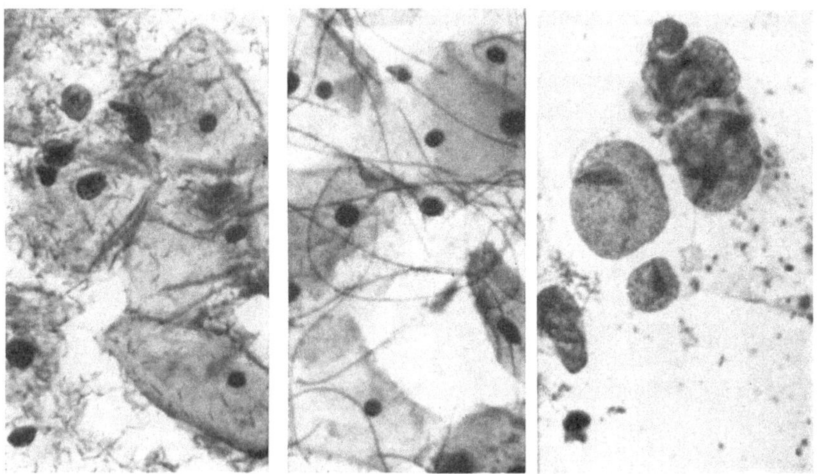

Abb. 30. Beispiele von Mikroorganismen im cytologischen Ausstrich. Links Döderlein-Flora, man erkennt „nackte Kerne", die durch Cytolyse des Zellplasmas entstanden sind. Mitte Leptothrixfäden. Rechts gut erhaltene Trichomonaden

Bedeutung zu haben, da es sich meist um Zufallsbefunde handelt. Eine Erschwerung der Diagnostik tritt durch diese Mikroorganismen nicht ein.

Trichomonaden. Der Trichomonadenbefall scheint in letzter Zeit zuzunehmen. Wie BEDOYA, RICO u. RIOS (1956) zeigen konnten, siedeln diese Einzeller in der Vagina der Frau und der Urethra des Mannes, so daß eine schnelle Verbreitung erfolgt. Es handelt sich um ovale bis runde, einzellige Organismen, die mit ein bis drei Geißeln ausgerüstet sind und in deren Protoplasmaleib Organellen deutlich sichtbar sind (Abb. 30). In der Vagina kommen sie in unterschiedlichen Mengen mit und ohne Bakterienbefall vor. Meist erkennt man sie im Papanicolaou-Ausstrich als rundlich-ovale, graublaue Schatten. Sind vermehrt Kokken vorhanden, so sind sie oft schwierig zu finden, da sie dann von Kokken überlagert sind. Treten sie verstärkt auf, so bildet sich klinisch der schaumige, gelbliche Fluor. Weitere Angaben über den Trichomonadenbefall finden sich bei LISTON u. LISTON (1939), MASCALL (1954), CHAPPAZ u. a. (1955), PUNDEL u. SCHWACHTGEN (1956, 1957), KORTE (1957), RIBA (1957), ZINSER (1957) und MICHALZIK (1959). Inwieweit sie für Kern- und Zellveränderungen verantwortlich sind, soll noch besprochen werden.

Durch Entzündungen bedingte Kern- und Zellveränderungen

Das Auftreten von Leukocyten und Mikroorganismen im cytologischen Ausstrich muß nicht immer mit einer klinisch nachweisbaren Entzündung im Vaginal- und Cervixbereich verknüpft sein (MEYBERG 1960). Ähnliches gilt für das Verhältnis der normalen Plattenepithelien zu Leukocyten und Mikroorganismen im cytologischen Ausstrich. Manchmal sind die Struktur und Anfärbbarkeit der Plattenepithelzellen nicht beeinflußt, in anderen Fällen aber so, daß differentialdiagnostisch die Abgrenzung von malignen Zelltypen für den Anfänger schwierig werden kann. Eine klare Abgrenzung von Zell- und Kernveränderungen gegenüber echten Epithelerkrankungen scheint uns aber möglich. Je intensiver und

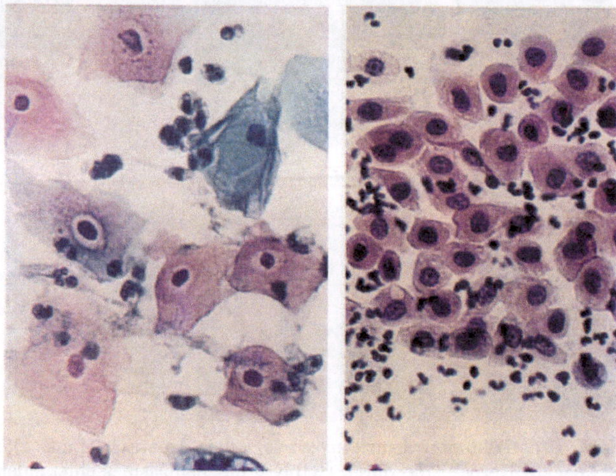

Abb. 31. Durch entzündliche Reize entstehende Veränderungen an Zellen des Cervixabstriches. Links Ausbildung von perinucleären Höfen und geringe Kernentrundung in Oberflächenzellen. Rechts Plasmapolychromasie und geringe Kernentrundung auf Grund von Entzündungen in Parabasal- und Basalzellen

anhaltender die entzündliche Noxe auf das Plattenepithel wirkt, um so häufiger treten Veränderungen an den Epithelzellen auf. Welcher Art sind diese Veränderungen und durch welche Mikroorganismen werden sie hervorgerufen?

An Oberflächenzellen der inneren und äußeren Schicht und den Intermediärzellen wird, besonders bei starkem Kokkenbefall, die Zellmembran undeutlich und verwaschen. Es kommt zu einer sog. Pseudoeosinophilie (s. Abb. 29), d. h. Zellen, die sich normalerweise basophil in der Papanicolaou-Färbung anfärben, werden eosinophil. Bei starker leukocytärer Verunreinigung erkennt man an Oberflächenzellen einen perinucleären Hof, d. h. eine um den Kern liegende Cytoplasmazone, die sich nicht mit Eosin anfärbt. AYRE bezeichnet diese Zellform als „Halozelle" und glaubt aus ihr eine „präcanceröse Tendenz" herauslesen zu können (1960). KEAN und DAY (1954) beschreiben diese Zellen vorwiegend bei Trichomonadeninfektion. Der Kern von Oberflächenzellen kann bei starken Entzündungen geringe Entrundungen aufweisen (Abb. 31).

An den Kernen von Zellen der Intermediärschicht macht sich die Entzündung auch durch geringfügige Entrundungen, durch eine Pointierung der Kernmembran und durch eine Vergröberung des Chromatingerüstes kenntlich. Charakteristisch ist hier, und das gilt ebenso für Zellen aus den tiefen Schichten des Plattenepithels, eine Polychromasie des Zellplasmas. Der periphere Zellsaum ist basophil, das Zentrum mit Überlagerung des Kernes dagegen acidophil (Abb. 31).

Am ausgeprägtesten sind Kernveränderungen in basalen und parabasalen Zellen. Ihre Zahl ist bei schweren Entzündungen meist vermehrt, da die oberflächlichen Epithelschichten partiell zerstört sein können. Das ohnehin etwas dichtere Chromatingerüst kann noch enger werden und dadurch hyperchromatisch wirken. Die Kerne können eine Entrundung aufweisen. Sie sind aber nie

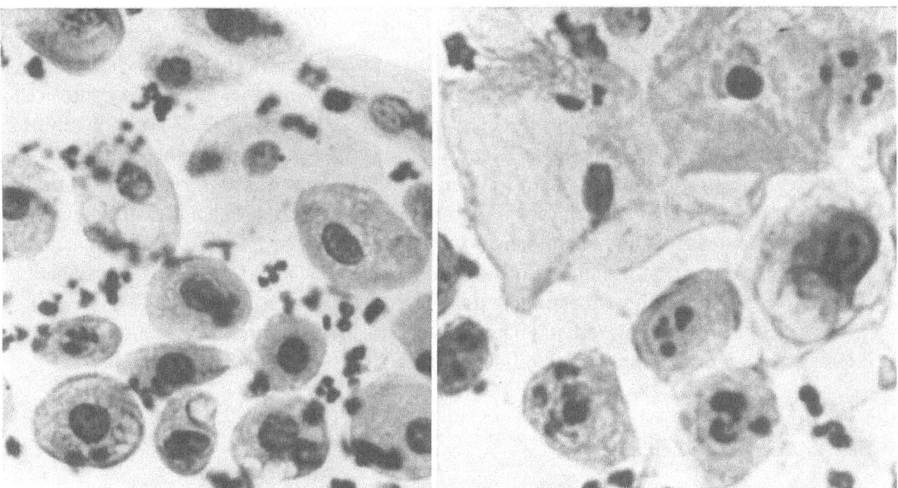

Abb. 32. Links Vacuolen im Zellplasma von Parabasal- und Intermediärzellen. Rechts Kernzerfall in Zellen der Parabasalschicht

wesentlich vergrößert (Abb. 31). Wichtig für alle Kernveränderungen bei Entzündung ist die normale Kernplasmarelation, welche eine Abgrenzung gegenüber maligne veränderten Zellen erlaubt (BLUMENTHAL u. HECHT 1956). Typisch ist die Polychromasie des Cytoplasmas. Sehr oft erkennt man alle Zeichen des Kernzerfalls (Abb. 32), die man bei malignen Veränderungen des Kerns im Ausstrich nicht beobachtet.

Schließlich kommt es bei Entzündungen noch zu Vacuolenbildung im Cytoplasma, vorwiegend von mittleren und tiefen Zellen (Abb. 32).

Besonders für die Kernveränderungen macht man andernorts (BECHTOLD u. REICHER 1952, LINDENSCHMIDT u. STOLL 1958, KOSS u. WOLINSKA 1959, MICHALZIK 1959, FERREIRA DO AMARAL, MENEZES u. SCHNEIDER 1960) Trichomonaden verantwortlich. Obwohl auch bei uns die Trichomonadendurchseuchung zunimmt, erreicht das Ausmaß wohl nicht das in der spanischen Literatur angegebene. Wir haben noch nie bei Trichomonadenbefall eine so starke Kernveränderung beobachtet, daß es zu Verwechslungen mit Zellen gekommen wäre, welche vom Carcinoma in situ oder dem invasiven Carcinom abgeschilfert werden (s. S. 83).

Auch SLATE, MERRITT u. KENNEDY (1960) sowie FROST (1962) konnten keine für Trichomonaden typische Zell- und Kernveränderungen finden. Bestehen tatsächlich Zweifel, so muß man durch eine entsprechende Reinigungsbehandlung den wahren Zellcharakter zu klären versuchen.

Eine Unterscheidung zwischen akuter und chronischer Entzündung, wie sie histologisch möglich ist, prägt sich im cytologischen Abstrich nicht aus. Leukocyten dominieren immer als Ausdruck der Entzündung. Wir haben niemals eine vorwiegend lymphocytäre Exsudation gesehen, die die Diagnose einer chronischen Entzündung gerechtfertigt hätte. Auch ist die Vermehrung von eosinophilen Leukocyten im Ausstrich nicht auffallend. Einen Hinweis für eine chronische Entzündung erhält man am ehesten durch eine vermehrte Abschilferung tiefer Zellen mit entsprechenden Kernveränderungen sowie einer unphysiologischen Ausreifung des Plattenepithels. Letztere äußert sich in kleinen, stark eosinophilen Zellen mit pyknotischen Kernen, einer Miniaturausgabe von reifen Oberflächenzellen. Man findet diese Zellen auch bei menopausalen Mischtypen.

Über den Einfluß von Entzündungen auf den cytologischen Ausstrich kann man zusammenfassend folgendes sagen: Entzündliche Veränderungen im cytologischen Ausstrich äußern sich in der Verunreinigung mit Leukocyten und Mikroorganismen. Die Zellen des Plattenepithels zeigen unter Umständen verwaschene Plasmagrenzen, Pseudoeosinophilie und Polychromasie. An den Kernen äußert sich der entzündliche Einfluß in Form von leichten Vergrößerungen, Entrundungen und Vergröberungen der Chromatinstruktur (Abb. 39—41). Alle diese Erscheinungen müssen nach antiphlogistischer Behandlung verschwinden, oder sie müssen so lange kontrolliert werden, bis ihre Dignität klar ist.

Das pathologische Zellbild

In diesem Kapitel sollen Zelltypen besprochen werden, die von Epithelatypien und Carcinomen der Cervix uteri abgeschilfert werden.

Eine erschöpfende Ausführung über die Cytologie von Corpuscarcinomen oder gar Tuben- und Ovarialcarcinomen wird nicht vorgenommen, da diese Carcinome durch andere Mittel als die Cytologie besser und sicherer diagnostizierbar sind.

Für das Carcinoma in situ und den klinisch nicht sicher erkennbaren Krebs am Collum uteri ist dagegen die Cytologie die Methode der Wahl.

Wir unterscheiden prinzipiell zwei Arten von pathologischen Zellen:

1. Dyskaryotische Zellen.
2. Atypische Zellen.

Abb. 33. Dyskaryosen in Oberflächenzellen. Im Beispiel der rechten Bildhälfte ist es zur Ausbildung von perinucleären Höfen gekommen

Abb. 34. Dyskaryosen in mittleren Zellen. Neben der Kernveränderung ist auch die Mißgestaltung des Plasmaleibes deutlich. Häufig färben sich die sonst basophilen Intermediärzellen, wenn sie dyskaryotisch verändert sind, eosinophil an

Abb. 35. Dyskaryosen in parabasalen bzw. basalen Zellen. In beiden Bildbeispielen liegen die pathologisch veränderten Zellen neben normalen Oberflächenzellen

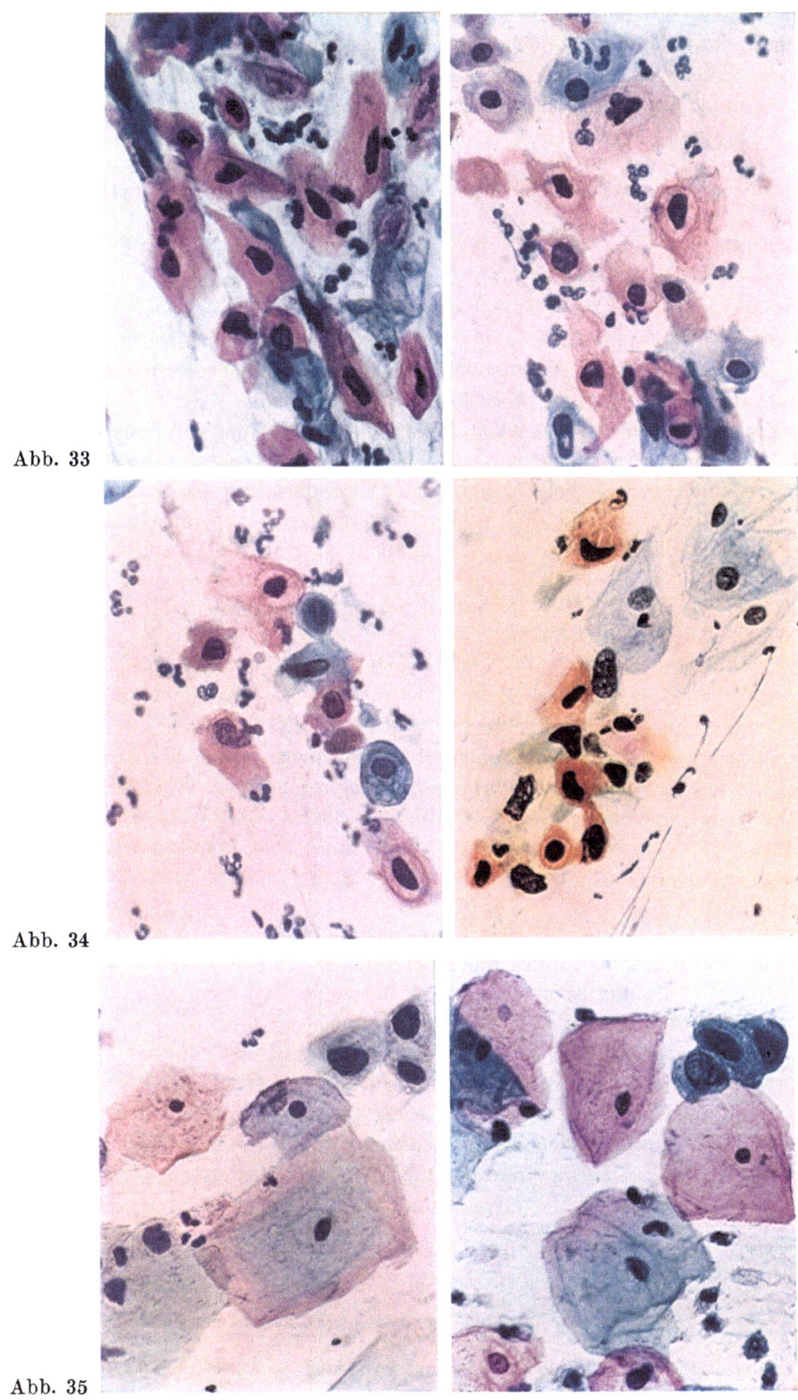

Abb. 33

Abb. 34

Abb. 35

(Legenden s. S. 68)

5b   Kern, Carcinoma in situ

Die dyskaryotischen Zellen haben einen pathologischen Kern, lassen sich aber durch ihre Zellgestalt noch mit normalen Epithelzellen vergleichen. Die atypischen Zellen sind im Kern und Plasma so pathologisch verändert, daß sie keiner normalen Zelle des Plattenepithels ähneln.

Dyskaryotisch veränderte Zellen (Dyskaryosen)

PAPANICOLAOU hat 1949 den Begriff Dyskaryose geprägt und damit eine sehr treffende Bezeichnung gewählt (Karyon = Kern). Tatsächlich ist bei den Dyskaryosen vorwiegend der Kern verändert. Wir unterscheiden analog zu den normalen Zellen des Plattenepithels Dyskaryosen in Oberflächenzellen, mittleren und tiefen Zellen. Die wichtigsten Merkmale eines dyskaryotisch veränderten Kernes sind *Vergrößerung, Entrundung* und *Hyperchromasie.*

Dyskaryosen in Oberflächenzellen. Der Kern dieser Zellen ist wesentlich, meist auf das Mehrfache des Normalen, vergrößert. Die Vergrößerung übertrifft bei weitem diejenige, welche bei entzündlichen Veränderungen beschrieben wurde. Die Kernform ist entrundet und zeigt häufig bizarre Ecken und Kanten. Der Kern ist ausgeprägt hyperchromatisch, braucht aber bei den Oberflächenzellen nicht die Pyknose wie bei den ausgereiften Normalzellen zu erreichen. Der Kern ist aber stets wesentlich hyperchromatischer als die Chromatinstruktur der Kerne von normalen inneren Oberflächenzellen.

Die Cytoplasmagestalt dieser Zellen ähnelt weitgehend einer normalen Oberflächenzelle, wenn auch Abweichungen bestehen. Die Zelle ist polygonal und meist flach ausgebreitet, die Zellgrenzen sind manchmal verwaschen und können zipflig ausgezogen sein. Im ganzen ist die Zelle meist kleiner als normal. Die Differenzierung der Cytoplasmafärbung zwischen inneren und äußeren Oberflächenzellen ist nicht ausgeprägt. Die dyskaryotische Oberflächenzelle ist stark eosinophil und nimmt oft einen intensiven Orangeton an. Perinucleäre Höfe um den vergrößerten Kern können, ähnlich wie bei der Entzündung, vorkommen (Abb. 33, 39).

Dyskaryosen in mittleren Zellen (Intermediärzellen). Der Kern von Zellen aus den mittleren Schichten des Plattenepithels ist um etwa das Doppelte vergrößert, die Entrundung ist ausgeprägt. Entscheidend ist auch hier für die Diagnose „Dyskaryose" die ausgeprägte Hyperchromasie, wobei alle Übergänge vom dichten Chromatingerüst über Verklumpung bis zur völligen Pyknose vorkommen. Das Cytoplasma ist in Ausdehnung und Form relativ gut erhalten, dagegen schwankt die Anfärbbarkeit mit den Plasmafarbstoffen zwischen basophil und eosinophil. Die Eosinophilie des Cytoplasmas ist für diese Zellschicht pathologisch und kommt bei Dyskaryosen vermehrt vor. Die Färbung des Cytoplasmas

Abb. 36. Pseudodyskaryosen in Oberflächenzellen. Der Kern ist wesentlich vergrößert, wenig entrundet und nicht hyperchromatisch

Abb. 37. Pseudodyskaryosen in mittleren Zellen in verschiedenen Vergrößerungen

Abb. 38. Verschiedene Formen von Pseudodyskaryosen in Basal- und Parabasalzellen neben normalen Oberflächenzellen

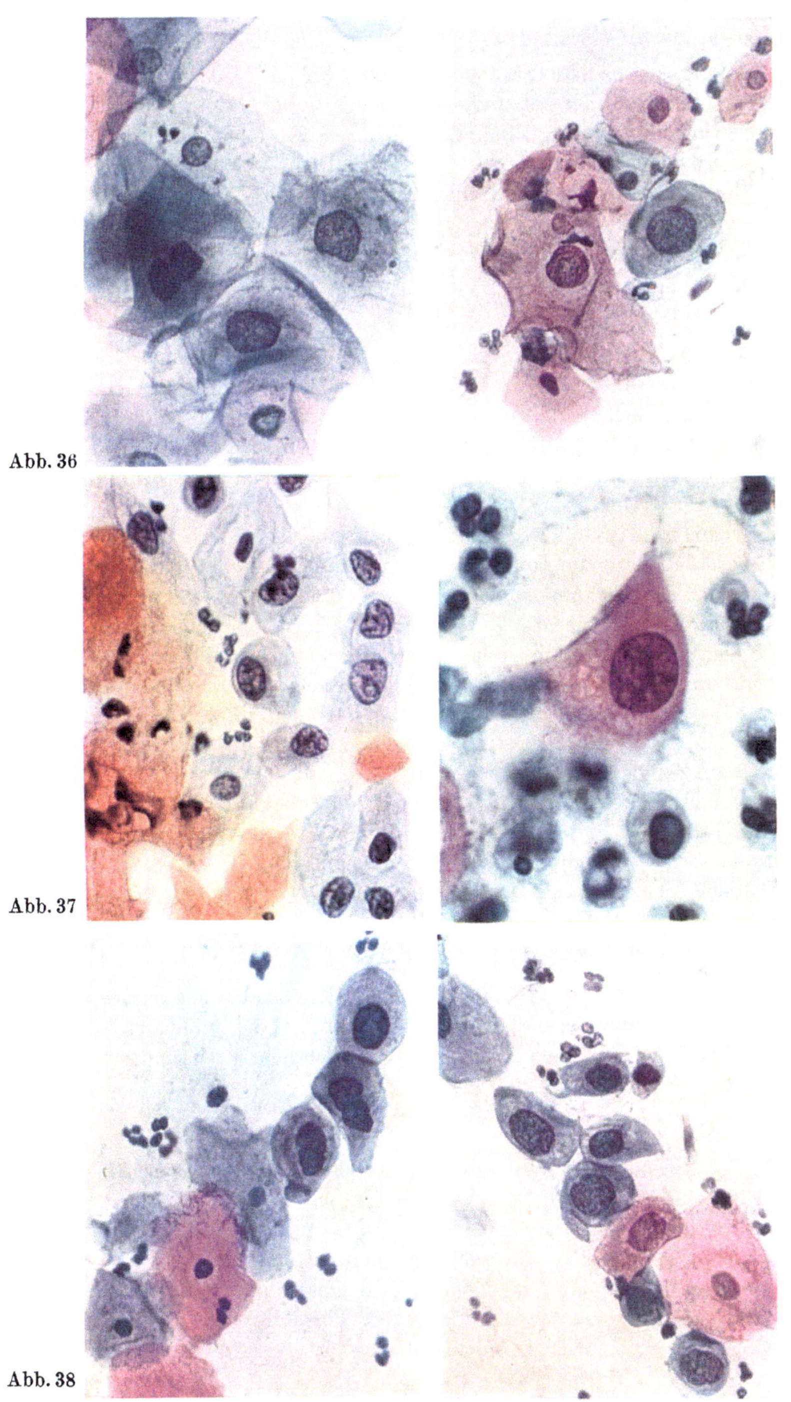

Abb. 36

Abb. 37

Abb. 38

(Legenden s. S. 70)

in einer Zelle ist aber einheitlich, Polychromasien im Cytoplasma einer Zelle kommen nur bei entzündlich veränderten Zellen vor (Abb. 34, 40).

Dyskaryosen in tiefen Zellen. In tiefen Zellen ist der Kern nur wenig vergrößert, aber deutlich entrundet und stark hyperchromatisch mit verklumpter Chromatinstruktur. Einzelheiten sind im Kern nicht erkennbar. Das Cytoplasma ist gut erhalten. Es ist stets basophil, oft besonders intensiv blau, meist homogen und manchmal granuliert. Vacuolen im Cytoplasma oder Polychromasien kommen kaum vor. Die dyskaryotischen Parabasal- und Basalzellen liegen wie die Normalzellen in Gruppen oder Reihen im Ausstrichbild (Abb. 35, 41).

Pseudodyskaryotische Zellen

Ohne zunächst auf die Deutung des Zelltyps einzugehen, soll hier eine pathologische Zellveränderung beschrieben werden, die man von den echten Dyskaryosen abgrenzen kann und die ebenfalls in allen Schichten des Plattenepithels auftritt. Das Wesentliche der Pseudodyskaryosen ist die starke, aufgebläht wirkende Vergrößerung des Kernes mit einer gewissen Entrundung *ohne* ausgeprägte Hyperchromasie.

Pseudodyskaryosen in Oberflächenzellen. In inneren und äußeren Oberfälchenzellen ist der Kern um ein Vielfaches gegenüber der Norm vergrößert, er wirkt aufgebläht. Die Vergrößerung überschreitet oft eine echte Dyskaryose bei weitem. Oft ist der Kern nierenförmig eingedellt oder zeigt mehrfache Einbuchtungen der Kernmembran. Angedeutete oder vollendete Doppelkernbildungen sind häufig. Das Chromatingerüst ist weitmaschig und vergröbert. Die Kernmembran ist prominent. Das Cytoplasma ist in Form und Färbbarkeit auch im Sinne der Differenzierung gut gewahrt. Der Cytoplasmaleib kann aber wesentlich größer sein, so daß ein Zellgigantismus vorliegt (Abb. 36, 39).

Pseudodyskaryosen in mittleren und tiefen Zellen. In den Zellen der mittleren und tiefen Schicht des Plattenepithels fällt ein pseudodyskaryotischer Kern vorwiegend durch seine starke Vergrößerung auf, die die echte Dyskaryose überschreitet. Eine Hyperchromasie liegt nicht vor. Auch hier ist der Kern nur leicht entrundet, die Kernmembran prominent. Das Kerninnere wirkt aufgebläht. Das Cytoplasma dieser Zellen ist nicht verändert (Abb. 37, 38, 40, 41).

Bisher wurden Zellveränderungen in Plattenepithelzellen dargestellt. Da ihre richtige Diagnose sowie die Abgrenzung gegenüber entzündlichen Veränderungen sehr wesentlich sind, sollen die hervorstechenden Eigenschaften kurz wiederholt und schematisch aufgezeichnet werden.

Oberflächenzellen (Abb. 39)

Entzündung. Pseudoeosinophilie, perinucleärer Hof, verwaschene Zellgrenzen, leicht vergrößerte, etwas entrundete Kerne.

Pseudodyskaryose. Manchmal Zellgigantismus. Aufgeblähte Kerne mit weitmaschigem Chromatingerüst. Prominente Kernmembran.

Dyskaryose. Zelleib oft kleiner als normal. Deformierter Cytoplasmaleib. Starke Eosinophilie bzw. Orangophilie. Plasmafärbung zwischen äußeren und inneren Oberflächenzellen nicht differenziert. Vergrößerte, entrundete, hyperchromatische Kerne.

Mittlere (Intermediär-) Zellen (Abb. 40)

Entzündung. Verwaschene Zellgrenzen, Cytoplasmapolychromasie, zart vergrößerte, leicht entrundete Kerne.

Pseudodyskaryose. Meist normales Cytoplasma. Aufgeblähte, stark vergrößerte, gering entrundete Kerne.

Dyskaryose. Plasmafärbung kann basophil, aber auch eosinophil sein. Kerne sind vergrößert, entrundet und stark hyperchromatisch.

Tiefe (basale und parabasale) Zellen (Abb. 41)

Entzündung. Cytoplasmapolychromasie. Zart vergrößerte, leicht entrundete, leicht hyperchromatische Kerne.

Pseudodyskaryose. Normales, basophiles Cytoplasma. Aufgeblähte, leicht entrundete Kerne.

Dyskaryose. Normales, basophiles Cytoplasma. Vergrößerte, entrundete, stark hyperchromatische Kerne.

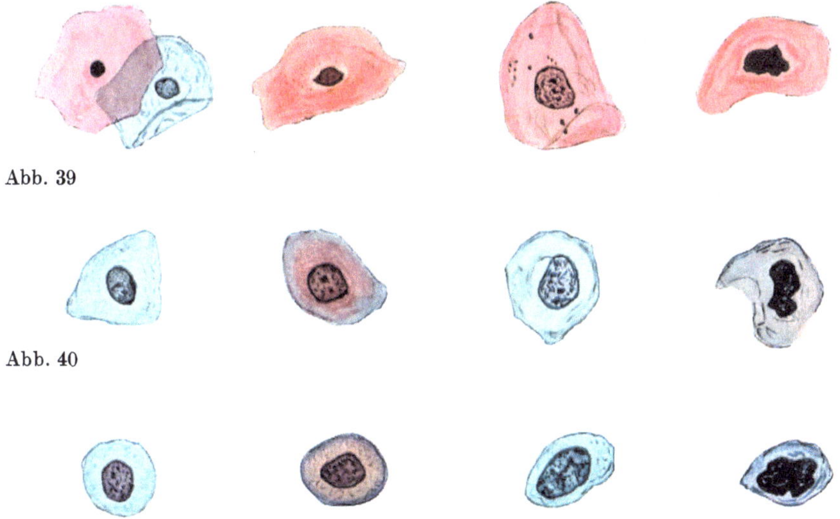

Abb. 39

Abb. 40

Abb. 41

Abb. 39. Oberflächenzellen, äußere und innere

Abb. 40. Intermediärzellen

Abb. 41. Parabasal- und Basalzellen

Von links nach rechts: Kern- und Plasmavergleiche von normalen Zellen, durch Entzündung veränderten Zellen, pseudodyskaryotisch und dyskaryotisch veränderten Zellen. Aquarell. Die Zellen wurden nach farbigen Diapositiven gezeichnet

Atypische Zellen

Die Bezeichnung atypisch ist nicht ganz glücklich, da damit ein zu indifferentes Werturteil abgegeben wird. Treffender wäre die Bezeichnung maligne gewesen. Aber die cytologische Nomenklatur ist seit ca. zwei Jahrzehnten eingeführt, so daß eine Änderung nicht zweckmäßig erscheint. Unter diesen Zellen versteht man Formen, die kein Analogon zu Normalzellen des Ausstriches haben und die gewöhnlich leicht als pathologisch erkannt werden können. Zu den atypischen Zellen gehören zwei Kategorien von pathologischen Zellen. Die eine fällt durch ihr gleichartiges Aussehen auf, zu der anderen gehört eine Gruppe von verschiedensten grob pathologisch veränderten Zellen.

Die Nomenklatur für diese Zellen ist unterschiedlich. Man bezeichnet die einheitliche Zellgruppe als embryonal, basal, differenziert oder undifferenziert atypisch, die zweite Zellgruppe als undifferenziert, entdifferenziert oder differenziert atypisch. Wir haben die Nomenklaturverwirrung durch die rein deskriptive Bezeichnung „uniform atypisch" und „polymorph atypisch" umgangen.

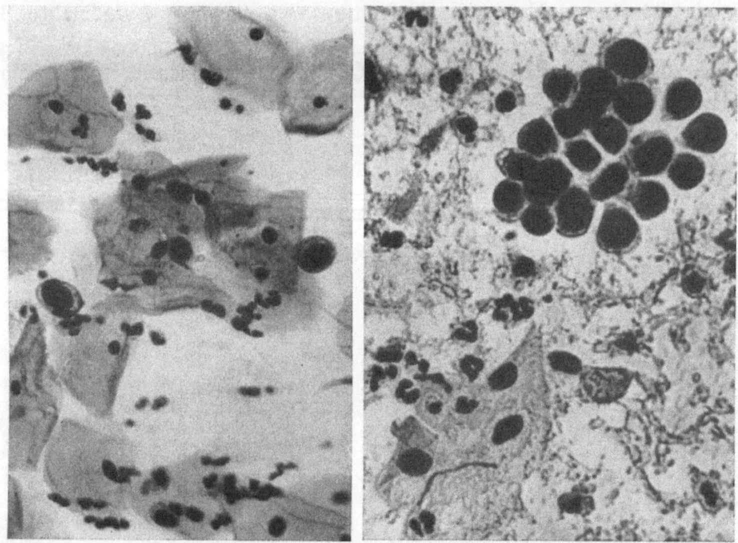

Abb. 42. Uniform atypische Zellen. In der linken Bildhälfte sind wenige dieser Zellen zwischen normalen Oberflächenzellen verstreut. Rechts eine Anhäufung von uniform atypischen Zellen in stärkerer Vergrößerung. Die Chromatinstruktur ist in Wirklichkeit nicht so dicht, wie es auf dem Schwarzweißabzug erscheint

Uniform atypische Zellen. Dieser Zelltyp ist etwa so groß wie eine Basalzelle. Die Kernplasmarelation ist eindeutig zugunsten des Kerns verschoben. Der Kern ist groß und rund bis oval. Die Kernmembran ist dicht, so daß der Kern prominent wirkt. Das Chromatingerüst ist weitmaschig, aber etwas grobfädig. Gewöhnlich erkennt man einige Nucleoli. Der Cytoplasmasaum ist schmal und in der Relation zum Kern vergleichbar dem Cytoplasmasaum eines Lymphocyten. Meist ist das Cytoplasma scharf konturiert, stellenweise auch zipflig ausgezogen, manchmal fehlt es ganz oder teilweise. Das Cytoplasma ist blaß basophil, es ist zum Teil granuliert und zum Teil mit Vacuolen durchsetzt. Die Zellen können vereinzelt im Ausstrich auftreten, aber auch in Gruppen zusammenliegen (Abb. 42).

Mit den uniform atypischen Zellen kann man unter Umständen überfärbte Cylinderepithelien mit abgerundetem Zellplasma verwechseln.

Polymorph atypische Zellen. Diese Zellgruppe besteht aus einem polymorphen vielgestaltigen Bild von Zellen, die im Ausstrich sofort als atypisch erkannt werden. Gestalt und Größe des Cytoplasmaleibes und der Kerne sind ganz unterschiedlich (Abb. 43).

Das Cytoplasma kann ähnlich wie in einer Epithelzelle angeordnet sein, es kann in grotesken Formen ausgezogen sein, es kann ganz oder teilweise fehlen. Fehlt das Cytoplasma vollkommen, so liegen nur noch nackte Kerne vor, die

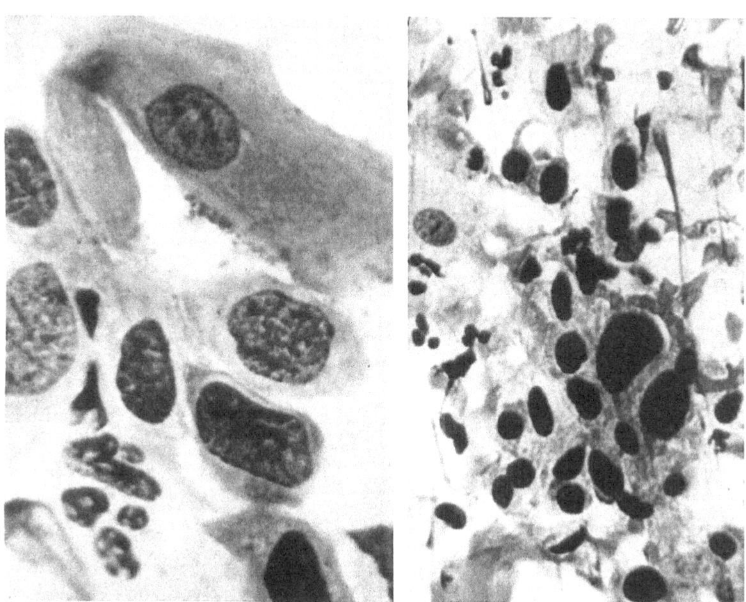

Abb. 43. Polymorph atypische Zellen. Die Polymorphie von Kernen und Plasma kommt in beiden Beispielen deutlich zum Ausdruck

sich aber morphologisch deutlich von den nackten Kernen bei der Döderlein-Cytolyse unterscheiden (Abb. 44). Auch vom Protoplasma entblößte Cylinder-epithelkerne sind auf Grund der unauffälligen Chromatinstruktur von den nackt-kernigen Tumorzellen zu unterscheiden. Deren Kern ist oft wabenartig struktu-riert. Das Cytoplasma ist meist basophil, kann aber auch schmutzig eosinophil sein. Die Kerne zeigen immer eine verklumpte Chromatinstruktur und sind von wechselnder Gestalt und Größe.

Charakteristisch ist oft eine ungenügende Anfärbbarkeit der ganzen Zellen, so daß sie nur schattenhaft zu erkennen sind. Die Kerne färben sich dann blaß violett, fallen aber durch ihre Polymorphie als pathologisch auf. Die ungenü-gende Anfärbbarkeit beruht auf der raschen Autolyse, der diese Zellen unter-worfen sind. Wir rechnen zu den polymorph atypischen Zellen alle jene patho-logischen Sonderformen, die PAPANICOLAOU beschrieben hat. Dazu gehört auch die sog. *Spindelzelle,* die einen spindelig ausgezogenen Kern und einen ebenso geformten Cytoplasmaleib hat (Abb. 45) (DE BRUX, RAUZY, DUPRÉ-FROMENT 1958, FIDLER 1958, GRAHAM 1958, SIEGLER 1958).

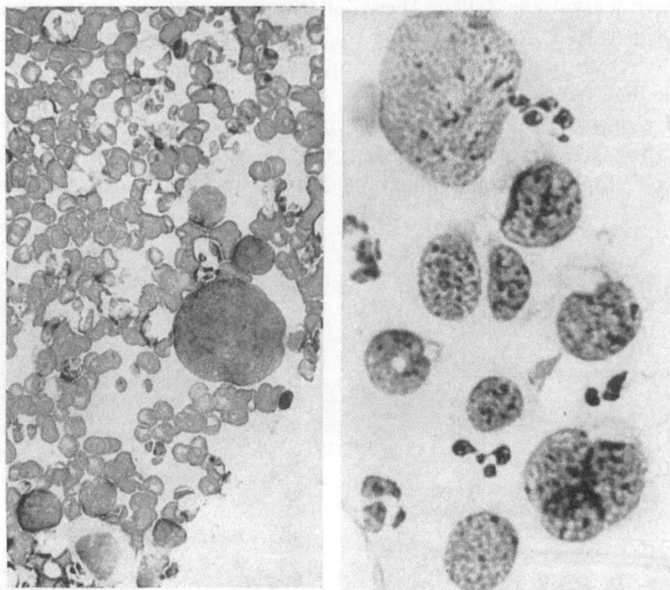

Abb. 44. Vorwiegend „nackte Kerne" von polymorph atypischen Zellen. Links finden sich nur blaß gefärbte Tumorzellkerne unterschiedlicher Größe inmitten von Erythrocyten. Rechts ist die Anfärbbarkeit der Tumorzellkerne, die leicht auto- und heterolytischen Einflüssen unterliegen, gestört

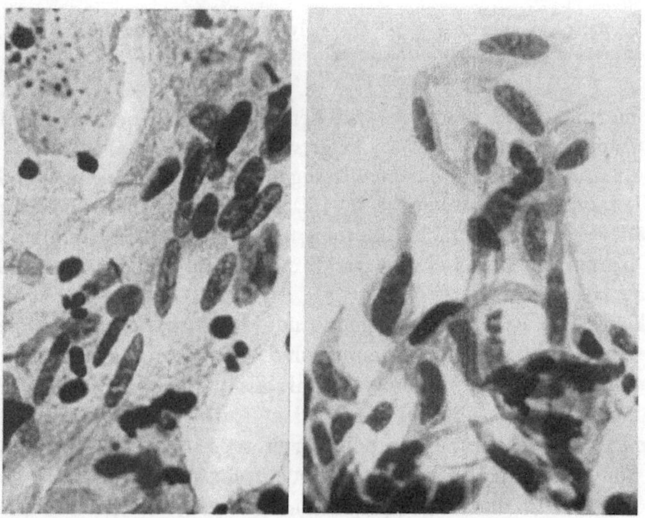

Abb. 45. Sog. Spindelzellen in einem positiven Abstrich, die zu den polymorph atypischen Zellen gerechnet werden

Gleiches gilt für einen Zelltyp mit kleinem, rundem, pyknotischem Kern und ganz schmalem Protoplasmasaum. Treten diese Zellen allein in größerer Zahl auf, so ist der Verdacht auf ein Adenocarcinom gegeben. Auch dieser Zelltyp wird zu den polymorph atypischen Zellen gerechnet.

Acridinorange Fluorochromierung in der gynäkologischen Cytodiagnostik

Die bisherige Beschreibung des Zellbildes basierte auf der Papanicolaou-Färbung. Als konkurrierende Färbung mit breiterer Anwendungsbasis hat sich in den letzten Jahren, vorwiegend durch die Arbeiten von F. D. und L. v. BERTALANFFY (BERTALANFFY u. BICKIS 1956, BERTALANFFY, MASIN u. MASIN 1956, BERTALANFFY, MASIN, MASIN u. KAPLAN 1957, 1958, L. v. BERTALANFFY 1959, F. D. BERTALANFFY 1960, I—V), die Acridinorange-Fluorochromierung durchgesetzt. Im folgenden wird auf das Prinzip der Färbung, ihre Technik sowie die Vor- und Nachteile an Hand eigener Erfahrungen im Vergleich zur Papanicolaou-Färbung eingegangen (BONTKE, KERN u. SCHÜMMELFEDER 1960, SCHÜMMELFEDER, BONTKE u. KERN 1960, KERN, SCHÜMMELFEDER u. KERN-BONTKE 1961, SCHÜMMELFEDER, KERN u. KERN-BONTKE 1962, SCHÜMMELFEDER 1962).

Das Fluorescenzbild von acridinorangegefärbten, fixierten Zellen wird bedingt durch physikochemische Eigenschaften der Zellstruktur und den jeweiligen Färbebedingungen. Auf Grund der unterschiedlichen Polymerisation von Ribonucleinsäure und Desoxyribonucleinsäure kommt es bei einem p_H-Bereich von 4—7 bei einer Färbung mit gering konzentrierten Acridinorangelösungen zu einer Rotfluorescenz der Ribonucleinsäure und einer Gelb-Grün-Fluorescenz der Desoxyribonucleinsäure. Nach Behandlung mit Ribonuclease erlischt die Rotfluorescenz, so daß die Spezifität der Färbung für die RNS nachgewiesen ist.

Mit Salzsäure gelingt es, die Desoxyribonucleinsäure zu depolymerisieren und damit die Grün- in eine Rotfluorescenz umzuwandeln, so daß auch hier die Spezifität unter Beweis gestellt werden kann.

Ebenfalls eine Rotfluorescenz zeigen intra- und extracelluläre Mucopolysaccharide, die durch die obengenannte Kontrolle mit Ribonuclease leicht unterschieden werden können. Der Färbemechanismus ist demnach bei der Acridinorange-Fluorochromierung wesentlich klarer als bei der Papanicolaou-Färbung.

BERTALANFFY machte sich die beschriebenen Eigenschaften dieser Färbung zunutze, um

1. in cytologischen Ausstrichen eine gute Kernplasmadarstellung mit einem Färbevorgang zu erreichen und

2. die an Ribonucleinsäure meist reichen „Krebszellen" zur selektiven Darstellung zu bringen.

Der letzte Gedanke ist in der Tat bestechend und schon oft durch Erprobung zahlreicher Färbungen, histochemischer Reaktionen und von Fermentnachweisen versucht worden. Die Experimente führten jedoch nie zu befriedigenden Ergebnissen, da der Stoffwechsel von Krebszellen, für histochemische Methoden erfaßbar, nicht wesentlich von gutartigen, aber alterierten Zellen (Regeneration, Entzündung) abweicht.

STOPPELLI (1960), ELEVITCH u. BRUNSON (1961) u. SUSSMAN (1961) bestätigten die Angaben von BERTALANFFY. Dagegen wiesen FLEGEL (1953/54), UMIKER, PICKLE u. WAITE (1959), DART u. TURNER (1959), TÖRNBERG, WESTIN u. NORLANDER (1960), HOLLAND u. ACKERMANN (1961), HOPMAN (1961), HUNTER u. BROWN (1961), ANDERSON u. GUNN (1962), DUBRAUSZKY u. JAEGER (1962) darauf hin, daß die selektive Auswahl der „Krebszellen" mit der Rotfluorescenz nicht gelingt. Auf Grund theoretischer und praktischer Studien mit der Acridinorange-Fluorochromierung von SCHÜMMELFEDER (1948, 1949, 1950, 1958 I, II), SCHÜMMELFEDER, EBSCHNER u. KROGH (1957), SCHÜMMELFEDER, KROGH u. EBSCHNER (1958) u. a. konnte eine selektive Darstellung von Krebszellen kaum erwartet werden.

Da aber die Papanicolaou-Färbung recht lang und umständlich ist und mit ihr die „Krebszelle" nicht etikettiert wird, sondern durch ihre Morphologie erkannt werden muß, haben wir die Acridinorange-Fluorochromierung vergleichend untersucht:

Färbevorgang:

1. Fixierung der feuchten Ausstriche in Äther-Alkohol (1:1).
2. Absteigende Isopropyl-Alkoholreihe (80—70—50 %).
3. 5 min 1 %ige Essigsäure, oft wechseln.
4. Spülen in Aqua dest.
5. 3 min 0,01 % Acridinorangelösung in McIllvaine-Puffer, p_H 5,0 (Acridinorange der Fa. Merck).
6. 1 min McIllvaine-Puffer, p_H 5,0.
7. 30 sec bis 1 min differenzieren in 0,1 m $CaCl_2$-Lösung.
8. 1 min McIllvaine-Puffer, p_H 5,0 und Eindecken der Präparate mit diesem Puffer.

Die Präparate müssen bei abgedunkeltem Raum sofort unter dem Fluorescenzmikroskop angesehen werden. Es sind keine Dauerpräparate. Sollen Präparate als Beleg verwahrt werden, so können sie auch dauerhaft eingedeckt werden (SCHÜMMELFEDER, KROGH u. EBSCHNER 1958), verlieren aber nach einigen Monaten ihre Fluorescenz. Eine Nachfärbung ist möglich.

Zum Vergleich mit der Papanicolaou-Färbung wurden vom Fluorescenzpräparat Farbphotographien angefertigt. Danach wurden die Deckgläser entfernt und die Präparate durch die aufsteigende Alkoholreihe in Äther-Alkohol geführt, wobei sich das Acridinorange vollkommen herauslöst. Die nachfolgende Papanicolaou-Färbung desselben Präparates erlitt keine Einbuße. Von gleichen Stellen wurden erneut Farbaufnahmen aufgenommen. Auf diese Weise haben wir 1000 Abstriche von 500 Patientinnen, unter denen sich 40 positive Abstriche befanden, untersucht und damit den Vergleich zwischen beiden Färbungen zu objektivieren versucht.

Die Morphologie der Zellen und ihre Anfärbbarkeit mit der Papanicolaou-Färbung wurden im vorangehenden Kapitel eingehend beschrieben, so daß hier eine tabellarische Zusammenfassung an Stelle einer Beschreibung stehen soll (Tabelle 9).

Die Tabelle zeigt, daß der Wunsch nach der selektiven rotgefärbten Krebszelle nicht in Erfüllung ging. Einerseits gibt es im normalen Ausstrich zahlreiche Zellelemente und Mikroorganismen, die rot fluorescieren, andererseits

Tabelle 9. *Cytoplasmaanfärbbarkeit von Zellen und Mikroorganismen im cytologischen Ausstrich mit der Acridinorange-Fluorochromierung im Vergleich zur Papanicolaou-Färbung*

Zellart	Acridinorange-Fluorochromierung	Papanicolaou-Färbung
Oberflächenzellen	keine oder hauchzartes grünes Gerüst	eosinophil und basophil
Mittlere Zellen	gelbgrün bis zart orangerot	basophil
Tiefe Zellen	orangerot	basophil
Cylinderzellen	kardinalsrot	basophil
Endometriumzellen	orangerot	basophil
Histiocytäre Elemente. . . .	orangerot oder tiefrot granuliert	blaß basophil
Leukocyten	keine oder hauchzartes grünes Gerüst	blaß basophil
Erythrocyten	keine oder grünbräunliche Schatten	eosinophil
Pseudodyskaryosen	je nach Schicht wie Normalzellen	je nach Schicht wie Normalzellen
Dyskaryosen in Oberflächenzellen	zart grün bis zart orange	eosinophil
Dyskaryosen in mittleren Zellen	zart orange bis rot	eosinophil oder basophil
Dyskaryosen in tiefen Zellen .	orangerot	basophil
Uniform atypische Zellen . .	leuchtend orange oder rot	blaß basophil
Polymorph atypische Zellen .	zart grün bis rot (alle Varianten)	basophil, manchmal eosinophil
Auto- und heterolytisch veränderte Zellen (normale und maligne).	zart orange bis grün	blaß basophil
Döderleinstäbchen, Kokken, Pilze	tiefrot	basophil
Trichomonaden.	orangerot	schmutzig blaßgrau bis -blau

fluorescieren nicht alle pathologischen Zellen rot. Auto- und Heterolyse verfälschen das Ergebnis noch mehr. Man muß für die Durchuntersuchung der mit Acridinorange gefärbten Ausstriche die gleichen morphologischen Kenntnisse einsetzen wie für die Papanicolaou-Färbung. Eine Vorauswahl durch ungeschultes Personal oder gar durch automatische Zählgeräte ist auf Grund der Rotfluorescenz nicht möglich.

Die Acridinorange-Fluorochromierung liefert zeitsparend außerordentlich farbschöne Ausstriche, die technisch immer gelingen. Berücksichtigt man die Morphologie, kommt man auf gleich gute Ergebnisse wie mit der Papanicolaou-Färbung. Die wichtige Kerndarstellung mit der verschieden starken Hyperchromasie kommt auch in der Acridinorangefärbung durch eine abgestufte Gelb-Grün-Fluorescenz deutlich zum Ausdruck. Trotz dieser guten Eigenschaften konnten wir uns nicht entschließen, auf die Acridinorange-Fluorochromierung umzustellen, weil

1. die Anschaffung mehrerer Fluorescenzeinrichtungen notwendig gewesen wäre;
2. die Präparate sofort im verdunkelten Raum durchgesehen werden müssen.
   Die zeitliche Gebundenheit ist im klinischen Betrieb schwierig, und das
   Arbeiten im Dunkeln ermüdet sehr;
3. die Herstellung von Dauerpräparaten als Beleg den Zeitgewinn wieder
   zunichte macht.

Zur Acridinorange-Fluorochromierung im cytologischen Ausstrich ist zusammenfassend folgendes zu sagen:

Es handelt sich um eine schnelle, farbschöne Färbung. Eine selektive Darstellung von Krebszellen wird *nicht* erreicht. Mit morphologischen Kenntnissen leistet sie ähnliches wie die Papanicolaou-Färbung. Ihre Durchführung ist an eine Fluorescenzeinrichtung geknüpft. Man erhält bei der üblichen Technik keine Dauerpräparate und muß im Dunkeln arbeiten.

Modifizierte Gruppeneinteilung nach Papanicolaou

Nach der Durchmusterung der cytologischen Präparate und der eventuellen Entdeckung von pathologischen Zelltypen bildet der Untersucher eine Diagnose, die er mit den von Papanicolaou angegebenen Gruppen kennzeichnet. Diese Gruppeneinteilung hat die Wertigkeit negativ, suspekt und positiv, wobei man unter *positiv* das Vorkommen pathologischer Zelltypen, also Dyskaryosen aller Schichten, uniform und polymorph atypischer Zellen, versteht. Die Bezeichnung *suspekt* behalten wir den Präparaten vor, in denen sich Pseudodyskaryosen befinden, oder Zellen, deren Einordnung in benigne oder maligne nicht sicher möglich ist. Wird ein Präparat als *negativ* bezeichnet, wurden keine der oben beschriebenen pathologischen Zellen gefunden. Wir benutzen die Gruppeneinteilung von Papanicolaou in folgender Weise:

Tabelle 10

Gruppe	Wertigkeit	Cytologisches Bild
I	negativ	Nur normale Epithelien. Keine Leukocyten- und Mikroorganismenbeimengung. Keine pathologischen Zellen
II	negativ	Neben normalen Epithelien mehr oder minder starke Leukocyten- und Mikroorganismenbeimengung. Keine pathologischen Zelltypen
II W[1]	negativ	Sehr starke Leukocyten- und Mikroorganismenbeimengungen, unter Umständen Zeichen der Entzündung an Epithelzellen oder Atrophie. Eventuell auch offensichtlich falsche Abstrichtechnik. Abstrich soll wiederholt werden, möglichst nach Reinigungsbehandlung (s. Methodik)
III	suspekt	Im Ausstrich befinden sich Pseudodyskaryosen oder solche Kern- und Zellveränderungen, die nicht sicher beurteilbar sind. Patientin muß so lange kontrolliert werden, bis eine eindeutige Aussage möglich ist. Reinigungsbehandlung
IV	positiv	Im Ausstrich befinden sich pathologische Zelltypen. Histologische Abklärung erforderlich
V	positiv	Im Ausstrich befinden sich massenhaft pathologische Zelltypen. Histologische Abklärung erforderlich

[1] Bei uns gebräuchliche Modifikation

Wie im Kapitel Dokumentation (s. S. 38) ausgeführt wurde, wird die Gruppe dem Kliniker als Ergebnis mitgeteilt, der seine klinischen Konsequenzen daraus ableitet.

Die Bezeichnung Gruppe I wenden wir fast nie an, da ein Ausstrich ohne Leukocyten und Mikroorganismen zu den Seltenheiten gehört. Diese Gruppe wurde hier der Vollständigkeit halber erwähnt.

Für jeden Arzt stellt ein nicht klar abgegrenzter Befund eine Belastung insofern dar, als die betroffene Patientin wiederholt untersucht und eventuell einbestellt werden muß. Stellt sich der erhobene Verdacht als unbegründet heraus, so bleibt oft eine Aversion gegen die „unnötigen" Untersuchungen bei Arzt und Patientin zurück. Eine Methode wird daher durch zu häufige suspekte Diagnosen (Gruppe III) belastet und in ihrem Vertrauen geschmälert. Auch löst man mit dem Etikett suspekt häufig beim behandelnden Arzt den Reflex aus, unbedingt etwas tun zu müssen. Wir sind daher mit der Diagnose Gruppe III äußerst zurückhaltend. In einer Zusammenstellung von 13 674 cytologisch untersuchten Fällen kommt diese Diagnose in 1,1% der Fälle vor.

Reichlich Gebrauch machen wir dagegen von der Einstufung Gruppe IIW. Bei 13 674 Fällen wurde in 11,1% das Präparat mit Gruppe IIW bewertet. Meist verbindet sich diese Diagnose mit der Forderung nach einer Reinigungsbehandlung. Viele von anderen in Gruppe III eingestufte Präparate rangieren bei uns unter Gruppe IIW. Dies mag ein psychologischer Trick sein, ist aber im Hinblick auf das oben Gesagte sehr wirkungsvoll. Marsan, Lecoq und Sicard vertreten 1960 die gleiche Auffassung. Hall und Rosen warnen 1960 davor, die Gruppe III zu oft anzuwenden, um als Cytologe Verantwortung und Kritik von sich abzuhalten.

Die Gruppen IV und V sind eindeutig positiv und müssen *immer* histologisch abgeklärt werden. Über die Art der Abklärung s. S. 93, 163. An dieser Stelle sei betont, daß der hier getroffene Unterschied zwischen IV und V rein quantitativer und nicht qualitativer Natur ist, so daß aus der Gruppeneinteilung kein Rückschluß auf die Art der histologischen Veränderung erlaubt ist.

Schließlich bleibt noch eine Gruppe von Ausstrichen übrig, die wir nicht diagnostizieren, da sie aus unterschiedlichen Gründen *nicht* ausreichend *auswertbar* erscheinen. Auch diese Ausstriche sollten wiederholt werden. Trotzdem erscheint die Rubrik „nicht auswertbar" in der Bilanz, da ambulante Patientinnen oft nicht zu einer zweiten Untersuchung kommen, so daß sie als cytologisch untersucht mit nicht auswertbarem Ergebnis eingestuft werden mußten. Als „nicht auswertbar" wurden eingetrocknete Präparate, Fehlfärbungen (meist auf Grund von Fixierungsfehlern) oder zu wenig Abstrichmaterial auf dem Objektträger bezeichnet.

Zusammengefaßt wird vom Kliniker bei Gruppe IIW eine Wiederholung des Abstriches erbeten, meist nach einer Reinigungs- oder Hormontherapie. Bei Gruppe III werden zunächst drei oder vier Abstriche an verschiedenen Tagen des Cyclus wiederholt, ehe die Patientin in eine vierteljährliche Kontrolle entlassen wird, wenn der Ausstrich für ein dysplastisches Epithel spricht.

Bei Gruppe IV und V muß eine ausreichende histologische Abklärung durchgeführt werden, bei Carcinomverdacht mit den üblichen Mitteln, bei fehlendem klinischen, kolposkopischen und cytologischen (s. Vorhersage, S. 93) Carcinomverdacht durch eine Konisation.

Diese Skala der Abklärungsart wurde in der Universitäts-Frauenklinik Köln konsequent durchgeführt. Die Fälle, bei denen aus besonderen Gründen abweichend gehandelt wurde, sind selten.

Für manche mag diese intensive cytologische Suche unüblich sein, da sie viel Zeitaufwand erfordert und man unter Umständen mit histologischen Methoden schneller zum Ziele kommen könnte. Da wir aber jede kleinere Gewebsentnahme als die Konisation, außer zum Nachweis bei Collumcarcinomen, nur in Ausnahmefällen ausführen, ersetzen wir diese Gewebsentnahmen durch eine sehr subtile Cytologie, da kleine Gewebsentnahmen keine größere Sicherheit bieten.

Was führt zu Fehldiagnosen in der Cytologie?

Fehlermöglichkeiten.

Nachdem Methodik und Diagnostik cytologischer Zellbilder ausführlich dargelegt wurden, sollen die Fehlermöglichkeiten und ihre Abhilfe nochmals kurz zusammengestellt werden:

1. Mangelhafte Abstrichtechnik.
2. Bakterielle Verunreinigung (Kokken, Trichomonaden).
3. Mangelhafte Färbung; zu blasse oder zu intensive Kernfärbung.
4. Menopausebilder.
5. Zu starke Blutbeimengung.
6. Zu starker entzündlicher und autolytischer Zerfall der Tumoroberflächen beim Collumcarcinom.
7. Seltene Tumoren mit minimaler Abschilferungstendenz.
8. Primär stromawärts gerichtetes Wachstum, so daß die epithelbedeckende Oberfläche wenig verändert ist.

Wie kann man diese Fehlermöglichkeiten beheben bzw. einschränken?

Zu 1. Sorgfältiger Kontaktabstrich.
Zu 2. Zweiter Abstrich nach Reinigungsbehandlung.
Zu 3. Kernfärbung vor der Plasmafärbung am Präparat mikroskopisch kontrollieren.
Zu 4. Epithel mit Oestrogenen aufbauen.
Zu 5. Einige Tage warten bis zum erneuten Abstrich, falls Blutung von der Portiooberfläche von verletzlichem Epithel herrührt. Bei intrauteriner Blutung eventuell hormonelle Blutstillung und dann erneuter Abstrich.
Zu 6. In diesem Falle handelt es sich um klinisch erkennbare Carcinome. Cytologie wurde am falschen Objekt angewandt.
Zu 7. und 8. Echte Versager der Cytologie.

Vorhersage der histologischen Veränderung aus dem cytologischen Abstrich

Bereits PAPANICOLAOU machte 1949 (I u. II) darauf aufmerksam, daß man bei dem Auftreten von Dyskaryosen (er glaubte, besonders bei tiefen Dyskaryosen) auf das Vorliegen eines Carcinoma in situ schließen kann. Ähnliche Beobachtungen machten GLATTHAAR (1948, 1950), AYRE (1949, 1959), NIEBURGS u. PUND (1949), WIED (1950, 1956), SCAPIER, DAY u. DURFEE (1952), REAGAN (1952), KOSS u. DURFEE (1955, 1957), BLUMENTHAL u. HECHT (1956), WIED u. DARGAN (1957), GRAHAM (1957 I u. II), DE BRUX (1957), CUYLER (1957), TERZANO (1957), ZINSER (1957), WIED u. DEL SOL (1958), v. HAAM (1958), COUTIFARIS u. COUTIFARIS (1959), BOSCHANN (1960), CITTI (1961), DE BRUX, DUPRÉ-FROMENT, CAMPOS und HOPMAN (1961), DE BRUX, DUPRÉ-FROMENT, GRAHAM, v. HAAM und SIEGLER (1961), WIED, LEGORRETA, MOHR und RAUZY (1962).

Die Bemühungen, aus dem Vorkommen einzelner Zellen auf die Art der histologischen Veränderung zu schließen, stieß auf größte Skepsis und Ablehnung, besonders bei pathologischen Anatomen, die gewohnt sind, Diagnosen aus dem Zellverband zu stellen. So formulierten die oben zitierten Autoren auch meist sehr vorsichtig, indem sie nur andeuteten, daß Dyskaryosen gehäuft von Carcinomata in situ abgeschilfert würden. Allgemein wird betont, daß damit die histologische Diagnose nicht vorweggenommen werden darf. Vielfach wird darauf aufmerksam gemacht, daß Entzündungen, besonders bei Trichomonadenbefall, ähnliche Kernveränderungen wie die Dyskaryosen machen können und damit eine sichere Vorhersage nicht möglich sei (CRAMER 1951, SCAPIER, DAY u. DURFEE 1952, MACKENZIE 1955, TERZANO 1957, NYKLÍČEK 1960).

Andere lehnen eine so spezifizierte Cytologie überhaupt ab. ANDERSON formulierte 1957 sehr scharf, daß man mit derartigen „Spitzfindigkeiten" die Cytologie nur in Mißkredit brächte, da eine solche Diagnostik zweifellos viele Fehldeutungen bringen müßte. Eine Unterscheidung von invasiven Krebsen und Carcinomata in situ aus dem cytologischen Abstrich halten LAPID u. GOLDBERGER (1951), ROTH (1953), STOLL, MARTIN u. GAULRAPP (1954), SCHÜLLER (1957), WACHTEL (1961) u. a. für unmöglich. 1961 (I u. II) veranstaltete die Acta cytologica erneut ein schriftliches Symposium, ob eine Vorhersage aus dem cytologischen Ausstrich im Hinblick auf die histologische Veränderung möglich sei oder nicht. Von rund 20 Teilnehmern äußerten sich etwa $^3/_4$ positiv, d. h., sie halten einen Rückschluß von der Cytologie auf die Histologie für möglich. Trotz dieser Möglichkeit dürfe aber die histologische Sicherung nicht ausfallen.

PAPANICOLAOU erkannte die Möglichkeiten, die eine prospektive Cytodiagnostik bietet und führte 1952 und 1957 (s. S. 33) aus, daß nur mit Hilfe der Cytologie die verschiedenen Entwicklungsstufen von malignen Epithelatypien an der Cervix uteri verfolgbar seien. Er meinte damit die Beobachtung der Entwicklung eines Carcinoma in situ in einen invasiven Krebs oder dessen Rückbildung. Jede Gewebsentnahme zur histologischen Diagnose, so führte PAPANICOLAOU aus, birgt die Gefahr in sich, daß die Veränderung ganz entfernt wird, so daß über ihre biologische Potenz keine weiteren Aussagen möglich sind. Andererseits erkannte er auch, daß kleine Biopsien die schwerste Veränderung verfehlen können, so daß auch hier grobe Täuschungen bei der Verfolgung von Entwicklungsstadien vorkommen können.

Die Erfolge der Cytodiagnostik und besonders die der prospektiven Cytologie sind von der Zusammenarbeit mit dem Kliniker und dem Pathologen abhängig. Sind dem Kliniker die Ausbreitung und Lokalisation der Frühveränderung nicht geläufig, so wird er gehäuft Gewebe am falschen Ort entfernen. Auch ist die genaue Kenntnis der verschiedenen Formen der Frühstadien noch nicht allen Pathologen geläufig. Alle diese Unzulänglichkeiten müssen zu Fehlschlägen der Cytologie führen.

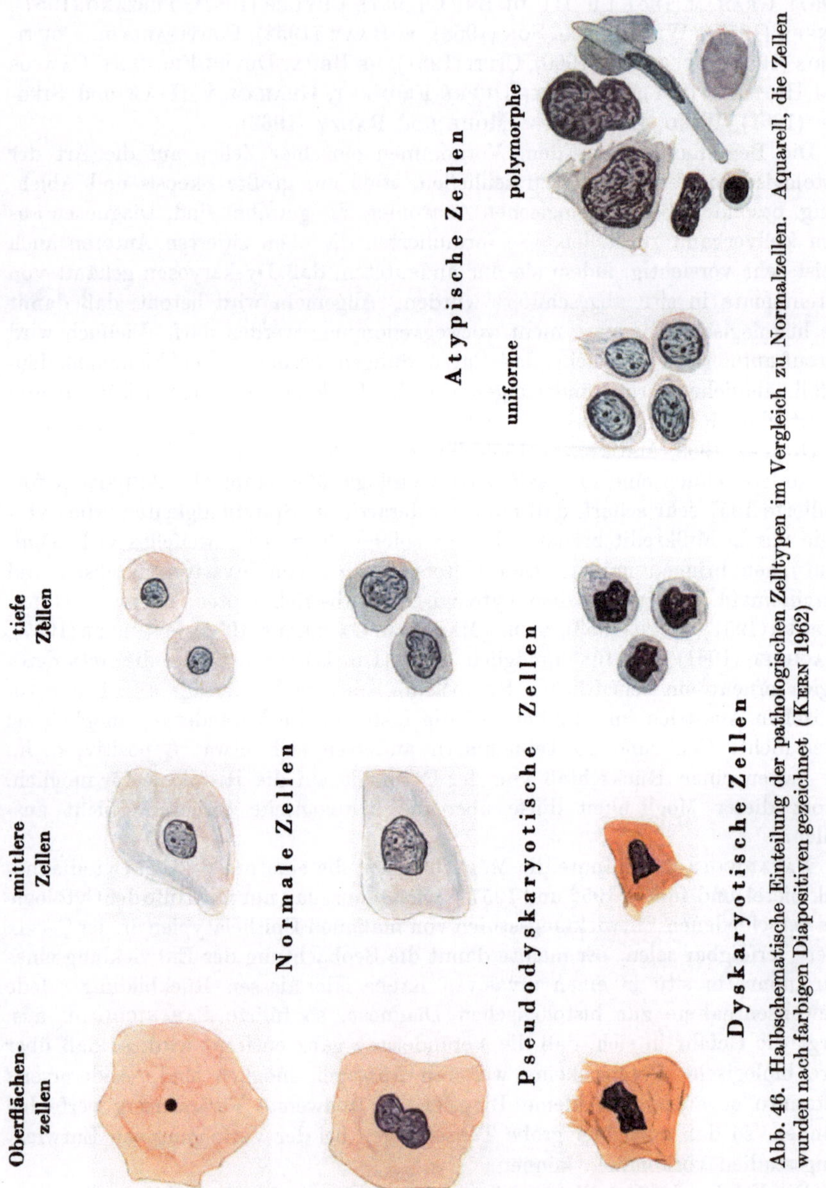

Abb. 46. Halbschematische Einteilung der pathologischen Zelltypen im Vergleich zu Normalzellen. Aquarell, die Zellen wurden nach farbigen Diapositiven gezeichnet (KERN 1962)

Wir sind seit Jahren in der glücklichen Lage, cytologische Befunde mit Hilfe eines Teamworks sowohl klinisch als auch histologisch optimal abklären zu können. Dieser Zusammenarbeit verdanken wir es, daß unsere Eindrücke über die

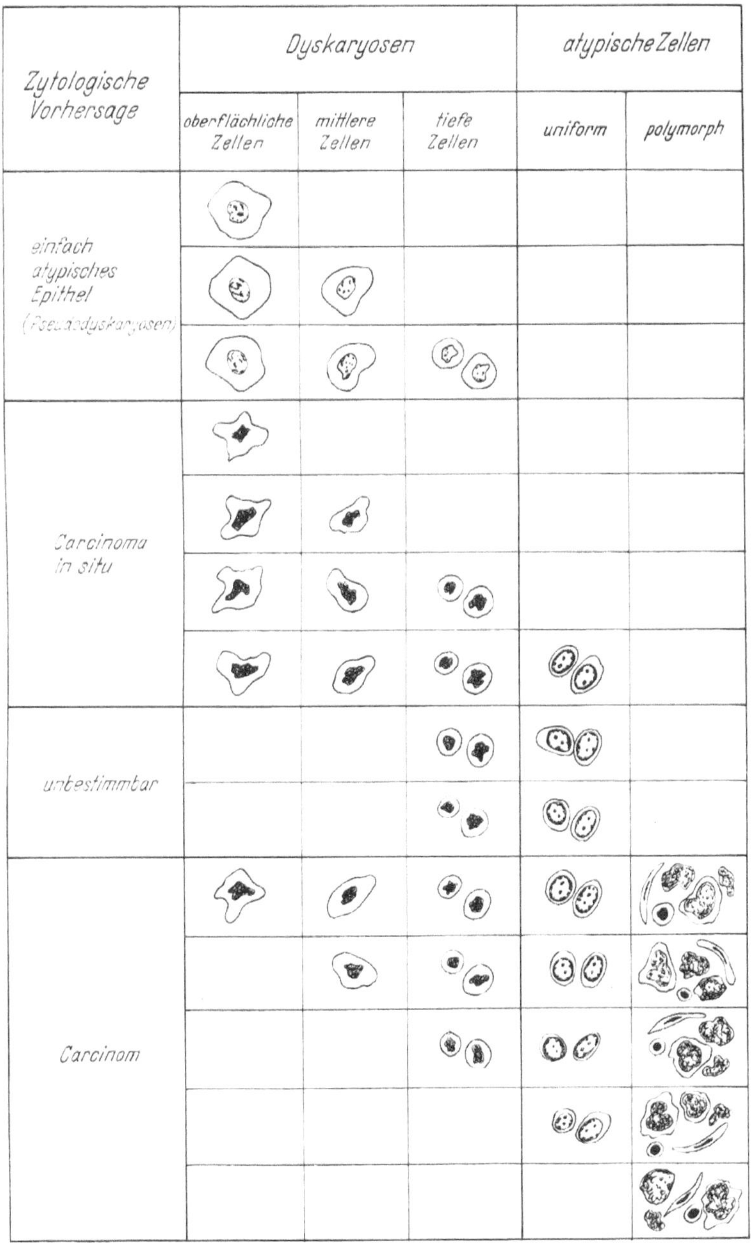

Zytologische Vorhersage	Dyskaryosen			atypische Zellen	
	oberflächliche Zellen	mittlere Zellen	tiefe Zellen	uniform	polymorph
einfach atypisches Epithel (Pseudodyskaryosen)					
Carcinoma in situ					
unbestimmbar					
Carcinom					

Abb. 47. Halbschematische Darstellung über das Vorkommen von Zelltypen im cytologischen Ausstrich, aus denen man eine Vorhersage auf die zu erwartende histologische Veränderung ableiten kann (KERN 1962) (Einfach atypisches = dysplastisches Epithel)

Möglichkeiten einer Vorhersage der histologischen Veränderung aus dem cytologischen Ausstrich objektiviert werden konnten.

Bei der Zusammenarbeit mit ZINSER fiel das Auftreten von Dyskaryosen mit der nachfolgenden Diagnose Carcinoma in situ auf. Diese Beobachtungen standen im Einklang mit den oben aufgeführten Literaturstellen. Auf dem Wege einer objektiven Prüfung dieses Phänomens wurde folgende Arbeitshypothese aufgestellt (KERN 1959, 1962 I, II) (Abb. 46, 47):

1. Kommen im cytologischen Ausstrich Dyskaryosen aller Zellschichten allein oder in Verbindung mit uniform atypischen Zellen vor, so spricht das für ein Carcinoma in situ.

Tabelle 11 (KERN 1962)

Cytologische Vorhersage	Zahl der Fälle	Treffsicherheit %	
Carcinom	154	92,2	
Unbestimmbar .	43	—	87,3
Carcinoma in situ	121	80,99	

2. Sind im Ausstrich nur tiefe Dyskaryosen und uniform atypische Zellen oder letztere allein zu finden, ist eine prospektive Cytodiagnostik nicht möglich. Der Ausstrich ist nur mit dem Signum „positiv" zu versehen.

3. Treten neben Dyskaryosen und uniform atypischen auch polymorph atypische Zellen auf oder letztere allein, so spricht dies für ein invasives Carcinom.

Diese Arbeitshypothese wurde empirisch überprüft, indem die cytologisch prospektive Diagnose an der histologischen Diagnose gemessen wurde. Es standen für diese Bearbeitung 318 Fälle zur Verfügung, bei denen eine optimale histologische Abklärung erfolgt war. Unter optimaler Abklärung verstehen wir eine Konisation der Cervix uteri mit nachfolgenden flächenhaften Cervixschnitten, die histologisch eine zweifelsfreie Aussage über die Art und Ausdehnung der Veränderung erlauben. In keinem Fall wurde eine Diagnose auf Grund einer Probeexcision gestellt. Bei einem klinischen Carcinom genügte die Bestätigung der Diagnose durch Bröckelentnahme oder Cervixcurettage (s. OBER u. BONTKE 1959, OBER u. BÖTZELEN 1959).

Die Ergebnisse dieser Bearbeitung wurden 1959 und 1962 (I u. II) dargestellt. Insofern sie für das Verständnis des Folgenden notwendig sind, sollen sie hier wiederholt werden.

In 86,48% (275mal) konnte eine Vorhersage aus dem Abstrich abgeleitet werden. In 13,52% (43mal) lag die oben aufgeführte Zellkombination vor, welche eine Vorhersage unmöglich machte. Die Richtigkeit der cytologisch gestellten prospektiven Diagnosen betrug 87,3%.

In Tabelle 11 sind die Ergebnisse zusammengestellt.

Vorhersage eines Carcinoma in situ mit Abgrenzung des dysplastischen Epithels aus dem cytologischen Abstrich

Tabelle 12 und Abb. 48 zeigen die Ergebnisse von 121 Fällen, bei denen aus dem cytologischen Abstrich die Diagnose Carcinoma in situ gestellt wurde. Die Treffsicherheit dieser Vorhersage betrug 80,99% (98 richtig und 23 falsch).

Die Fehlermöglichkeiten können in zwei Richtungen auftreten: Die zu erwartende Veränderung kann schwerer sein, als man angenommen hat (Krebs) oder leichter (unruhige Überhäutungsvorgänge, Metaplasie, dysplastisches Epithel).

Aus Tabelle 12 wird ersichtlich, daß der Fehler, an Stelle des erwarteten gesteigert atypischen Epithels eine fortgeschrittenere Veränderung zu finden, sehr klein ist (2,48%). In zwei Fällen von invasiven Carcinomen befanden sich neben dem Tumor ausgedehnte Randbeläge eines Carcinoma in situ, die die Fehldiagnosen hervorriefen.

Tabelle 12 (KERN 1962)

Cytologische Vorhersage: Carcinoma in situ	Histologische Diagnose	Zahl der Fälle	%
Falsch . . .	Aufsteigende Überhäutung	7	16,53
	Dysplastisches Epithel	13	
Richtig. . .	Grenzfall zum Carcinoma in situ	8	80,99
	Carcinoma in situ, einfacher Ersatz und plumpes Vorwuchern nach HAMPERL	86	
	Frühe Stromainvasion	4	
Falsch . . .	Mikrocarcinom	1	2,48
	Invasives Carcinom	2	
	Zusammen	121	100,00

Schwerer wiegt der Fehler in der Richtung, wo an Stelle des erwarteten Carcinoma in situ nur ein dysplastisches Epithel (13 Fälle) oder Überhäutungsvorgänge (7 Fälle) gefunden wurden (insgesamt 16,53%). Die prospektiven Diagnosen wurden bei diesen Fehldiagnosen („falsch positiv") an Hand der dyskaryotischen Kernveränderungen gestellt. Auf Grund der aufgedeckten Fehler erkannten wir, daß es sich hier um eine von den echten Dyskaryosen abweichende Kernveränderung handelt, die seitdem als *Pseudodyskaryose* bezeichnet wird und im Rahmen des „Pathologischen Zellbildes" (s. S. 72) beschrieben wurde. Wir ordnen nunmehr die Pseudodyskaryosen dem dysplastischen Epithel zu, bei welchem lediglich eine cytologische Kontrolle ohne Therapie für notwendig erachtet wird. Histologisch handelt es sich bei diesen Fällen um Epithelveränderungen wie basale Unruhe, mitosenreiche Überhäutung bzw. -Metaplasie und dysplastisches Epithel (SIMM 1959, OKAGAKI, LERCH, YOUNGE, McKAY u. KEVORKIAN 1962, NIEBURGS, REISMAN und PACHECO 1963). Die prospektive Bedeutung dieser Veränderung ist unklar. Einige halten sie für den Ausdruck chronischer Entzündungen und damit für reversibel, andere vermuten in ihnen einen Vorläufer des Carcinoma in situ.

Werden die dysplastischen Epithelien aus dem Fehler bei der prospektiven Diagnose Carcinoma in situ eliminiert, so erhöht sich die Treffsicherheit in dieser Gruppe. Die klinische Konsequenz bedeutet für uns bei der prospektiven Diagnose Carcinoma in situ aus dem cytologischen Ausstrich die Konisation der Cervix uteri ohne Zwischenschaltung von kleinen Gewebsbiopsien. Mit der Konisation werden die histologische Diagnostik und Therapie gleichzeitig betrieben.

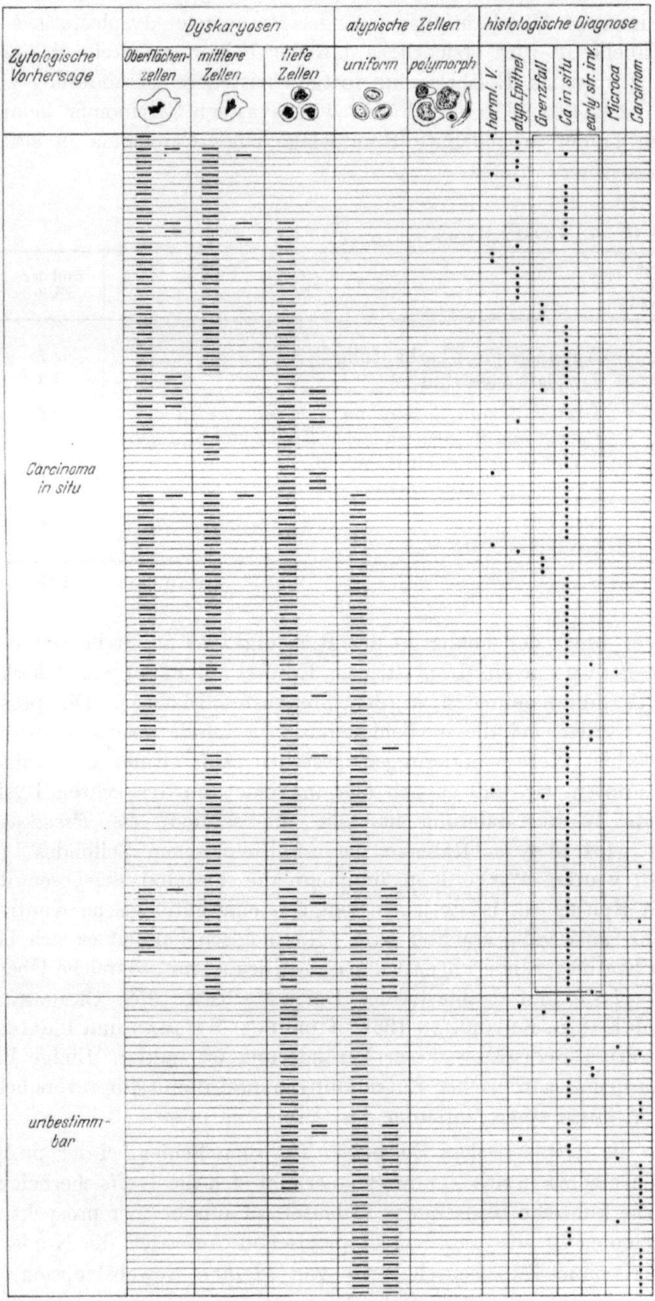

Zytologische Vorhersage	Dyskaryosen			atypische Zellen		histologische Diagnose						
	Oberflächen-zellen	mittlere Zellen	tiefe Zellen	uniform	polymorph	harml. V.	atyp. Epithel	Grenzfall	Ca in situ	early str. inv.	Microca	Carcinom
Carcinoma in situ												
unbestimm-bar												

Abb. 48 (Legende s. S. 89)

An Hand der recht hohen Treffsicherheit für das Carcinoma in situ bietet sich ein Weg zur Klärung der Pathogenese des Collumcarcinoms an. Allgemein wird angenommen, daß sich aus dem Carcinoma in situ an der Cervix das Collumcarcinom entwickelt. Die Altersdifferenz zwischen beiden Frühstadien beträgt durchschnittlich 10 Jahre. Auch innerhalb der von HAMPERL aufgestellten Gruppen des Carcinoma in situ, die morphologisch fortschreitende Entwicklungsstufen darstellen, bestehen zunehmende Altersdifferenzen. Es fehlen jedoch gesicherte Fälle, an denen eine Entwicklung am gleichen Individuum beobachtet wurde. Auch ist die Möglichkeit einer Regression des Carcinoma in situ diskutiert worden,

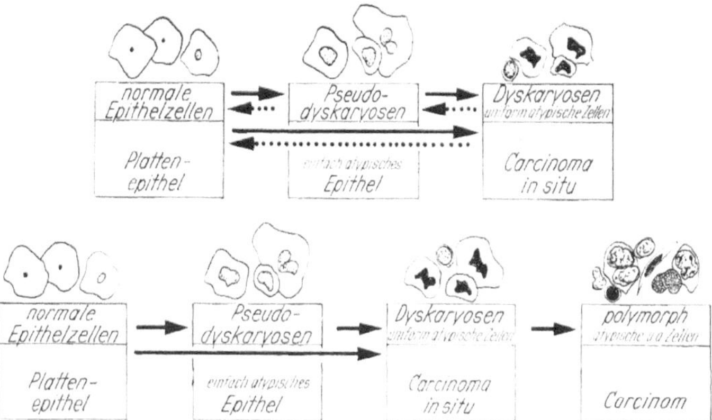

Abb. 49. Möglichkeiten der Cytologie, aus der Veränderung bestimmter pathologischer Zelltypen die Progredienz oder die Regression von Epithelatypien an der Cervix uteri zu verfolgen. Der ausgezogene Pfeil deutet die Progredienz, der punktierte Pfeil die Regressionsmöglichkeiten an (einfach atypisches = dysplastisches Epithel)

es fehlt aber an Beweisen, da, wie bereits PAPANICOLAOU erkannte, grundsätzliche Bedenken gegen die Klärung dieses Fragenkomplexes mit Hilfe von Gewebsentnahmen bestehen.

Mit Hilfe der Cytologie könnte man durch die Zuordnung der einzelnen Zelltypen zum histologischen Bild folgende Fragenkomplexe verfolgen (Abb. 49):

1. Ist das dysplastische Epithel rückbildungsfähig?
2. Entwickelt sich aus dem dysplastischen Epithel ein Carcinoma in situ und in welcher Zeitspanne?
3. Ist das Carcinoma in situ rückbildungsfähig?
4. Entwickelt sich aus dem Carcinoma in situ ein invasiver Krebs und in welcher Zeitspanne?

Den Fragen 1 und 2 kann man ohne Gefahr für die Patientin nachgehen. Für die Fragen 3 und 4 gilt dies nicht, denn wer würde ruhigen Herzens

Abb. 48. Einzeldarstellung von 121 Fällen, bei denen die Diagnose „Carcinoma in situ" oder „unbestimmbar" aus der Zusammensetzung der pathologischen Zelltypen im cytologischen Ausstrich gestellt wurde im Vergleich zur histologischen Diagnose. — Einige pathologische Zelltypen im Blickfeld; —— viele pathologische Zelltypen im Blickfeld. Doppelt eingerahmt wurden unter der Rubrik „histologische Diagnose" die Fälle, welche richtig vorhergesagt wurden (KERN 1962) (Atypisches = dysplastisches Epithel)

zusehen, bis sich aus einer präcancerösen Veränderung ein echter Krebs entwickelt ? Trotzdem halten wir die Beantwortung dieser Frage deshalb nicht für ausgeschlossen, da sich immer wieder Patientinnen mit positiven cytologischen Ausstrichen, die für ein Carcinoma in situ sprechen, der Behandlung über Jahre entziehen und dann erst wieder zur Beobachtung kommen (HELD 1957).

Cytologische Ausstriche, aus denen keine histologische Vorhersage möglich ist (unbestimmbar)

Zwischen den cytologisch prospektiven Diagnosen Carcinoma in situ und Carcinom bleibt eine Gruppe von Ausstrichen, aus denen eine derartige Diagnostik nicht möglich erscheint. Dies sind Ausstriche, in denen tiefe Dyskaryosen in Verbindung mit uniform atypischen Zellen oder letztere allein vorkommen. Diese Verhältnisse trafen in 43 (13,5%) von 318 Fällen zu. Das Präparat wurde zwar mit positiv (Gruppe IV oder V nach PAPANICOLAOU) bewertet, es konnte jedoch nicht entschieden werden, welche Veränderung vorlag. Tabelle 13 zeigt die Zusammensetzung des cytologischen Zellbildes im Verhältnis zu den histologischen Diagnosen. Daraus geht hervor, daß man beim Auftreten von uniform atypischen Zellen eher mit einem Carcinom rechnen kann. Allerdings ist diese Gruppe mit dem Fehler der kleinen Zahl belastet. Die klinischen Konsequenzen an Hand dieser Ausstriche liegen nach Ausschluß eines invasiven Carcinoms in der Konisation.

Tabelle 13 (KERN 1962)

Histologische Diagnose	Zelltypen im Ausstrich	
	Dyskaryosen tiefer Zellen und uniform atypische Zellen	Uniform atypische Zellen
Dysplastisches Epithel	2	1
Grenzfall zum Carcinoma in situ	1	—
Carcinoma in situ	13	3
Frühe Stromainvasion	2	—
Mikrocarcinom.	2	1
Invasives Carcinom.	8	10
Summe	28	15

Carcinomvorhersage aus dem cytologischen Ausstrich

Tabelle 14 und Abb. 50 zeigen 154 Fälle, bei denen ohne Kenntnis des klinischen Befundes die Diagnose invasives Carcinom aus dem cytologischen Ausstrich gestellt wurde. Die Diagnostik beruhte auf dem Auftreten von polymorph atypischen Zellen. Aus der Gegenüberstellung mit den Befunden der Operationspräparate geht hervor, daß die Diagnose in 142 Fällen, also in 92,2%, richtig war. In dieser Gruppe findet sich kein einziger Fall, der „falsch positiv" gewesen wäre, d. h. der eine geringere Veränderung als ein Carcinoma in situ ergeben hätte. Die Fehler (zwölf Fälle) setzen sich zusammen aus sieben Carcinomata in situ der Gruppen I und II nach HAMPERL (einfacher Ersatz und plumpes Vorwuchern) und fünf frühen Stromainvasionen. Die nochmalige Nachschau der fehlgedeuteten Präparate ergab, daß hier entzündliche Begleiterscheinungen die Erkennung der Zelltypen erschwert hatten (darunter eine Trichomonadenkolpitis).

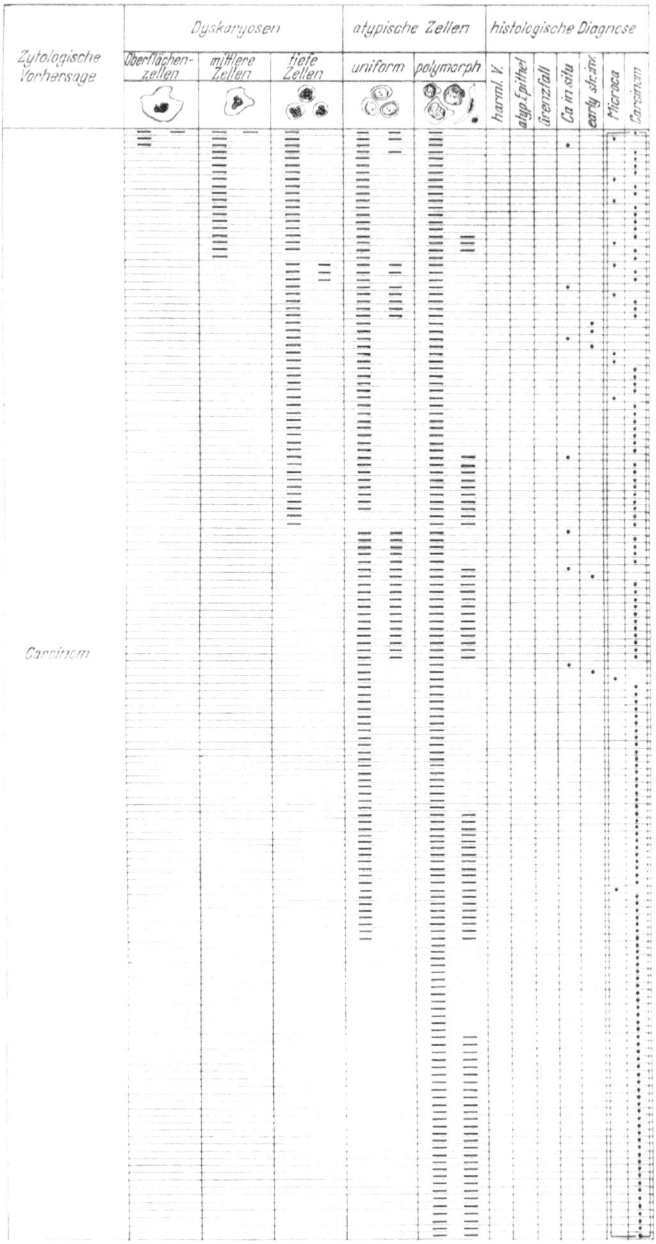

Abb. 50. Einzeldarstellung von 154 Fällen, bei denen ohne Kenntnis des klinischen Bildes aus dem cytologischen Ausstrich die Diagnose Carcinom gestellt wurde. — Vereinzelt pathologische Zellen im Blickfeld; — — viele pathologische Zellen im Blickfeld. Unter der Rubrik „histologische Diagnose" wurden die Fälle doppelt eingerahmt, bei denen die cytologisch gestellte Vorhersage richtig war (KERN 1962) (Atypisches = dysplastisches Epithel)

Bei den fünf Fällen mit früher Stromainvasion wurden auch nach nochmaliger Durchsicht Zellen im Ausstrich gefunden, die zu den polymorph atypischen Zellen zu rechnen sind, so daß man annehmen muß, daß bei dieser Verände-

Tabelle 14 (KERN 1962)

Cytologische Vorhersage Carcinom	Histologische Diagnose	Zahl der Fälle	%
Falsch . . .	Carcinoma in situ (einfacher Ersatz, plumpes Vorwuchern nach HAMPERL)	7	} 7,8
	Frühe Stromainvasion	5	
Richtig. . .	Mikrocarcinom	11	} 92,2
	Invasives Carcinom	131	
	Zusammen	154	100,0

rung die Grenze des Unterscheidungsvermögens liegt, zumal auch pathologisch-anatomisch die Zeichen der Malignität erfüllt sind.

Die erreichte Treffsicherheit von 92,2% für die Vorhersage Carcinom aus dem cytologischen Präparat ist für eine biologische Methode sehr hoch. Man kann also beim Auftreten von polymorph atypischen Zellen mit dem Vorliegen eines invasiven Krebses rechnen.

Diese Kenntnis hat nicht nur theoretischen Wert. Natürlich kann man bei 90% aller invasiven Krebse eine Anhiebsdiagnose durch Inspektion und Palpation stellen und braucht dazu nicht die Cytologie. Anders ist es aber mit den klinisch nicht sicheren Carcinomen, die OBER, KAUFMANN und HAMPERL (1961) als „histologisch erkannte Krebse" bezeichneten.

Da zwischen diesen und dem Carcinoma in situ eine weite Distanz in der Behandlungsart klafft, muß vor Einleitung der Therapie eine möglichst genaue Vorstellung von der Art der Veränderung bestehen. Weil an unserem Hause jeder Abstrich, der für ein Carcinoma in situ spricht, bei geschlechtsreifen Frauen mit einer Konisation

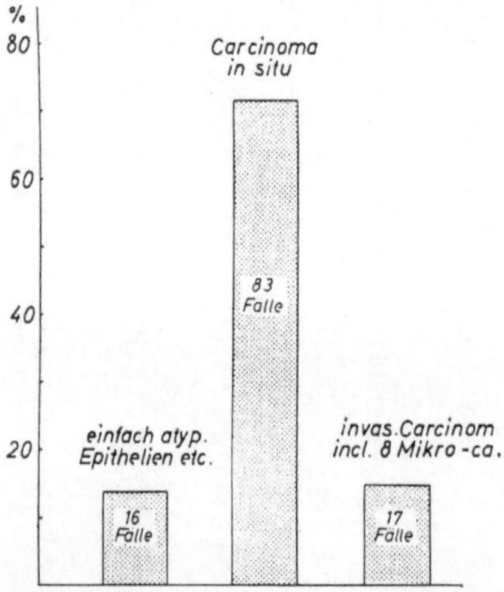

Abb. 51. Histologisches Ergebnis an flächenhaften Übersichtsschnitten aus 116 Konisationen der Cervix uteri (KERN 1962) (Einfach atypisches = dysplastisches Epithel)

gleichzeitig diagnostiziert und behandelt wird, ist es sehr wichtig zu wissen, ob nicht doch bereits ein Carcinom besteht. Spricht aber der cytologische Ausstrich dafür, so versuchen wir durch eine sorgfältige Cervixcurettage die Krebsdiagnose zu sichern. Meist handelt es sich um kleinste Endophyten, da sie bei exophytärer Wuchsrichtung auch klinisch aufgefallen wären. Auf diese Weise wird eine Konisation beim Vorliegen eines klinisch okkulten Krebses und damit die Aufeinanderfolge Konisation—Krebsoperation vermieden, die erfahrungsgemäß operationstechnische Schwierigkeiten mit sich bringen kann. Abb. 51 zeigt die histologischen Ergebnisse bei 116 durchgeführten Konisationen. Die im Conus aufgefundenen 17 invasiven Krebse stammen vorwiegend aus der Gruppe der unbestimmbaren Abstriche.

Man kann also für die Epithelatypien der Cervix uteri mit einer relativ großen Sicherheit eine prospektive Diagnose aus dem cytologischen Ausstrich stellen. Voraussetzungen sind eine subtile Materialentnahme, eine optimale operative Abklärung und eine optimale histologische Aufarbeitung. Anderenfalls wird man große Enttäuschungen erleben. Unsere Ergebnisse beruhen ausschließlich auf dieser Art der Zusammenarbeit.

Das Zusammenspiel Klinik—Cytologie—Histologie erfolgt auf einem Instrumentarium, welches leicht verstimmbar ist. Entnimmt der Kliniker flüchtig Sekret aus der Vagina, werden die Ergebnisse der Cytologie schlecht, und das Vertrauen des Klinikers sinkt. Im selben Maße sinkt seine Bereitschaft, auf Grund der unsicheren Cytologie die Patientin einem größeren diagnostischen Eingriff, wie dem der Konisation, auszusetzen. Der Kliniker beginnt, mit mehr oder minder großer Sachkenntnis an der Portio „herumzuschnippeln", und naturgemäß müssen in kleinen Gewebsentnahmen auch die Aussagen der Histologie eingeschränkt sein. Damit sinkt das Vertrauen in die vermeintlich schlechte Cytologie noch mehr. In diesem Circulus vitiosus bleibt der Makel der Fehldeutung meist auf der cytologischen Diagnostik hängen, obwohl oft die Ursachen bereits in der Materialentnahme liegen. Wenn man sich vergegenwärtigt, daß die cytologische Diagnose in ihrem Aussagewert der Histologie nahekommen kann, dann sollte die sorgfältige Entnahme des Zellmaterials zur Selbstverständlichkeit werden.

Sind Materialentnahme, operative Abklärung und histologische Aufarbeitung optimal, so ist folgendes Vorgehen sinnvoll:

1. Enthält der cytologische Ausstrich Pseudodyskaryosen, wird er mit Gruppe III nach Papanicolaou eingestuft und spricht für ein dysplastisches Epithel. Eine therapeutische Intervention ist nicht notwendig, aber eine cytologische Kontrolle in regelmäßigen Abständen (alle 3 Monate) ist erforderlich.

2. Enthält der cytologische Ausstrich Dyskaryosen allein oder in Verbindung mit uniform atypischen Zellen, wird er mit Gruppe IV oder V nach Papanicolaou eingestuft und spricht für ein Carcinoma in situ. Es wird eine Konisation durchgeführt und der Conus in flächenhaften Übersichtsschnitten histologisch aufgearbeitet.

3. Ist der cytologische Ausstrich positiv, aber hinsichtlich einer prospektiven Diagnose unbestimmbar, wird er in die Gruppe IV oder V nach Papanicolaou eingestuft. Wenn ein Carcinom klinisch weitgehend ausgeschlossen werden kann, wird eine Konisation durchgeführt.

4. Enthält der cytologische Ausstrich polymorph atypische Zellen allein oder in Verbindung mit anderen pathologischen Zelltypen, wird er in die Gruppe IV oder V nach Papanicolaou eingestuft und spricht für das Vorliegen eines invasiven Carcinoms. Die Krebsdiagnose muß durch kleine Gewebsentnahmen

(Cervixcurettage, Bröckelentnahme) histologisch gesichert und die Patientin der üblichen Krebstherapie zugeführt werden. — Gelingt der Krebsnachweis histologisch nicht eindeutig, so sollte auch in diesem Falle eine Konisation durchgeführt werden.

Überblick über das cytologisch untersuchte Material

Im folgenden wurde das cytologische Material aus $4^1/_2$ Jahren zusammengestellt und zunächst einige allgemeine Gesichtspunkte (Alter, mensueller Status und Geburtenzahl) in Beziehung zu der Gruppeneinteilung von PAPANICOLAOU gesetzt.

Es wurden vom 1. 1. 1957 bis 30. 6. 1961 22249 cytologische Untersuchungen an 13674 Patientinnen durchgeführt. Das bedeutet die mikroskopische Durchsicht von 44498 Objektträgern.

Seit 1957 haben die Untersuchungen jährlich zugenommen, so daß 1960 fast die doppelte Anzahl erreicht wurde als 1957.

Die Auswertung geht von der Zahl der untersuchten Patientinnen (13674) und nicht von der Abstrichzahl aus. Jede mit Hilfe mehrerer Abstriche untersuchte Patientin wurde in die „schwerste" Diagnose eingestuft, also eine Patientin mit den Abstrichen IIW, II, II in die Rubrik IIW oder eine Patientin mit den Abstrichen IIW, III, III, IV in die Rubrik IV/V.

Die Diagnostik im Gesamtmaterial demonstriert Abb. 52. Über 80% aller Patientinnen zeigten keine Hinweise auf irgendeine Epithelatypie. Bei 11,1% wurde der Abstrich nach Reinigungsbehandlung wiederholt, ohne daß sich weitere Anhaltspunkte für eine Epithelatypie ergaben. Der Prozentsatz gibt aber einen Hinweis auf die Frequenz behandlungsbedürftiger Beimengungen im Scheidensekret. Die Gruppe III liegt mit 1,1% sehr niedrig, was aus unserer eingangs erwähnten Deutung verständlich wird. Die positiven Abstriche Gruppe IV und V sind mit 4% in einem hohen Prozentsatz vertreten. Darin sind nicht nur cytologisch entdeckte, klinisch stumme Epithelerkrankungen der Portio uteri, sondern auch klinische Krebse enthalten, die in den ersten Berichtsjahren noch cytologisch untersucht wurden. Die Abstriche klinischer Carcinome dienten vorwiegend der Analyse von Zelltypen (s. Vorhersage). Abstriche von 418 Patientinnen (3,1%) waren nicht auswertbar. Der Anteil der nicht auswertbaren Abstriche wurde jährlich infolge einer sorgfältigeren Abstrichtechnik wesentlich kleiner.

Zu eigenen Resultaten versucht man Vergleiche anderer Untersuchungsstellen heranzuziehen. Leider ist der unmittelbare Vergleich meist nicht möglich, da eine abweichende Methodik angewandt und die Interpretation der cytologischen Ausstriche verschieden gehandhabt wurde.

CUYLER, KAUFMANN, CARTER, ROSS, THOMAS und PALUMBO berichteten 1951 von 51022 Abstrichen bei 15217 Frauen über folgendes Ergebnis: Pap. I: 12,3%, II: 80,4%, III: 3,6%, IV: 0,9%, V: 2,6% und nicht auswertbar: 1,1% *.

---

* Die Summe der Prozentsätze ergibt 100,9, die Zahlen stammen aus der Originalarbeit.

STOLL, RIEHM und BACH fanden 1955 bei 5619 Frauen Pap. I und II in 88,6%, III in 7,6% und IV und V in 3,8% der Fälle.

KAISER, BOUSER, INGRAHAM und HILBERG berichteten 1960 von der überwältigenden Gesamtzahl von 608 200 cytologisch untersuchten Frauen. Sie hatten folgende Ergebnisse: negative: 95,2%, atypical: 3,0%, suspicious: 0,7%, positive: 0,2%, unsatisfactory: 0,9%. „Atypical" scheint unserer Gruppe III zu entsprechen und „suspicious" der Gruppe IV.

SOULE und DAHLIN hatten 1960 unter 139 503 Ausstrichen 2,5—3% nicht auswertbare.

JAEGER und ERDENEN diagnostizierten 1961 von 21 520 klinikseigenen Ausstrichen in 2,6% Gruppe III und 1,4% Gruppe IV und V. Bei Einsendungsgut waren 3% nicht auswertbar, bei klinikseigenem nur 1,5%.

Bei den weiteren Berechnungen mußte die Gruppe der nicht auswertbaren ausgeschieden werden, so daß eine Zahl von 13 256 cytologisch untersuchter und diagnostizierter Patientinnen mit vollständiger Karteiregistratur verbleibt.

Tabelle 15 zeigt die untersuchten Patientinnen, unterteilt in *Altersgruppen* und deren cytologische Befunderhebung.

Mit dem Chiquadrat-Prüfverfahren ist die Altersverteilung der normalen cytologischen Befunde (II, IIW) mit einer Sicherheit von mehr als 99% (Chiquadrat = 82 für $n = 7$) von der Altersverteilung der suspekten und positiven Befunde (III—IV, V) verschieden.

Eine eventuelle Abhängigkeit der suspekten

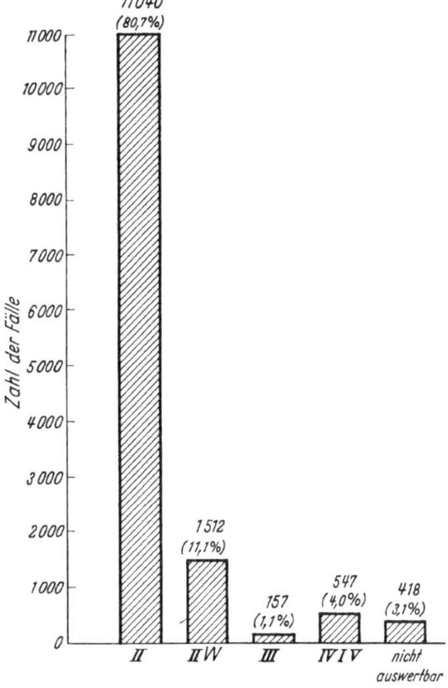

Abb. 52. Ergebnisse der cytologischen Untersuchung bei 13 674 Fällen nach der Gruppeneinteilung von PAPANICOLAOU (KERN, RISSMANN und HUND 1964)

Tabelle 15. *Anteil der cytologischen Befunde in verschiedenen Altersgruppen bei 13 256 Patientinnen* (KERN, RISSMANN u. HUND 1964)

Altersgruppen Jahre	Cytologisches Ergebnis	
	Normal II/II W	Suspekt/Positiv III/IV/V
0—19	309	4
20—29	2136	51
30—39	3340	198
40—49	3263	196
50—59	2403	153
60—69	821	67
70—79	255	32
80 u. mehr	25	3
Gesamtzahl	12 552	704
Durchschnittsalter	42,1 Jahre	46,2 Jahre
Vertrauensintervalle für $t = 3$	41,7—42,5 Jahre	44,7—47,7 Jahre

und positiven cytologischen Befunde vom mensuellen Status der untersuchten Patientinnengruppen wurde untersucht. Frauen, die sich in der Menopause befinden, haben zwar mit 6,2% den höchsten Prozentsatz von cytologisch positiven Abstrichen, rund 1% höher als bei den Patientinnen, die sich noch in der Geschlechtsreife befinden, der Unterschied läßt sich jedoch statistisch nicht sichern (Chiquadrat-Prüfverfahren).

Die Abhängigkeit der suspekten und positiven cytologischen Befunde von der Geburtenzahl der untersuchten Frauen wird in Abb. 53 dargestellt. Die Verteilung der Geburtenzahl bei den normalen cytologischen Befunden weicht gesichert (Chiquadrat $=116$ für $n=5$) von der Verteilung der suspekten und positiven Befunde ab. Der prozentuale Anteil der suspekten und positiven Befunde im Gesamtmaterial vergrößert sich mit steigender Geburtenzahl (3,1%, 5,1%, 5,4%, 7,1%, 8,3% und 12,1%). Mit Hilfe einer Streuungszerlegung stellt man fest, daß eine

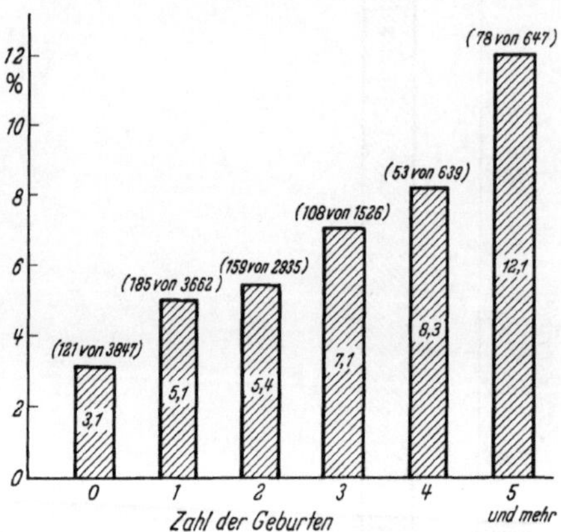

Abb. 53. Prozentualer Anstieg von cytologisch suspekten und positiven Befunden in Abhängigkeit von der steigenden Geburtenzahl der betroffenen Patientinnen

Regressionsgerade eben noch zulässig ist, $y=(3,13+1,45\,x)\%$. Stark gesichert ist, daß der Regressionskoeffizient ungleich Null ist.

Die Bedeutung der cytologischen Abstrichuntersuchung wird aus dieser Darstellung für eine Frau, die viele Kinder geboren hat, besonders erhellt.

Treffsicherheit der Cytodiagnostik an unserem Material

Alle positiven Ergebnisse bedürfen einer histologischen Abklärung, um den erhobenen Befund bestätigen oder widerlegen zu können. Damit hängt der Wert einer frühdiagnostischen Methode weitgehend von der Histologie ab.

Bei 13674 cytologisch untersuchten Patientinnen wurden 2281 Gewebsentnahmen mit histologischer Aufarbeitung durchgeführt. Beim Vergleich mit der Cytologie, die zu einer unzweifelhaften Bestätigung oder Widerlegung der cytologischen Diagnose führen sollte, wurde ein sehr strenger Maßstab angewandt und dazu nur 1106 Fälle herangezogen. Tabelle 16 vermittelt einen Überblick über die Zusammensetzung und histologische Aufarbeitung dieses Materials. (In 35 weiteren Fällen liegt zwar die vollständige Histologie vor, aber der cytologische Befund war nicht auswertbar.)

Der nicht optimal vergleichbare Anteil setzt sich zusammen aus Gewebsentnahmen von 1089 Cervix-Corpusabrasionen, Polypabdrehungen und wenigen Probeexcisionen (alle diese Fälle boten keinen Anhalt für Malignität) und 51 Genitalcarcinomen, die nicht dem Collum oder Corpus angehörten.

Tabelle 16. *Wie kam die histologische Diagnose zustande?* (KERN, RISSMANN u. HUND 1964)

Histologische Diagnose	Gewebsentnahme	Histologische Aufarbeitung	Zahl der Fälle
Gutartige Portiobefunde: aufsteigende Überhäutung, Metaplasie etc.	Uterusexstirpation, Portioamputation oder Konisation	flächenhafte Cervixschnitte	615
Frühfälle des Collumcarcinoms	Portiokonisation, Uterusexstirpation	flächenhafte Cervixschnitte	205
Collumcarcinome	Bröckelentnahme, Cervixcurettage	übliche histologische Bearbeitung mit Bestätigung der Diagnose	206
	bei operativer Behandlung: Operationspräparat	flächenhafte Cervixschnitte	
Corpuscarcinome	Corpuscurettage	übliche histologische Bearbeitung mit Bestätigung der Diagnose	80
		Summe	1106

Einen Überblick über die Beziehungen zwischen cytologischem Befund und histologischer Diagnose vermittelt Tabelle 17. In dieser Tabelle wurden nur diejenigen Fälle aufgenommen, bei denen auf Grund der histologischen Aufarbeitung eine nicht anzuzweifelnde Diagnose vorlag.

Tabelle 17. *Histologische Diagnose im Vergleich zum cytologischen Befund* (KERN, RISSMANN u. HUND 1964)

Histologische Diagnose	Cytologische Diagnose				Summe
	II	II W	III	IV/V	
Gutartige Portiobefunde	454	129	17	15	615
Frühfälle (ohne dysplastisches Epithel)	3	1	12	162	178
Collumcarcinome .	2	6	7	191	206
				Summe	999
Corpuscarcinome	26	24	15	15	80

Die Corpuscarcinome werden in der weiteren Betrachtung außer acht gelassen, da es nicht Aufgabe der Cytologie ist, sie aufzufinden. Die Zahlen der Tabelle 17 beweisen ohnehin, daß für diesen Carcinomtyp unsere Abstrichtechnik ungeeignet ist.

Die Tabellen 17 und 18 zeigen die cytologischen Ergebnisse von 999 Portiones. Eine derartige Aufstellung fordert zu einer Überprüfung der cytologischen Treffsicherheit heraus. In einem gewissen Prozentsatz wurden cytologisch ,,falsch positive" Befunde erhoben, d. h. bei der histologischen Aufarbeitung konnte der cytologische Verdacht nicht bestätigt werden. Retrospektiv wäre der Eingriff bei den entsprechenden Patientinnen also nicht notwendig gewesen (1,5%). Auf der anderen Seite steht ein gewisser Prozentsatz „falsch negativer" cytologischer Befunde. Das sind histologisch als Zufallsbefunde entdeckte Epithelverände-

Tabelle 18. *Falsche Resultate der Cytologie, gemessen an der Histologie* (KERN, RISS-MANN u. HUND 1964)

Histologie	Falsch negativer cytologischer Befund	Suspekter cytologischer Befund	Falsch positiver cytologischer Befund	Summe aller Fälle
Gutartige Portiobefunde .	—	17 (2,8%)	15 (2,4%)	615 (100%)
Frühfälle (ohne dysplastisches Epithel)	4 (2,25%)	12 (6,75%)	—	178 (100%)
Collumcarcinome	8 (3,9%)	7 (3,4%)	—	206 (100%)
Summe	12 (1,2%)	36 (3,6%)	15 (1,5%)	999 (100%)

rungen (1,2%). Es handelt sich um Frühfälle (die Frauen wurden aus anderen Indikationen operiert) und „falsch negative" klinische Krebse. Dazwischen bleibt eine Gruppe suspekter Befunde (3,6%). Folgt man den allgemein üblichen Errechnungsarten der cytologischen Treffsicherheit, so ergibt sich eine Überein-

Tabelle 19. *Cytologisch „falsch negative" Carcinomata in situ* (KERN, RISSMANN u. HUND 1964)

Lfd. Nr.	Indikation	Cytologische Befunde		Cytologisches Ergebnis bei Nachkontrolle und Fehler
1	Bonneysche Plastik wegen Ektropiums mit starkem Fluor	1. II 2. zu wenig Material 3. zu wenig Material	1. II 2. zu wenig Material 3. zu wenig Material	Fehler der Abstrichtechnik
2	Bonneysche Plastik wegen Ektropiums mit starkem Fluor	1. II	1. II	Ausstrich stark verunreinigt, Fehler der Abstrichtechnik
3	Uterusexstirpation wegen Descensus	1. II 2. II 3. II	1. II 2. IV 3. III	Fehler des Untersuchers und der Abstrichtechnik
4	Uterusexstirpation wegen Descensus	1. IIW 2. IIW 3. II 4. II	1. IIW 2. IV 3. IV 4. IV	Fehler des Untersuchers

stimmung mit der histologischen Diagnose in 93,7%, ein suspektes Ergebnis in 3,6% und ein falsches in 2,7% der Fälle. Ob diese Treffsicherheit von 93,7% nicht einen Trugschluß darstellt, soll noch diskutiert werden.

Wir sind den „falsch negativen" und „falsch positiven" Befunden nachgegangen und haben sie tabellarisch zusammengestellt (Tabelle 19).

Bei den cytologisch „falsch negativen" Carcinomata in situ wurde bei zwei Patientinnen (Fall 1 und 2) eine Bonneysche Plastik wegen großer Ektropien mit therapieresistentem Fluor vorgenommen. Bei beiden scheint eine fehlerhafte Abstrichtechnik (kein Kontaktabstrich), unter Umständen bedingt durch die starke Schleimsekretion, zu dem Versagen geführt zu haben. Bei zwei weiteren Patientinnen (Fall 3 und 4) wurde der Uterus wegen eines Prolapses exstirpiert. Bei der einen Patientin lag ein sehr kleines gesteigert atypisches Epithel im Cervicalkanal vor, und bei der anderen handelte es sich um ein ausgedehntes intracervicales Carcinoma in situ. Die Nachschau der Präparate ergab in beiden Fällen einen Fehler des cytologischen Untersuchers. Alle vier Fälle wurden in den Jahren 1957 und 1958 diagnostiziert.

Tabelle 20. *Cytologisch „falsch negative" Collumcarcinome* (KERN, RISSMANN u. HUND 1964)

Lfd. Nr.	Klinische Diagnose	Cytologie	Erklärungsversuch
1	Elektrokoagulation nach Bröckelentnahme extra muros	II	starke unspezifische Abschilferung nach Elektrokoagulation
2	Zustand nach Probeexcision extra muros	IIW	die in Granulation befindliche Probeexcisionswunde sezernierte stark
3	Zustand nach Probeexcision extra muros	IIW	starke unspezifische Sekretion aus dem Wundgebiet
4	Zustand nach Abrasio	IIW	unspezifische Sekretion aus dem Abrasionswundgebiet
5	Rezidiv im Scheidengrund nach WERTHEIM und Bestrahlung	IIW	viel Detritus, Strahlenreaktion?
6	Histologischer Sonderfall. Differentialdiagnose: Papillom oder stark verhornendes Plattenepithelcarcinom	IIW	enorme Verhornung erklärt die cytologisch negative Diagnose
7	Klinisch lange als Adnextumor verkannt (hoch intracervical)	II	falsche Abstrichtechnik (nicht aus dem Cervicalkanal)
8	Exophyt	IIW	Fehler der cytologischen Diagnose

Bei den cytologisch nicht erkannten Collumcarcinomen wurde in vier Fällen die cytologische Abstrichuntersuchung nach operativen Eingriffen an der Cervix (Probeexcision, Abrasio, Elektrokoagulation) durchgeführt. Einmal handelte es sich um ein Rezidiv nach intensiver Strahlenbehandlung und einmal um eine histologische Rarität eines extrem verhornenden, infiltrierend wachsenden Tumors der Portio, der histologisch nicht einzuordnen ist. Zweimal versagte die Cytologie als Methode (Tabelle 20).

Die „falsch positiven" Fälle sind in Tabelle 21 zusammengefaßt.

Bei 15 „falsch positiven" Patientinnen wurden sieben Uterusexstirpationen, eine Cervixstumpfexstirpation und sieben Konisationen durchgeführt. Achtmal waren klinisch andere Indikationen Ursache der operativen Intervention und die Cytologie nur ein Nebenbefund.

Histologisch wurde neunmal eine meist schwere Cervicitis gefunden, so daß
der Eingriff eine wesentliche Fluorursache beseitigte. Sechsmal bestand außerdem
eine basale Aktivität des Plattenepithels, und zweimal könnten Epithelartefakte
zu einer für den Cytologen nicht voll befriedigenden Aussage geführt haben.

Tabelle 21. *Fünfzehn cytologisch „falsch positive" Resultate* (KERN, RISSMANN u. HUND
1964)

Lfd. Nr.	Indikation und Operationsart	Histologische Diagnose
1	Mannsfaustgroßer Uterus myomatosus mit Adnextumor. Cytologisch Gruppe IV. Uterusexstirpation mit beiden Adnexen	1359/57; aufsteigende Überhäutung, Metaplasie im Cervicalkanal
2	Rechtsseitiger Ovarialtumor. Cytologisch Gruppe IV, Uterusexstirpation mit beiden Adnexen	957/57; papillärer Ovarialtumor mit Absiedlung im Netz. Merkwürdige Plattenepithelmetaplasie im Cervicalkanal
3	Cytologisch Gruppe IV. Konisation	203/58; Metaplasie, Cervicitis
4	Scheidensenkung. Cytologisch Gruppe IV. Vordere und hintere Plastik mit Konisation	52/58; aufsteigende Überhäutung
5	Klimakterische Blutungsstörung. Cytologisch Gruppe IV. Uterusexstirpation	224/59; aufsteigende Überhäutung, Metaplasie im Cervicalkanal
6	Adnextumoren beiderseits. Cytologisch Gruppe IV. Uterusexstirpation mit beiden Adnexen	1085/59; aufsteigende Überhäutung, schwere Cervicitis, Endometriose
7	Zwischenblutungen. Cytologisch Gruppe IV. Konisation	911/59; schwere Cervicitis, Plattenepithelmetaplasie im Cervicalkanal, Epithelartefakte
8	Therapieresistenter Ausfluß. Cytologisch Gruppe IV, Konisation	357/59; schwere Cervicitis, Ektropium
9	Cytologisch Gruppe IV, vaginale Uterusexstirpation	367/59; aufsteigende Überhäutung
10	Cytologisch Gruppe IV, Konisation	423/59; schwere Cervicitis, basale Aktivität in Epidermisierungsvorgängen um den äußeren Muttermund
11	Cytologisch Gruppe IV, Konisation	972/59; Cervicitis, basale Aktivität in metaplastischem Epithel
12	Cytologisch Gruppe IV, Cervixstumpf, Stumpfexstirpation	782/59; ausgedehnte Leukoplakie der Portiooberfläche. In Überhäutung basale Aktivität
13	Descensus, cytologisch Gruppe IV, vaginale Uterusexstirpation	104/60; Cervicitis, im Bereich des äußeren Muttermundes Epithelartefakte
14	Adnextumoren beiderseits, cytologisch Gruppe IV, Uterusexstirpation mit beiden Adnexen	559/60; Endometriose, Ovarialcarcinom, Cervicitis, basale Aktivität in Metaplasie
15	Seit 4 Jahren starker Ausfluß, Emmetrisse, cytologisch Gruppe IV, Portioplastik	252/61; schwere Cervicitis, Epidermisierungsvorgänge

Ähnliches beobachteten GRAHAM und McGRAW (1950) und MILLIGAN, CARROW u. EGGERS (1959).

Das *dysplastische Epithel* stellt sowohl cytologisch als auch histologisch einen Sonderfall dar. Die histologische Diagnose des dysplastischen Epithels ist nicht fest umrissen, sie kann von der basalen Unruhe über das mitosenreiche Plattenepithel zu Formen reichen, die bereits schwer vom „einfachen Ersatz" (nach HAMPERL) des Carcinoma in situ abgrenzbar sind. So könnte man einige der in Tabelle 21 als Metaplasie bezeichneten Fälle auch zum dysplastischen Epithel rechnen. Auf der anderen Seite verdanken wir der histologischen Abklärung von 18 dysplastischen Epithelien, die in dieser Aufstellung nicht enthalten sind, mit der Beurteilung IV und V die Besonderheit der Pseudodyskaryosen. Seitdem kontrollieren wir derartige Fälle cytologisch. Sieben dysplastische Epithelien waren cytologisch unverdächtig. Ob hier der Grad der Atypie im cytologischen Ausstrich nicht für eine suspekte oder positive Diagnose ausreichte, sei dahingestellt.

Tabelle 22 (KERN, RISSMANN u. HUND 1964)

1. Abstrich	III, IV, V	II W	II	Summe
Frühfälle . .	141 (87,1 %)	14 (8,6 %)	7 (4,3 %)	162 (100 %)
Collum-Carcinome . . .	183 (95,8 %)	4 (2,1 %)	4 (2,1 %)	191 (100 %)

Überprüft man, ob die cytologisch mit Gruppe IV und V diagnostizierten, histologisch bestätigten Frühfälle und Collumcarcinome im ersten Abstrich positiv waren (Tabelle 22), so trifft das zwar für die überwiegende Zahl der Fälle zu, trotzdem würde das Abwägen der Methode am ersten Abstrich ein ungünstigeres Ergebnis liefern.

NAVRATIL hat den Errechnungsarten der cytologischen Treffsicherheit im Handbuch Seitz-Amreich, Band 4/1, 1955, breiten Raum gewidmet und tabellarisch eine große Zahl von mitgeteilten Treffsicherheiten zusammengefaßt. NAVRATIL zitiert 22 Autoren, die die Treffsicherheit ihres cytologischen Untersuchungsgutes mitgeteilt haben. Der Prozentsatz streut zwischen 80 und 99,26 %, wobei 17 Angaben über 90 % liegen. Zeitlich nach dem Handbuchartikel von NAVRATIL erschienen noch einige weitere Angaben über die Treffsicherheit der Cytologie:

Autor	Treffsicherheit der Cytodiagnostik in %
WALZ (1955)	86,7
IGEL und MÜLLER (1956)	93,15
KLEIN, KOFLER und KREMER (1957) . .	93,7
JANISCH und KREMER (1959).	93,4
NAVRATIL, BAJARDI und BURGHARDT (1959).	92,5
DEIMEL (1960)	92,99

Das Prinzip der Errechnungsart für die Treffsicherheit ist unter anderem folgendes: Aus einer bekannten Anzahl histologisch verifizierter Fälle, die man gleich 100 % setzt, werden die cytologisch „falsch positiven" und „falsch negativen" Ergebnisse prozentual errechnet. Danach ist die Treffsicherheit:

100 % — (% falsch negativ + % falsch positiv) = % Treffsicherheit

Die suspekten Befunde (Gruppe III) werden bei NAVRATIL als positiv eingestuft. Wir haben diese Gruppe isoliert stehen lassen, so daß sich analog errechnet:

100 % — (% falsch negativ + % falsch positiv + % suspekt) = % Treffsicherheit
100 % — (1,2 % + 1,5 % + 3,6 %) = 93,7 % (Tabelle 18)

Es wird empfohlen, die Treffsicherheit am ersten Ausstrich zu werten. Danach würde unsere Bilanz folgendermaßen aussehen (Tabellen 18 und 22):

100 % — (% falsch negativ + % falsch positiv + % suspekt) = % Treffsicherheit
100 % — (4,1 % + 1,5 % + 3,6 %) = 90,8 %

Wir hätten hierbei an Stelle von 12 „falsch negativen" 41 „falsch negative" und die Treffsicherheit sinkt auf 90,8 % ab. In einem Klinikum sollte man aber nicht die Methodik am ersten Abstrich strapazieren; allerdings wird Einsendungsmaterial mit diesem Fehler behaftet sein. Auch KIMMELSTIEL, BOS und NOLEN betonten 1958, daß wiederholte cytologische Untersuchungen die Treffsicherheit heraufsetzen. STOLL, BACH und RIEHM erkannten 1955 10,04 % von 229 Collumcarcinomen *nicht* im *ersten* Abstrich.

„Falsch negative" und „falsch positive" cytologische Ergebnisse wurden wiederholt mitgeteilt, sind aber schwer vergleichbar, da oft die Bezugszahlen zu verschieden sind. Besonders intensiv befaßten sich mit diesem Fragenkomplex: NIEBURGS und PUND (1950), HELD, SCHREINER und OEHLER (1954), FENNELL und GRAHAM (1955), STÜPER (1955), MORICARD (1955), SIEGEL (1955), LUKSCH und SEBEK (1957), JENNINGS, DALE, NELSON, BRINES und WILSON (1959), MUSSEY und SOULE (1959), LEVRIER und CATOR (1960), ZINSER, MEISSNER und BÖTZELEN (1963), ULM, BACHER, JANISCH, KOFLER und KREMER (1963).

Der Errechnungsart der cytologischen Treffsicherheit soll ein anderer Gedanke hinzugefügt werden: Mit Hilfe der Cytologie wurde (in diese Überlegung werden nicht die klinischen Krebse einbezogen) nach dem Frühstadium des Collumcarcinoms gesucht. In 5 Jahren wurden bei 13050 (13256 — 206 Carcinome = 13050) verwertbaren cytologischen Untersuchungen 174 Frühfälle gefunden, also ein Prozentsatz von 1,3 %. Im gleichen Zeitraum wurden aber in 619 Uteri (615 gutartige Portiobefunde und vier „falsch negative" Carcinomata in situ), die aus den unterschiedlichsten klinischen Indikationen entfernt wurden, durch Zufall vier cytologisch „falsch negative" Carcinomata in situ entdeckt. Hätten wir nicht, wenn von *allen* cytologisch untersuchten Patientinnen die Cervix oder der Uterus entfernt und in flächenhaften Cervixschnitten histologisch aufgearbeitet worden wäre, ein Vielfaches mehr an zufällig entdeckten Carcinomata in situ gefunden ?

Es entstünde dann folgende Rechnung:

13050 Frauen cytologisch untersucht
—174 entdeckte Carcinomata in situ
—619 histologisch bearbeitete Cervices
____
12257 histologisch nicht abgeklärte Fälle.

In 619 Uteri wurden zufällig vier „cytologisch falsch" negative Carcinomata
in situ gefunden, in 12257 Uteri muß man mit einer Sicherheit von 95 % damit
rechnen, zwischen 27 und 170 nicht vermutete Carcinomata in situ zu finden. Das
heißt, in der Berichtszeit wären 174 Frühfälle gefunden und 27 bis 170 übersehen worden. Das würde einer Frequenz von 1,6 bis 2,7 % Frühfällen entsprechen. Auf die Treffsicherheit angewandt, steigt diese bei einer Ausgangs-
zahl von 13050 Fällen auf 99 %, obwohl die Zahl der cytologisch „falsch negativen"
Befunde stark zugenommen hat.

Diese Rechnungsart liefert ein verzerrtes Bild. Wesentlich erscheint die
Tatsache, daß unter 13050 in der Berichtszeit, 178 gefunden und möglicherweise
27 bis 170 übersehen wurden. Dies ist um so bedeutsamer, als unsere gefundene
Frequenz an Frühstadien mit 1,3 % recht hoch liegt. Es bleibt aber der Gedanke,
daß trotz aller Bemühungen unter Umständen 13—50 % der möglichen Carcinomata in situ unerkannt bleiben, beklemmend.

Man kann angesichts dieser Überlegungen nur die Forderung mit Nachdruck
wiederholen, daß jede Frau sich nach dem 30. Lebensjahr jährlich einmal cytologisch untersuchen lassen sollte, da man hoffen kann, daß bei Wiederholungsuntersuchungen die übersehenen Fälle erkannt werden, zumal die Entwicklungszeit eines Frühfalles zum Krebs etwa mit 5—10 Jahren geschätzt wird. Warum
diese Fälle durch die Cytologie übersehen werden, kann man nur vermuten,
da es unmöglich ist, einen etwaigen Fehler des Untersuchers durch eine Nachschau aller 22249 cytologischen Präparate zu überprüfen. Wahrscheinlich sind
der Fehler der Methode und der Fehler des Untersuchers in gleichem Maße
beteiligt.

Kolposkopie

Historische Einleitung

Der Begründer der Kolposkopie ist HANS HINSELMANN, der 1884 in Neumünster in Holstein geboren wurde. Er studierte in Kiel und beendete dort sein Studium 1908. Nach relativ kurzen Arbeitsperioden in Dresden, Heidelberg, Kiel, Jena und Gießen war er 13 Jahre unter v. FRANQUÉ in Bonn tätig. 1925 wurde er ärztlicher Leiter der geburtshilflich-gynäkologischen Abteilung des Allgemeinen Krankenhauses Hamburg-Altona.

Etwa zur gleichen Zeit befaßte er sich mit der Gestaltung des Artikels über „Ätiologie, Symptomatologie und Diagnostik des Uteruscarcinoms" im Handbuch von VEIT-STOECKEL (1930). Während dieser Arbeit bemühte er sich besonders um die Erkennung kleiner und kleinster Portiocarcinome und kam dabei auf die einfache und geniale Idee, die Portiooberfläche mit Hilfe einer Lupe zu betrachten. Die Einrichtung einer binocularen lupenoptischen Betrachtung in Verbindung mit einer hellen, gut zentrierten Lichtquelle wurde von ihrem Erfinder „Kolposkop" genannt und eröffnete einen Forschungszweig, der als „Kolposkopie" in den folgenden Jahrzehnten größtes Interesse fand. Die je nach Linsensystem mit einer 10—40fachen Vergrößerung eingerichteten Kolposkope gestatten eine genaue Betrachtung der Portiooberfläche, bei der verschiedene Epithelarten differenziert werden können, was mit dem bloßen Auge nicht möglich ist. HINSELMANN begründete damit die Frühdiagnostik des Collumcarcinoms in Deutschland, da es mit Hilfe der Kolposkopie gelang, eine große Zahl von Oberflächencarcinomen zu entdecken, die man vorher nur als Zufallsbefunde am Operationspräparat kannte. Der Begründer der Methode publizierte seine Erfahrungen bis zum Ende seines Lebens in zahlreichen Einzelarbeiten, die als Kernpunkt die Früherkennung des Portiocarcinoms beinhalten (1930—1959). HINSELMANN starb 1959 in Hamburg. Als klinisch orientierter Forscher benutzte er eine Nomenklatur, die kein Analogon in der pathologischen Anatomie hat. Die Bezeichnungen entstanden vorwiegend aus dem optischen Eindruck. Sie sind auch heute noch in Gebrauch. Die Unübersetzbarkeit der Nomenklatur scheint aber neben der etwas umständlichen Handhabung der ersten Kolposkopmodelle einer der Gründe zu sein, warum die Kolposkopie in den angelsächsischen Ländern kaum Eingang fand. Kritik an der Nomenklatur übte NOVAK (1955) nach einem Vortrag von SCHEFFEY, LANG und TATARIAN, die über kolposkopische Untersuchungen in Amerika sprachen. Auch andere Mitteilungen hatten wenig Widerhall (SCHEFFEY, BOLTEN und LANG 1955, LANG u. RAKOFF 1956, LANG, RAKOFF u. TATARIAN 1957, SCHMITT 1956, 1959, LANG 1958 I, II, OLSON u. NICHOLS 1961, LANG 1962). Deutschsprachige Gynäkologen griffen die Methode jedoch begeistert auf, und die Zahl der kolposkopischen Mitteilungen wuchs ins Ungemessene. Die Erkenntnisse der Kolposkopie wurden von WESPI (1946), MESTWERDT (1953), GLATTHAAR (1955), CRAMER (1956, 1962), LIMBURG (1956), GANSE (1958), BRET und COUPEZ (1960), MESTWERDT und WESPI (1961) zum Teil in ausgezeichnet bebilderten Monographien zusammengefaßt.

Kolposkopische Bilder wurden zunächst durch Zeichnungen und Aquarelle wiedergegeben. Dieses Verfahren wurde aber bald ersetzt durch eine an das Kolposkop gekoppelte Photoeinrichtung. Die *Kolpophotographie* wurde besonders durch WESPI (1951, 1958), GANSE (1953), MENKEN (1954), WESPI und LOTMAR (1954), LITTMANN u. WALZ (1955), SCHMITT (1955, 1956), KORTE (1957) u. KRÜGER (1957) gefördert. Sie ist ein wichtiger Faktor für die objektive Dokumentation von Zustandsbildern an der Portiooberfläche. Besonders der Wandel von Befunden im Ablauf der Zeit kann damit ideal verfolgt und verglichen werden.

HINSELMANN empfahl bereits neben der lupenoptischen Betrachtung der unveränderten Portio die Behandlung der Portio mit einigen Reagenzien, um optisch kontrastreichere Bilder zu erhalten. Er nannte diese Methodik *erweiterte Kolposkopie* (1933).

Die Beschränkung des Blickfeldes auf die Portiooberfläche mit dem Kolposkop versuchten verschiedene Autoren (MENKEN 1955, EISEN 1955) zu erweitern, indem sie eine Methodik entwickelten, um Einblick in den Cervicalkanal zu erhalten. Dabei wird mit Spreizinstrumenten der Cervicalkanal erweitert. Diese Methode wird aber nicht allgemein angewandt, auch ist damit die Beurteilung der oberen Abschnitte des Cervicalkanals nicht möglich.

Die letzte Entwicklung erhielt die Kolposkopie durch die Einführung wesentlich stärkerer Vergrößerungen, in der Art der Auflichtmikroskopie. Die *Kolpomikroskopie* von ANTOINE, GRABNER und GRÜNBERGER (1953) und ANTOINE und GRÜNBERGER (1956) arbeitet mit einer 240fachen Vergrößerung, so daß Einzelzellen auf der Portiooberfläche sichtbar werden. Die Methodik ist technisch nicht einfach, da die Optik praktisch auf die Portiooberfläche aufgesetzt werden muß, das Gesichtsfeld weniger als 1 mm² beträgt und damit die Orientierung erschwert ist. Die Kolpomikroskopie scheint aber die Grenzen der Kolposkopie wesentlich zu erweitern, besonders hinsichtlich der Koordination von kolposkopischem und histologischem Substrat (GRÜNBERGER u. BRANDL 1954, WALZ 1958, ANTOINE, BRANDL, GRÜNBERGER, KOFLER, KREMER u. WALZ 1961, BANGEN, FOCKEN u. FRANZ 1961).

Methodik der Kolposkopie

Der folgende Abschnitt bringt eine Darstellung der in der Universitäts-Frauenklinik Köln üblichen kolposkopischen Methodik. Zweck der Schilderung ist, dem Leser verständlich zu machen, auf welchem Wege die Befunde und die daraus entstandenen Erkenntnisse gewonnen wurden.

Einfache Kolposkopie

Zur kolposkopischen Untersuchung kann jede nicht blutende Patientin (ausgenommen Virgines) herangezogen werden, bei der sich die Portiooberfläche einstellen läßt.

Die Patientin wird auf dem gynäkologischen Untersuchungsstuhl gelagert und die Scheide mit getrennten Specula nach SIEMS entfaltet. Dabei wird das hintere Blatt betont dammwärts gerichtet und das vordere blasenwärts, sobald der Introitus passiert ist. Beide Blätter haben eine divergierende Richtung. Dies hat den Zweck, die Portiooberfläche möglichst nicht mit dem Speculum zu berühren, da dort unter bestimmten Bedingungen leicht kleine Epithelverletzungen gesetzt werden, die dann wegen Blutungen die Betrachtung stören.

Die Blätter sollen trocken, also ohne Gleitmittel oder Wasserbenetzung, eingeführt werden, um den zunächst zu entnehmenden cytologischen Abstrich in seiner Brauchbarkeit nicht zu beeinträchtigen.

Liegen beide Specula gut im vorderen und hinteren Scheidengewölbe, so bringt man sich die Portiooberfläche durch verschieden starke Entfaltung der Scheidengewölbe in eine zur Blickrichtung möglichst senkrechte Position. Die getrennten Blätter bewähren sich besonders bei schwer beweglicher Portio, wenn z.B. Adhäsionen, Tumoren und Lageanomalien des Uterus vorhanden sind.

Das obere Blatt wird dann von einer Hilfsperson übernommen, man tupft Sekret und Fluor zart von der Portiooberfläche ab und betrachtet die Portiooberfläche mit dem Kolposkop in 10—20facher Vergrößerung. Eine 40fache Vergrößerung ist für die Routinekolposkopie im allgemeinen nicht nötig. Man sucht dabei im Uhrzeigersinn die ganze Oberfläche ab.

Der unterste Abschnitt des Cervicalkanals kann bei quergespaltenem, fischmaulförmigem Muttermund durch besonders starke Spannung der Scheidengewölbe eingesehen werden. Bei grübchenförmigem Muttermund gelingt dies nicht. Besondere Spreizinstrumente benützen wir zur Inspektion des Cervicalkanals nicht. Manchmal wird es möglich sein, eine gewisse erweiterte Aussage zu bekommen. In den meisten Fällen ist dies aber nicht befriedigend möglich. Außerdem ist die Befunderhebung durch die tangentiale Betrachtung des Cervicalkanals erschwert.

Seit dem ersten Kolposkop von HINSELMANN sind mehrere Modelle der verschiedensten Firmen entwickelt worden, die alle gut ihren Zweck erfüllen. Für die Praxis sind leicht schwenkbare, am Untersuchungsstuhl montierte Kolposkope sehr handlich, während andere mit eigenem, meist schwer fahrbarem Stativ häufig die Fläche vor dem Untersuchungsstuhl versperren. Wir haben mit dem Kolposkop der Firma Möller für die tägliche Routinekolposkopie gute Erfahrungen gemacht.

Erweiterte Kolposkopie

Der einfachen kolposkopischen Betrachtung schließt sich sofort die Behandlung der Portio mit Reagenzien an.

Essigsäureprobe. Die Portiooberfläche wird mit einem von 3%iger Essigsäure durchtränkten Tupfer zart betupft. Dadurch tritt eine Fällung des Schleims in Verbindung mit einer oberflächlichen Anämisierung ein. Optisch erreicht man damit ein kontrastreicheres und plastischeres Bild vom Relief der Portiooberfläche (Abb. 54). Befindet sich danach im Cervicalkanal noch glasiger, fest haftender Schleim, so geht man mit einem in Essigsäure getauchten Watteträger, wie er zum cytologischen Abstrich verwendet wird, in den Cervicalkanal ein und versucht den Schleim zu entfernen, um den sichtbaren Teil des unteren Cervical-kanals beurteilen zu können. Die Wirkung tritt nach ca. 3 sec ein und hält ca. 10 sec an. Die Wandlung des Epithels und der Gefäße sollte während der Essigsäurewirkung mit dem Kolposkop betrachtet werden. Bei der beginnenden Wirkung wird das Epithel zunehmend weiß und die Gefäße werden dünn. Während der abnehmenden Wirkung rötet sich das Epithel wieder, die Durchblutung nimmt zu und die Gefäße erweitern sich (GANSE 1959). In dem Stadium der abblassenden Essigsäurewirkung muß man besonders die Gefäße beobachten, am besten mit dem Grünfilter.

Wir wenden routinemäßig bei jeder kolposkopischen Untersuchung die Essigsäureprobe an. Die Wirkungsdauer der Essigsäure genügt gerade, um in dieser Zeit sich alle Einzelheiten der Portiooberfläche anzusehen. Die Essigsäureprobe kann man mehrmals hintereinander anwenden, ohne daß es zum Nachlassen der oben beschriebenen Wirkung kommt. In Ausnahmefällen kann auch nach Anwendung der Essigsäureprobe ein cytologischer Abstrich entnommen werden, der diagnostisch brauchbar ist, wenn man wenige Minuten wartet, bis die Essigsäurewirkung verschwunden ist.

Einen ähnlichen Effekt kann man mit Milchsäure erzielen. Die Wirkung setzt aber später ein und hält länger an. Für die Beobachtung der

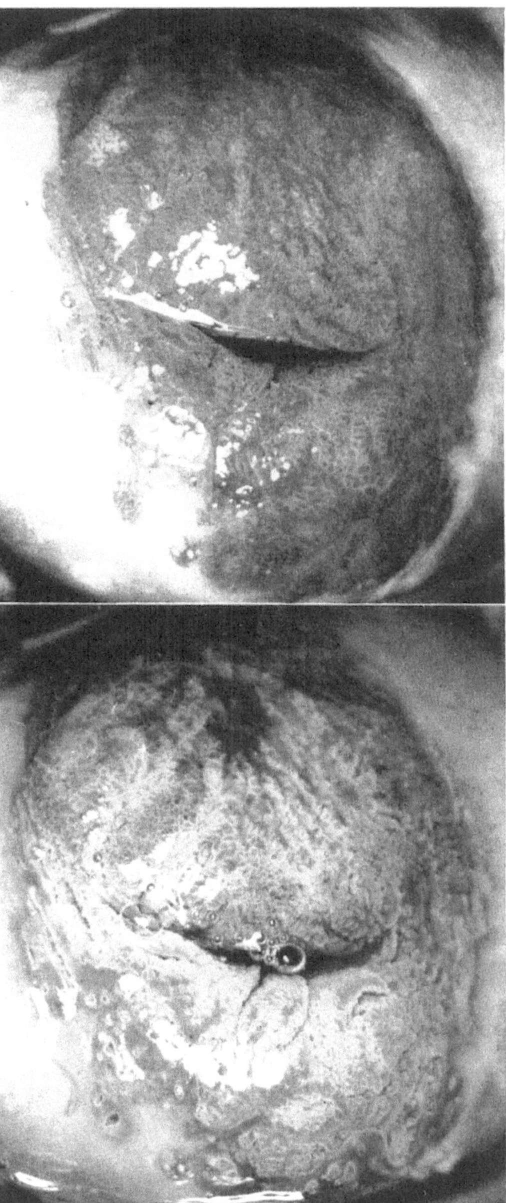

Abb. 54. Wirkung von 3%iger Essigsäure auf das kolposkopische Bild einer Ektopie. Die zwei Abbildungen demonstrieren den Befund vor und unmittelbar nach dem Auftupfen

an- und abschwellenden Wirkung benötigt man daher wesentlich längere Zeit (MADEJ 1962).

Schillersche Jodprobe. HINSELMANN übernahm von SCHILLER die intravitale Darstellung des Glykogens im Plattenepithel der Portiooberfläche als Zusatzuntersuchung zur Kolposkopie. Tatsächlich kann man die Ergebnisse dieses Testes kolposkopisch besonders gut verfolgen, wenn auch für dessen Anwendung ein Kolposkop nicht unbedingt notwendig ist. Wir messen der Schillerschen Jodprobe besondere Bedeutung zu und behandeln sie daher ab S. 142 eingehend. Sie wird routinemäßig zum Abschluß einer kolposkopischen Untersuchung durchgeführt. Wichtig für die Kolposkopie ist, daß die intensive Braunfärbung des Plattenepithels individuell verschieden lang anhält, so daß die Wiederholung der kolposkopischen Untersuchung oft erst nach 1—3 Tagen möglich ist. Eine cytologische Untersuchung sollte nach Anwendung der Jodprobe nicht durchgeführt werden (SMOLKA u. BERIĆ 1958, BERIĆ und SMOLKA 1958).

Gefäßdarstellung. Ein wesentliches Kennzeichen für die Beurteilung von kolposkopisch gutartigen, suspekten oder positiven Befunden ist der Gefäßverlauf an der Portiooberfläche. HINSELMANN hat mit Nachdruck darauf hingewiesen.

Bei der normalen kolposkopischen Untersuchung erkennt man die Gefäße rot auf mehr oder minder rötlichem Untergrund. Bei zu starker Entfaltung der Scheidengewölbe, besonders wenn man Entenschnabelspecula verwendet, kann es zu einer gewissen Anämisierung durch Drosselung der Gefäße oder auch zur gesteigerten Blutfüllung durch venöse Stauung kommen.

Eine bessere Kontrastwirkung zur Gefäßdarstellung erreicht man bereits durch die Essigsäureprobe und noch besser durch die Vorschaltung eines *Grünfilters*. Ein solches Grünfilter ist an fast allen Kolposkopen serienmäßig angebracht und wird einfach in den Strahlengang eingeschaltet.

Die Gefäße stellen sich dunkelgrün auf zartgrünem Untergrund dar. Hierbei gibt es sehr prägnante Bilder. Besonders die Beurteilung kleinster Gefäße ist besser möglich als bei normaler Lichtbetrachtung.

MAJEWSKI hat 1960 zur besseren Gefäßkolposkopie die Anwendung von Arterenollösung vorgeschlagen, mit der wir keine Erfahrung haben.

Für die erweiterte Kolposkopie wurde noch eine ganze Reihe von Chemikalien angegeben, die von uns nicht erprobt wurden [$^{1}/_{2}$% Salicylalkohol, 3- bis 10%ige Argentum nitricum-Lösung, Albothyllösung (STOLL u. POLLMANN 1957) etc.].

Die Turgescenz des Gewebes kann man mit einer stumpfen Knopfsonde prüfen, wobei man die Eindrückbarkeit des Gewebes mit dem Kolposkop verfolgt. Damit gewinnt man einen subtileren Eindruck als mit dem Chrobakschen Sondenversuch.

Bei nicht ganz eindeutigen kolposkopischen Befunden, besonders bei der großen Gruppe der atypischen Umwandlungszonen, empfiehlt es sich, ein zweites oder eventuell auch ein drittes Mal im Abstand von einigen Tagen oder in einem anderen Cyclusintervall zu untersuchen. Einige Befunde werden bei wiederholten Untersuchungen klarer (GANSE 1954, 1958, GLATTHAAR 1954).

Kolpophotographie

Die Photographie des kolposkopischen Bildes ist eine unbestechliche und objektive Befunddokumentation. Die Beobachtung von kolposkopischen Befunden über lange Zeit und ihr möglicher Wandel können durch die Kolpophotographie belegt werden. Der Vergleich des präoperativen kolposkopischen Befundes mit dem histologischen Bild des Operationspräparates wird am glaubhaftesten durch den photographischen Beleg (GANSE 1954, WESPI 1954).

Trotzdem kann die Kolpophotographie den im Detail beschriebenen kolposkopischen Befund nicht vollkommen ersetzen. Das liegt in der Natur der Sache. Die Portio ist ein plastisches Gebilde, deren Oberfläche sich in vielen optischen Ebenen befindet. Man kann also von einer bestimmten Vergrößerung an nicht die gesamte Portiooberfläche scharf einstellen, da die Tiefenschärfe begrenzt ist. Die Schleimhaut der Portiooberfläche ist immer feucht und glänzend, so daß Lichtreflexe gerade dort entstehen können, wo ein wichtiger Befund sichtbar gemacht werden soll. Mit Polarisationsfiltern kann man solche Reflexe an nicht störende Stellen herausdrehen. Bei der Kolpophotographie ist ihre Anwendung aber nur bedingt möglich, da die Lichtquelle zur Einstellung des Photoapparates (Pilotlicht) andere Reflexe gibt als der zur Photographie benutzte Elektronenringblitz, so daß man vorher die Reflexe nicht an den Ort drehen kann, wo sie am wenigsten stören. Von Kennern der Materie wird aber immer wieder betont, daß die Reflexe im allgemeinen nicht stören, sondern zur Plastizität des Bildes beitragen (WESPI 1951, GANSE 1953). Schließlich ist die Portiooberfläche Teil eines lebenden Organismus. Kleinste unwillkürliche Bewegungen der Patientin, Pulsation und Atmung können die Stelle, auf die scharf eingestellt wurde, besonders bei starker Vergrößerung im Moment der Aufnahme unscharf werden lassen, wenn die betreffende Stelle aus dem Bereich der Tiefenschärfe herauskommt.

Prinzipiell gibt es zwei verschiedene Aufnahmesysteme, einmal die mit dem Kolposkop gekoppelte Photoeinrichtung, bei der die verschiedenen Lupen des Kolposkops gleichzeitig die Linsen der Kamera darstellen, sowie eine getrennte Photoeinrichtung in Form eines Teleobjektivs mit Balgenauszuggerät. Beides hat Vor- und Nachteile. Bei ersterem hat man in einem Gerät Kolposkop und Photoeinrichtung vereinigt, bei dem anderen System muß man das Kolposkop gegen die Photoeinrichtung mit Teleobjektiv austauschen und neu einstellen. Bei dem kombinierten Gerät ist man an die Vergrößerung des Kolposkops gebunden, bei dem Teleobjektiv kann man, entsprechend der Länge des Balgenauszuges, jede beliebige Vergrößerung einstellen. Dies hat bei der Farbphotographie den entscheidenden Vorteil, daß man den gewünschten Bildausschnitt unmittelbar einstellt, da eine Ausschnittvergrößerung bei Farbdiapositiven bisher nur schwer möglich ist. Die Größe einer Portio oder eines Detailbefundes kann man genau der Negativgröße anpassen. Bei Schwarz-Weiß-Photographien spielt das keine besondere Rolle, da man im Abzug beliebige Ausschnittvergrößerungen anfertigen kann.

Technik. Zur Photographie führen wir das selbsthaltende Entenschnabelspeculum nach COLLIN ein, um die Portio beliebig lange in der gleichen Position halten zu können. Die Einstellung der Portio kann hierbei schwierig sein, besonders wenn sie nicht völlig frei beweglich ist. Es empfiehlt sich, das Instrument zu schwärzen, um die Reflexe auf der Portiooberfläche zu vermindern. Eine zu starke Spreizung muß vermieden werden, um nicht eine Drosselung der Gefäße an der Portiooberfläche hervorzurufen. Zur Ausführung der Kolpophotographie verwenden wir das Kolpophot der Firma Ihagee, Dresden, das Aufnahmen von 1:1 bis 1:4 gestattet. Das Gerät besteht aus Kamera (Exakta Varex), Balgenauszug und Teleobjektiv.

Die Belichtung erfolgt mit einem ringförmig um die Objektivöffnung herumgelegten Elektronenblitz mit einer Leistung von 400 Watt. Die Blende kann hierbei auf 32 und 48 geschlossen werden und garantiert somit die größtmögliche Tiefenschärfe. Da die Farbqualität kolposkopischer Befunde sehr wesentlich ist, photographieren wir ausschließlich farbig mit dem Diapositiv-Umkehrfilm von Agfa, CT 18.

Bei jeder kolposkopischen Aufnahme wird zunächst die Portio in einem Übersichtsbild aufgenommen, bei dem die Portiobegrenzung gleichzeitig auch die Begrenzung des Bildausschnittes ist. Bei Besonderheiten werden Detailvergrößerungen angefertigt. Jede Einstellung wird zweifach, mit verschiedenen Blenden, photographiert. Man gleicht dadurch unterschiedliche Lichtintensitäten an der Portio (bedingt durch weite oder enge Scheide, tief- oder hochstehende Portio) aus.

Die Kolpophotographie wird bei allen Patientinnen mit bemerkenswerten Befunden durchgeführt. Obligatorisch ist sie für die Fälle, bei denen eine operative Entfernung der Cervix geplant ist.

WESPI hat ein ausführliches Kapitel über die Kolpophotographie 1961 in der dritten Auflage des Atlasses von MESTWERDT-WESPI mit zahlreichen technischen Details dargestellt.

Die Aufeinanderfolge bei der kolposkopischen Untersuchung ist zusammengefaßt folgende:

1. Einstellen der Portio mit trockenen, getrennten Specula.
2. Portio zart von vermehrtem Schleim und Fluor reinigen.
3. Cytologische Abstriche von der Portiooberfläche und aus dem Cervicalkanal entnehmen.
4. Kurze Übersichtsbetrachtung der Portio.
5. Essigsäureprobe.
6. Eventuell Grünfilter.
7. Schillersche Jodprobe.

Kolposkopie mit geplanter Kolpophotographie:

1.—4. Wie oben.
5. Umwechseln der Specula. Das Entenschnabelspeculum ist mit einem Gleitmittel eingefettet.
6. Essigsäureprobe und Übersichtsphoto.
7. Eventuell Grünfilter.
8. Eventuell Ausschnittsvergrößerungen.
9. Schillersche Jodprobe und Photo.

Befunddokumentation. Jeder erhobene kolposkopische Befund wird schriftlich fixiert. Wir benutzen dazu die gleichen klinischen Formulare wie die auf S. 38 beschriebenen. Zu einer kurzen Beschreibung des kolposkopischen Bildes gehört eine entsprechende, der Wirklichkeit nahe kommende Skizze. Der Befund lautet z.B. ,,Pfenniggroßer Felderungsbezirk auf der vorderen Muttermundslippe, in den Muttermund hineinziehend. Auf der hinteren Muttermundslippe schmale, geschlossene, gefäßreiche Umwandlungszone. Felderungsbezirk jodnegativ, scharfrandig, Umwandlungszone jodhell, unscharfrandig begrenzt." Die Skizze wird in dem vorgedruckten Kreis des klinischen Formulars eingetragen (Abb. 55).

In Anlehnung an GLATTHAAR (1955) haben wir für jeden kolposkopischen Befund, der von der Norm abweicht, ein spezielles Zeichen, um die Befunde in den Skizzen gut signieren zu können. Die Abb. 56 zeigt die im Gebrauch befindlichen Signata. Der Muttermund wird jeweils den tatsächlichen Gegebenheiten entsprechend mit einer dicken

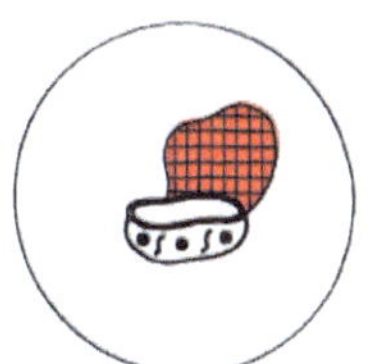

Abb. 55. Skizze zum kolposkopischen Befund, der als Beispiel im Text beschrieben wurde

Kolposkopische Signaturen

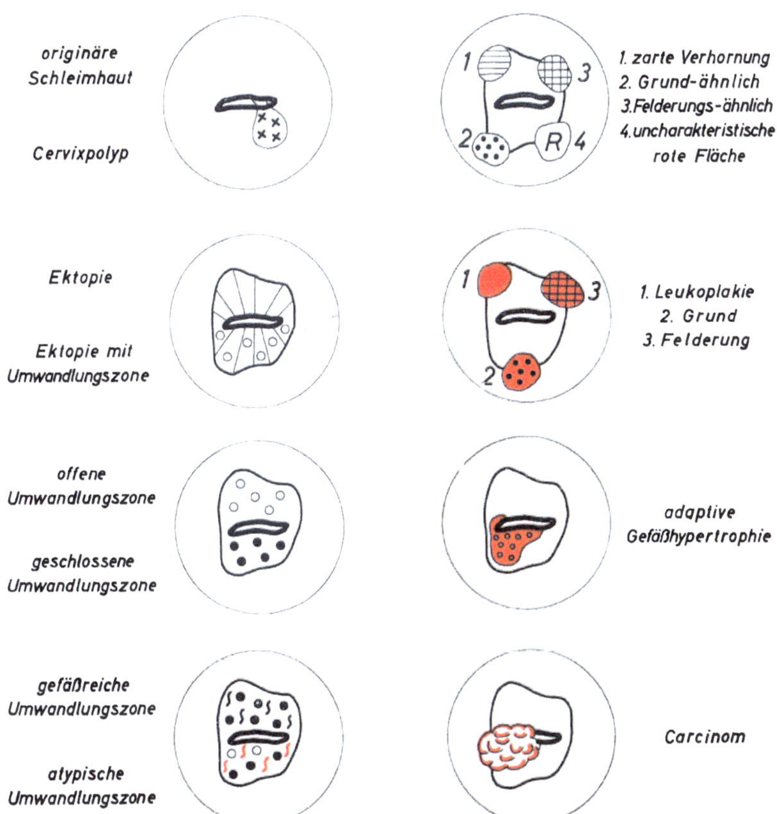

Abb. 56. Zum Zwecke der Dokumentation verwandte kolposkopische Signata, modifiziert nach GLATTHAAR (KERN und BÖTZELEN 1961)

schwarzen Linie eingezeichnet. Die Größenverhältnisse der Areale werden für die Zeichnung geschätzt. — Dadurch wird der kolposkopische Befund präziser und anschaulicher dargestellt.

Die kolposkopischen Befunde werden im Klartext auf die Standkarte geschrieben und verschlüsselt in die Flächenlochkarte übertragen (s. S. 38—40).

Normale kolposkopische Befunde

Die Kolposkopie ist wie keine andere Methode geeignet, die physiologischen Epithelverschiebungen an der Cervix uteri im Leben einer Frau intravital zu verfolgen. Es soll daher versucht werden, die normalen kolposkopischen Bilder entsprechend den histologischen Epithelverhältnissen an der Cervix (s. S. 18—23) darzustellen.

Die originäre Portio

Unter dieser von HINSELMANN stammenden Bezeichnung versteht man eine Portio, die ganz vom Plattenepithel überzogen ist. Die Portiooberfläche ist blaßrosa und hat einen perlmuttähnlichen Glanz. Man erkennt in regelmäßigen Abständen zarte Gefäße, die nach kurzer Strecke wieder verschwinden. Nirgends finden sich Zeichen eines abgelaufenen Überhäutungsvorganges. Die Plattenepithel-Cylinderepithelgrenze liegt im Cervicalkanal und ist daher unsichtbar. Bei einigen seltenen Fällen kann man diese Grenze gerade am äußeren Muttermund erkennen, wo der Plattenepithelüberzug relativ scharfrandig in das Cylinderepithel des Cervicalkanals übergeht.

Ist die Portiooberfläche derart glatt von Plattenepithel überzogen, so spricht man von einer „primär originären" Portio (Abb. 57). Sind an einer Portio durch Konisation, Ringbiopsie oder Elektrokoagulation alle Umwandlungsvorgänge entfernt oder bei älteren Frauen nicht mehr sichtbar, so spricht man von einer „sekundär originären" Portio (Abb. 58).

Häufig läßt sich zwischen primär und sekundär originärer Portio nicht mehr unterscheiden, nämlich dann, wenn das bedeckende Plattenepithel so dick ist, daß die darunterliegenden Cervixdrüsen nach außen nicht in Erscheinung treten.

Die vollkommen mit Plattenepithel bedeckte originäre Portio ist bei der geschlechtsreifen Frau relativ selten und wird im Klimakterium und in der Menopause wesentlich häufiger, entsprechend der zunehmenden, aufsteigenden Überhäutung und dem Formwandel der Cervix bei der älteren Frau. Bei der Greisin ist das bedeckende Plattenepithel atrophisch und besteht nur aus wenigen Zelllagen (Abb. 13). In diesen Fällen erkennt man oft Blutaustritte in Form von subepithelialen, petechialen Blutpunkten. Bei Entzündungen in der Scheide ist in jedem Lebensalter eine fleckförmige Kolpitis, auch auf der Portiooberfläche, nicht selten (HOLTORFF 1961).

Nach der *Essigsäureprobe* wird das Plattenepithel etwas blasser. Weitere Einzelheiten läßt diese Probe bei der originären Portio nicht erkennen.

Die *Schillersche Jodprobe* deckt oft überraschende Areale mit Glykogenmangel in der originären Portio auf, die vorher dem Betrachter entgangen sind. Sie sollte daher nie versäumt werden.

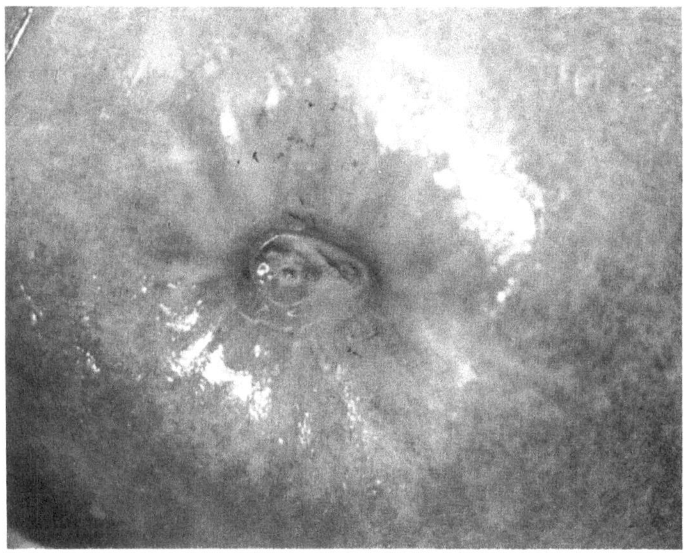

Abb. 57. Primär originäre Portio mit grübchenförmigem Muttermund. Ein klarer Schleim-pfropf ist im Muttermund sichtbar. Die Portio ist vollkommen von Plattenepithel über-zogen. Cervixdrüsen sind nicht sichtbar

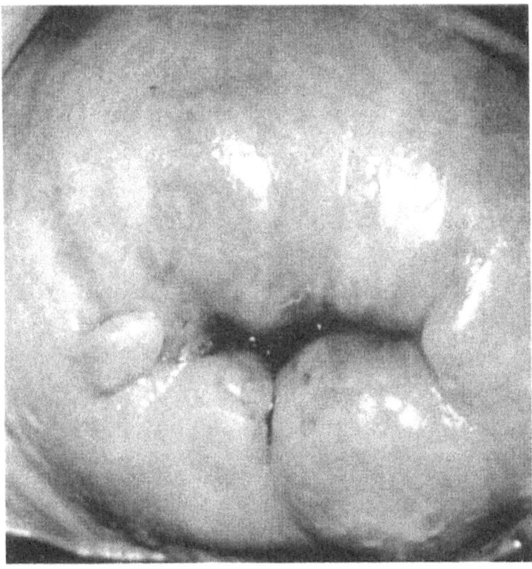

Abb. 58. Sekundär originäre Portio. Umwandlungsvorgänge sind nicht mehr sichtbar

Die Ektopie

Bei der Ektopie handelt es sich um eine Verschiebung der Plattenepithel-Cylinderepithelgrenze auf die Portiooberfläche. Diese kann konzentrisch um den Muttermund angeordnet sein, aber auch unsymmetrisch weit auf beiden Muttermundslippen sich ausbreiten oder nur auf eine Muttermundslippe beschränkt sein.

Die Ektopie stellt einen physiologischen Zustand bei der geschlechtsreifen Frau dar. Der Muttermund ist dann meist ovalär bis quergespalten und weitgehend unabhängig von Gestationsvorgängen (Abb. 14, 59). Mikroskopisch erkennt man einen roten Fleck, der ohne Kolposkop fälschlich als „Portioerosion" bezeichnet und oft behandelt wird. LIMBURG betonte 1956, daß aus einem solchen Befund die meisten unnötigen Probeexcisionen entnommen werden.

Mit dem Kolposkop lassen sich die Strukturen des „roten Fleckes", auch Erythroplakie (NAVRATIL 1958) genannt, auflösen. Man erkennt ein gut durchblutetes träubchenförmiges Gewebe, welches glasigen Schleim absondert. Der traubenförmige Eindruck entsteht durch die regelmäßige Anordnung der trichterförmig mündenden Cervixdrüsen (Abb. 60, 61).

Dieses traubenähnliche Bild kann in der Schwangerschaft makroskopisch tumorös wirken auf Grund der echten Hypertrophie des Cervixdrüsenfeldes.

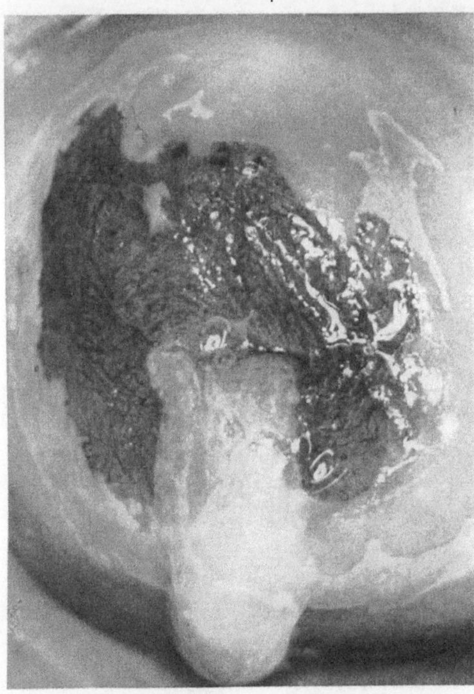

Abb. 59. Zirkuläre Ektopie mit starker Schleimsekretion. Peripher im Plattenepithel leukoplakieähnliche Veränderung

Mit dem Kolposkop läßt sich rasch eine Klärung bringen. Zwischen den Ausführungsgängen der Cervixdrüsen, auf der Spitze eines solchen „Träubchens", findet sich oft eine Gefäßschlinge.

Die Ektopie ist leicht verletzlich und kann bereits beim Abtupfen des Schleims gering bluten. Die Blutungsursache hierbei als harmlos zu erkennen, ist eine der wirklichen Möglichkeiten der Kolposkopie, da man die Gutartigkeit des Befundes feststellen und unnötige Gewebsentnahmen vermeiden kann.

Die auf die Portiooberfläche austretende Cervixschleimhaut stellt einen Ort verminderten Widerstandes dar (Bakterienschlupfwinkel, leichte Verletzlichkeit), so daß sich dort oft Entzündungen abspielen. Die Ektopie ist dann röter als normal und sondert eitrigen Schleim ab.

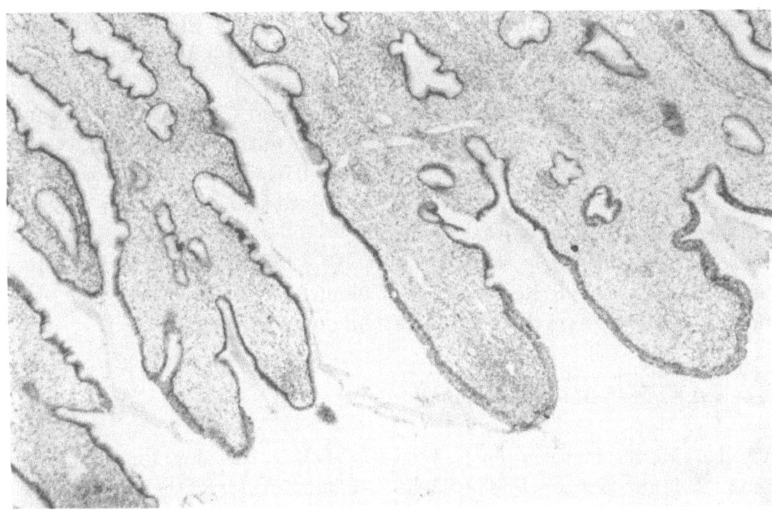

Abb. 60. Histologischer Schnitt, der das traubenförmige Aussehen einer Ektopie verständlich macht

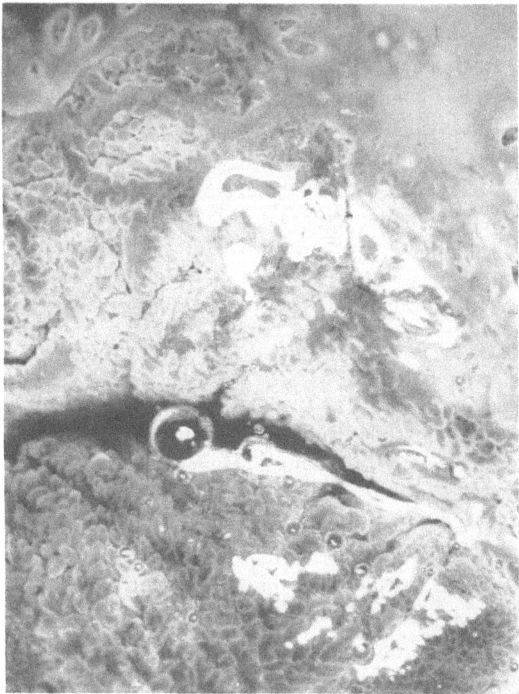

Abb. 61. Traubenförmige Ektopie nach dem Betupfen mit Essigsäure. Peripher besteht eine beginnende Umwandlung der Ektopie. Das Plattenepithel beginnt von peripher her das Cylinderepithel zu überwachsen und läßt Inseln von Cervixschleimhaut frei, welches in der linken oberen Bildecke deutlich wird

Essigsäureprobe. Nach dem vorsichtigen Betupfen der Ektopie mit Essigsäure erhält man ein überraschend klares Bild. Das Gewebe blaßt ab, und der träubchenförmige Eindruck kommt zum Vorschein (Abb. 54, 61).

Besonders die Grenze zwischen Plattenepithel und Cylinderepithel kann nach der Essigsäureprobe einer sorgfältigen Inspektion unterzogen werden. Gelegentlich geht das ektopische Cylinderepithel mit scharfer Grenze ins Plattenepithel über. Öfter beobachtet man, daß das Plattenepithel in zarten blaß-weißen Ausläufern gegen das Cylinderepithel vordringt.

Jodprobe. Die Ektopie wirkt nach Auftragen von Lugolscher Lösung jodhell, da die Jodlösung in den Epithelbuchten hängen bleibt. Sie ist meist unscharf begrenzt. Das Cylinderepithel selbst enthält kein Glykogen.

Ektopie mit Umwandlungsvorgängen

Wie bereits im histologischen Teil ausgeführt, hat das Plattenepithel die Tendenz, das auf der Portiooberfläche liegende Cervixepithel zu überhäuten. Diesen Vorgang kann man im Kolposkop ausgezeichnet verfolgen. Das Plattenepithel wächst teilweise in breiter Front, öfter aber in langen zungenartigen Ausläufern gegen die Ektopie vor. Diese Ausläufer können, von peripher kommend, den Muttermund erreichen und große Inseln von Cervixepithel zunächst unberührt lassen. Schließlich werden die zarten Ausläufer des Plattenepithels breiter und umschließen Drüsenausführungsgänge. Aus diesen sieht man dann nicht selten glasigen Schleim hervorquellen. Die vorwachsenden Plattenepithelzungen sind sehr dünn und können bei brüskem Betupfen abgewischt werden, wobei es zu Blutungen kommt.

Essigsäureprobe. Nach der Einwirkung von Essigsäure gewinnt das eben geschilderte Bild ganz bedeutend an Klarheit, so daß man Photographien dieses Zustandsbildes immer nach Essigsäureeinwirkung aufnehmen sollte (Abb. 61).

Jodprobe. Die Ektopie mit Umwandlung ist jodhell mit unscharfem Rand. Peripher können sichelförmige jodnegative Areale bestehen.

Offene Umwandlungszone

Bei diesem kolposkopischen Bild ist das auf der Portiooberfläche liegende Cylinderepithel bereits vollkommen von Plattenepithel überwachsen. Die Drüsenausführungsgänge sind noch offen geblieben. Man erkennt dementsprechend eine Portio, die von blaßrotem Plattenepithel bedeckt ist, dazwischen sind in unregelmäßigen Abständen etwa stecknadelkopfgroße Löcher sichtbar, aus denen Schleim, manchmal eruptionsartig im Schwall, hervordringen kann. Das Plattenepithel ist unregelmäßig getönt auf Grund der unterschiedlichen Dicke. Gelegentlich kann die offene Umwandlungszone lange bestehen. Das Plattenepithel wird dann dicker und nimmt einen weißlichen Farbton an. Meist enthält die offene Umwandlungszone keine sichtbaren Gefäße. Treten Gefäße auf, so spricht dies für einen älteren Überhäutungsvorgang.

Essigsäureprobe. Die Plastizität des Bildes gewinnt nach Einwirkung von Essigsäure. Die Drüsenöffnungen erscheinen prominenter. Auch hier besteht

Abb. 62. Diese Portiooberfläche ist vollkommen mit Plattenepithel bedeckt. Die Ausführungsgänge der Cervixdrüsen sind offen geblieben. Cervixdrüsen sind unter dem Plattenepithel weit peripher auf der Portiooberfläche vorhanden. „Offene Umwandlungszone"

bei jungen Überhäutungsvorgängen noch die Gefahr, daß man Teile des Plattenepithels abwischt, so daß Blutungen entstehen (Abb. 62, 63).

Jodprobe. Die offene Umwandlungszone ist meist unscharf begrenzt, jodnegativ oder jodhell. Wahrscheinlich kann man aus der Menge der Glykogeneinlagerung Rückschlüsse auf das Alter der Überhäutungszone ziehen.

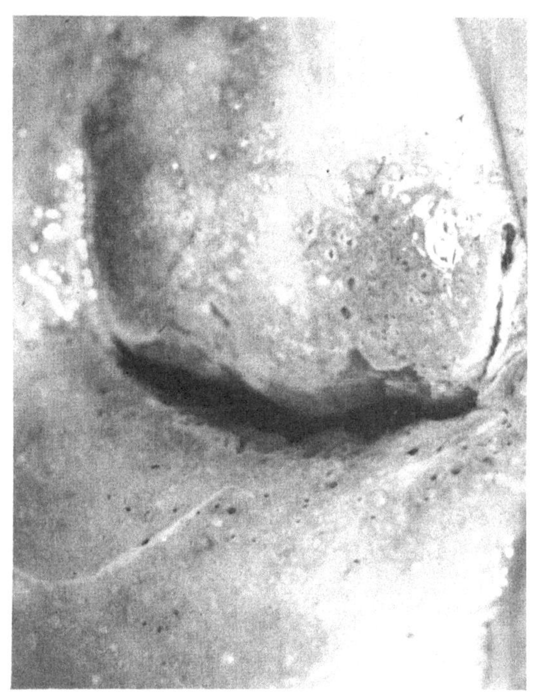

Geschlossene Umwandlungszone

Bei der geschlossenen Umwandlungszone ist der Überhäutungsvorgang abgeschlossen. Zunächst erkennt man neben noch offenen Drüsen bereits geschlossene. Die Drüsenausführungsgänge sind nach dem Verschluß als weißliche Epithelverdickungen erkennbar. Schließlich sind alle Drüsenausführungsgänge

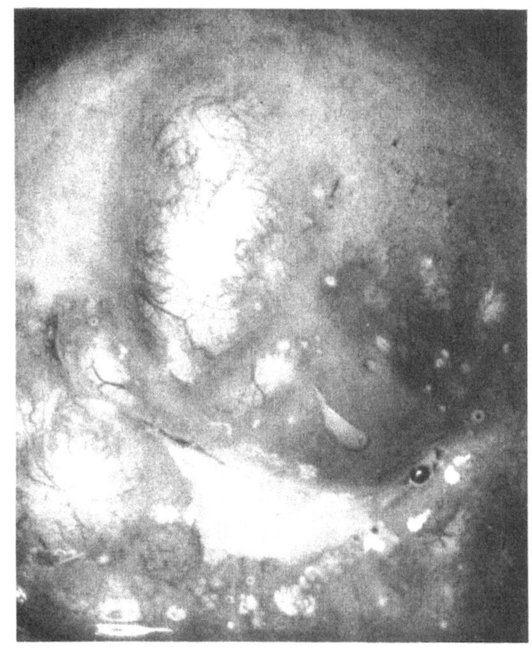

Abb. 63. Teils geschlossene, teils offene Umwandlungszone. Die Ovula Nabothii zeigen eine besonders reiche Gefäßversorgung. Offene Ausführungsgänge sind vorwiegend am unteren Bildrand und im linken Muttermundswinkel sichtbar

verschlossen. Sehr schnell kommt es in den ihres Abflusses beraubten Cervixdrüsen zur Ausbildung von Retentionscysten (Ovula Nabothii). Oft ist das
Plattenepithel darüber sehr dünn, so daß der Schleim weißlich durchschimmert.
Andere Ovula Nabothii wölben dickes Plattenepithel vor. Die Größe der Retentionscysten kann ganz unterschiedlich sein. Sie sind oft von zarten, verästelten
Gefäßen umgeben, auch wenn das Plattenepithel außerhalb der Ovula Nabothii
keine sichtbaren Gefäße zeigt (Abb. 63). Die geschlossene Umwandlungszone ist
ein Übergang zur sekundär originären Portio bei der alten Frau.

Essigsäureprobe. Nach Anwendung von Essigsäure kommt besonders die verschieden dicke Ausbildung des Plattenepithels zur Darstellung. Je dicker dieses
ist, um so weniger transparent und daher um so weißlicher erscheint das Plattenepithel nach Essigsäureeinwirkung.

Jodprobe. Die geschlossene Umwandlung kann alle Nuancen zwischen jodnegativ,
jodhell und jodpositiv aufweisen. Dem Überhäutungsepithel ist vor der Jodprobe der
Glykogengehalt nicht anzusehen, so daß man oft vom Ergebnis überrascht wird. Die
Begrenzung der jodhellen bzw. -negativen Flecken ist individuell ganz verschieden.

Gefäßreiche Umwandlungszone

Dieses kolposkopische Bild kann im Stadium der offenen und der geschlossenen
Umwandlungszone beobachtet werden. Es sprossen dann relativ großkalibrige Gefäße
von der Peripherie in das Überhäutungsgebiet ein. MESTWERDT (1953) hat diese
Beobachtung sehr treffend beschrieben. Charakteristisch ist die baumartige Verzwei-
gung der Gefäße mit Wachstumsrichtung auf den Muttermund mit gleichmäßig abneh-
mendem Gefäßquerschnitt (Abb. 64). Makroskopisch wirkt die gefäßreiche Umwandlungszone oft als roter Fleck, als Erythroplakie.

Essigsäureprobe. Auf Grund des blasser werdenden Epithels wird der Gefäßverlauf deutlicher. Diesen Eindruck kann man noch durch Vorschaltung des Grünfilters verstärken.

Jodprobe. Es besteht ein gleiches Verhalten wie bei

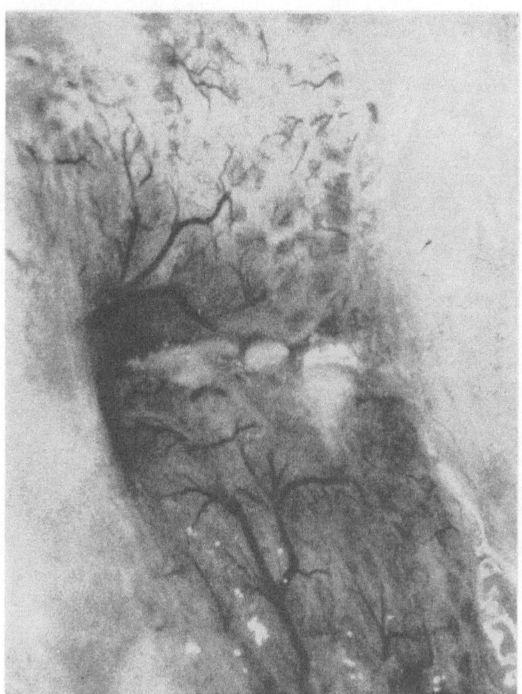

Abb. 64. Gefäßreiche Umwandlungszone mit charakteristischen,
sich baumartig verzweigenden
Gefäßen

den offenen und geschlossenen Umwandlungszonen. Das Gefäßbild ist nach
Auftragen der Jodlösung nicht mehr zu beurteilen.

Allgemeine Betrachtungen

Als normale, unverdächtige kolposkopische Befunde gelten also die originäre
Portio, die Ektopie und die Umwandlungsvorgänge. Ob damit eine verläß-
liche Aussonderung unverdächtiger Fälle im Sinne der Krebsfrühdiagnostik möglich ist, wird noch zu prüfen sein (s. S. 132, 140).

Diese physiologischen Zustandsbilder spiegeln die von OBER (1958) histologisch nachgewiesene Epithelverschiebung sowie den Formwandel der Cervix
an der Lebenden wider. Auch ZINSER und KERN (1958) und VÖGE (1960)
haben an ihrem Material
nachgewiesen, daß die kolposkopischen Untersuchungen
im Hinblick auf die Altersabhängigkeit mit den Arbeiten von OBER übereinstim-
men. Es wurde eine neuerliche
Überarbeitung der kolpo-
skopisch normalen Befunde
vorgenommen. Die Resultate
sind die gleichen (KERN,
RISSMANN und HUND 1964).

Der Altersstatistik der
normalen kolposkopischen
Befunde liegen 4019 Fälle
zugrunde. Man erkennt eine
deutliche Verschiebung der
Kurvengipfel von der Ektopie
im 3. bis zur originären
Portio im 6. Lebensjahrzehnt
(Abb. 65). Die statistische

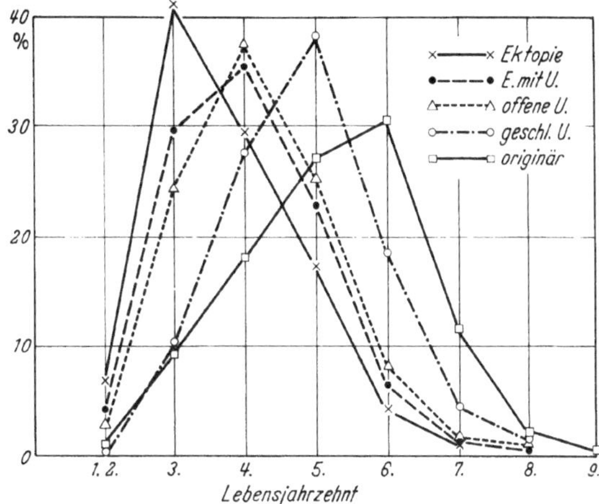

Abb. 65. Alterskurven der normalen kolposkopischen
Befunde. Man erkennt deutlich eine Verschiebung der
Kurvengipfel um mehrere Lebensjahrzehnte (KERN,
RISSMANN und HUND 1964)

Berechnung nach dem Chiquadrat-Prüfverfahren zeigte, daß die Altersver-
teilungen der einzelnen kolposkopischen Befunde gesichert verschieden sind (bis
auf den Unterschied zwischen der „Ektopie" und „Ektopie mit Umwandlungszone", $\chi^2 = 4,6$ für $n = 6$). Die Berechnung der Durchschnittsalter ergibt einen
kontinuierlichen Anstieg (mit Vertrauensintervallen für $t = 3$): Ektopie 32,3
Jahre (30,7—34,0), Ektopie mit Umwandlungszone 35,3 Jahre (34,1—36,6),
offene Umwandlungszone 36,8 Jahre (35,0—38,8), geschlossene Umwandlungszone 43,4 Jahre (42,4—44,1) und originäre Portio 46,9 Jahre (45,7—48,2).

Die Bearbeitung des gleichen Materials hinsichtlich des *mensuellen Status* der
Patientinnen ergab folgenden Zusammenhang: Die meisten Patientinnen mit
originärer Portio befinden sich in der Menopause. Frauen mit regelmäßigem
Cyclus zeigen den größten Anteil an Ektopien und jungen Überhäutungsvorgängen. Diese Relation ist statistisch gesichert.

Der Zusammenhang zwischen der *Zahl der Geburten* zum festgestellten kolposkopischen Befund wurde ebenfalls untersucht. Das Chiquadrat-Prüfverfahren zeigte, daß sämtliche kolposkopisch normalen Merkmale eine unterschiedliche Verteilung der Geburtenzahl aufweisen (bis auf den Unterschied zwischen „Ektopie mit Umwandlungszone" und „offener Umwandlungszone"). Die durchschnittliche Geburtenzahl betrug (mit Vertrauensintervallen): Ektopie 1,2 (1,0—1,4), Ektopie mit Umwandlungszone 1,6 (1,4—1,7), offene Umwandlungszone 1,5 (1,3—1,7), geschlossene Umwandlungszone 2,0 (1,8—2,1) und originäre Portio 1,3 (1,2—1,4). Dies besagt, daß Frauen mit originärer Portio wesentlich weniger Kinder geboren haben als die mit anderen kolposkopischen Befunden.

Pathologische kolposkopische Befunde

Die pathologischen kolposkopischen Befunde werden in zwei Kategorien eingeteilt, in die *suspekten*, bei denen ein Verdacht auf eine maligne Epithelerkrankung besteht und die *positiven* kolposkopischen Befunde, bei denen mit Sicherheit eine Epithelatypie nachweisbar ist.

Suspekte kolposkopische Befunde

Die meisten suspekten kolposkopischen Befunde sind gekennzeichnet durch eine weißliche Verdickung im Plattenepithel, die mit oder ohne bestimmte Zeichnungen im Epithel einhergeht. Diese Befunde wurden von HINSELMANN als *Matrixbezirke* bezeichnet, weil er in ihnen den Mutterboden für eine mögliche Krebsentstehung sah.

In der folgenden Betrachtung haben wir von den ausgeprägten Matrixbefunden solche abgetrennt, bei denen die Eigenschaften der Matrixbezirke nur angedeutet sind, und diese als „*matrixähnlich*" bezeichnet. GANSE hat derartige Befunde in seinem Bildband abgebildet und auf die verschiedene Ausprägung der Matrixbezirke hingewiesen.

1955 machte GLATTHAAR auf einen Befund aufmerksam, der seither auch zu den suspekten kolposkopischen Befunden gezählt wird. Es handelt sich um atypische Gefäßzeichnungen oder atypische Epithelialisierungen innerhalb von Umwandlungszonen. GLATTHAAR bezeichnete den Befund treffend als „*atypische Umwandlungszone*". Ein Synonym ist die „abnorme Umwandlungszone" von MESTWERDT.

Matrixbezirke

Leukoplakie. Der am längsten bekannte Matrixbezirk ist eine weißliche, meist etwas erhabene Verdickung im Plattenepithel, die man als Leukoplakie bezeichnet. Die Leukoplakie war schon vor Einführung des Kolposkops bekannt. v. FRANQUÉ publizierte 1927 und 1930 einige Fälle, bei denen sich hinter dieser Veränderung

„ein ganz kleines Carcinom" verbarg. Die noch früher gebrauchte Bezeichnung „Zuckergußcarcinom" kennzeichnet die Veränderung sehr gut. Mit dem Kolposkop wird die Epithelverdickung besonders deutlich. Eine Zeichnung innerhalb dieses Areals besteht nicht. Der Rand kann scharf, aber auch unscharf sein.

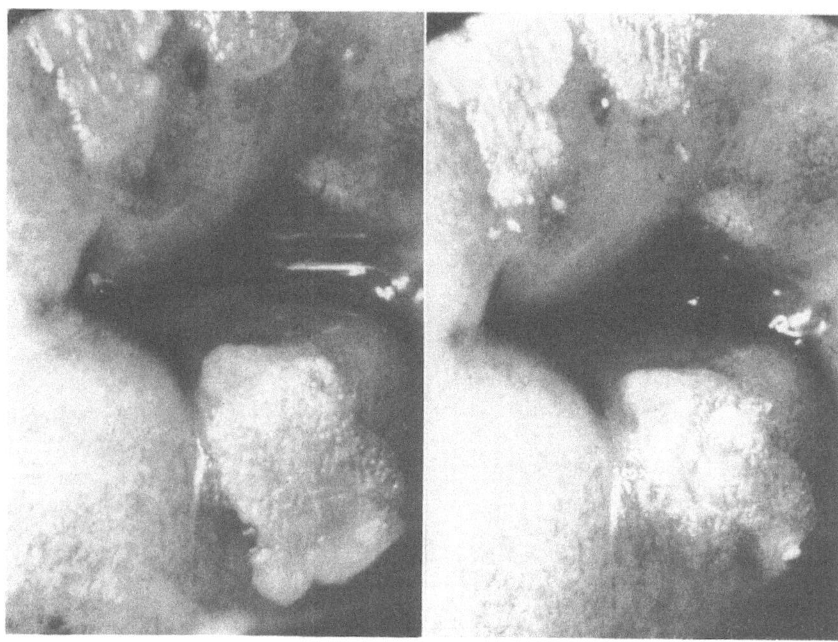

Abb. 66. Leukoplakie beider Muttermundslippen. In der linken Hälfte vor und in der rechten Bildhälfte nach Abtupfen mit Essigsäure. Ein Teil der Leukoplakie an der hinteren Muttermundslippe war „abwischbar"

Die Oberfläche der Veränderung kann glatt sein, gelegentlich aber auch schollig aufgerauht. Man bezeichnet die Veränderung dann als schollige Leukoplakie. Die weißen Flecken treten einzeln oder in Vielzahl auf. Ihre Größe schwankt zwischen einem Reiskorn und flächenhaften großen Arealen, die gelegentlich die ganze Portio bedecken. Die Leukoplakie kann manchmal abgewischt werden, aber auch fest haften. Ist sie abwischbar, so tritt u. U. ein Areal zutage, das HINSELMANN als Leukoplakiegrund bezeichnete (Abb. 66) (FRANKEL 1960, BAJARDI, BRET, COUPEZ, LANG und WALZ 1961).

Essigsäureprobe. Nach Anwendung mit Essigsäure tritt die Leukoplakie noch deutlicher und plastischer gegenüber der Umgebung in Erscheinung.

Jodprobe. Leukoplakien sind meistens scharfrandig jodnegativ.

Grundbezirk. Abgeleitet von der Veränderung, die zum Vorschein kommt, wenn man eine Leukoplakie abwischt, gibt es ähnliche Bezirke ohne darüberliegende Epithelverdickung, die HINSELMANN deshalb „Grundbezirke" nannte.

Die Grundbezirke sind nur kolposkopisch zu erkennen. Sie sind von blaßrosa Farbe, manchmal blasser, manchmal röter als die Umgebung. Im Niveau sind sie meist etwas prominenter als das normale Plattenepithel. Grundbezirke sind

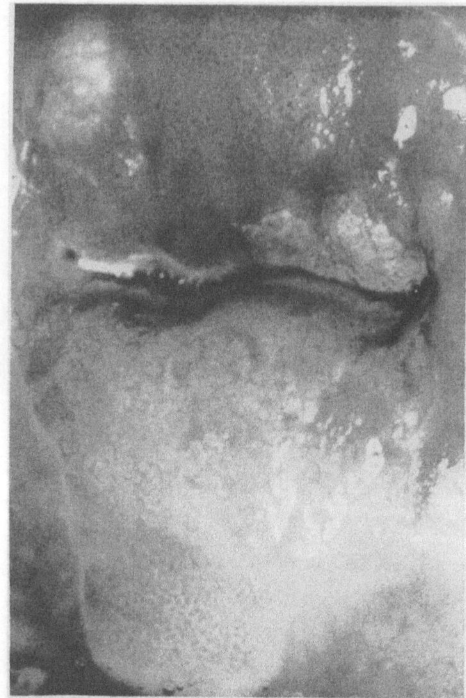

Abb. 67. Relativ großflächige Grundbezirke an der vorderen und hinteren Muttermundslippe

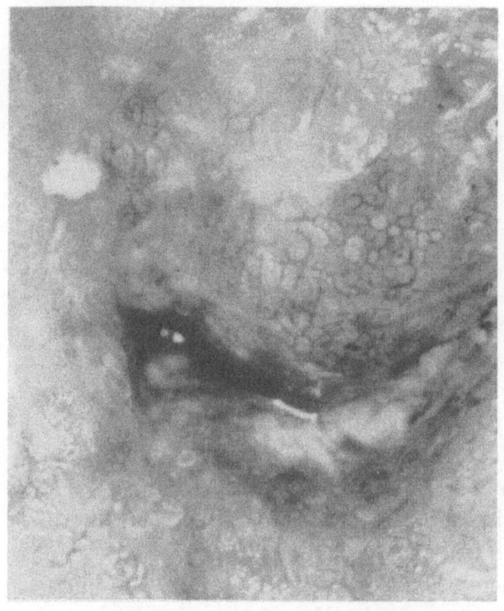

Abb. 68. Felderung vorwiegend auf der vorderen Muttermundslippe

charakterisiert durch dichtstehende rote Pünktchen. Diese Zeichnung besteht bei stärkerer Vergrößerung aus zahlreichen, an der Oberfläche umbiegenden Capillarschlingen. Im allgemeinen erkennt man im Grundbezirk nur punktförmige Capillarschlingen und keine an der Oberfläche verlaufenden Gefäße. Grundbezirke treten nicht oft multipel auf wie Leukoplakien. Sie sind klein bis mittelgroß (Abb. 67). Große Flächen auf der Portiooberfläche sind selten. Die Oberfläche der Veränderung ist meist glatt, manchmal auch granuliert. Im letzten Falle können Verwechslungen mit der adaptiven Gefäßhypertrophie vorkommen, die man aber verhütet, wenn man die charakteristische Gefäßzeichnung zu Hilfe nimmt. Zeigt ein Grundbezirk papillenartige Erhebungen, so spricht man vom „papillären Grund". Die periphere Begrenzung ist meist scharf, kann aber auch unscharf sein.

Essigsäureprobe. Nach Anwendung mit Essigsäure erhält der Grundbezirk einen weiß-gelblichen, oft etwas glasigen Farbton. Die Gefäßtüpfelung wird deutlicher. Der Grundbezirk blaßt gegenüber der Umgebung ab.

Jodprobe. Grundbezirke sind im allgemeinen scharfrandig jodnegativ.

Felderung. Der dritte Matrixbezirk ist die sog. Felderung. Auch hier handelt es sich um eine mehr oder minder stark ausgeprägte Epithelverdickung, deren Oberfläche von feinen, roten Linien durchzogen ist, so daß ein Mosaik oder, wie HINSELMANN sagte, eine Felderung entsteht (Abb. 68).

Diese Felder können eine polygonale, bienenwabenartige oder eine flache, fischzug-ähnliche Begrenzung haben. Das Mosaik ist weit oder engmaschig (Abb. 69). Das Epithel innerhalb eines Mosaiksteinchens kann im gleichen Niveau erhaben (Hütchenfelderung) oder vertieft sein (Muldenfelderung, Abb. 70). Innerhalb der roten Linien, die die Felderung durchziehen, erkennt man manchmal Gefäße, häufig als dichtstehende, rote Punkte.

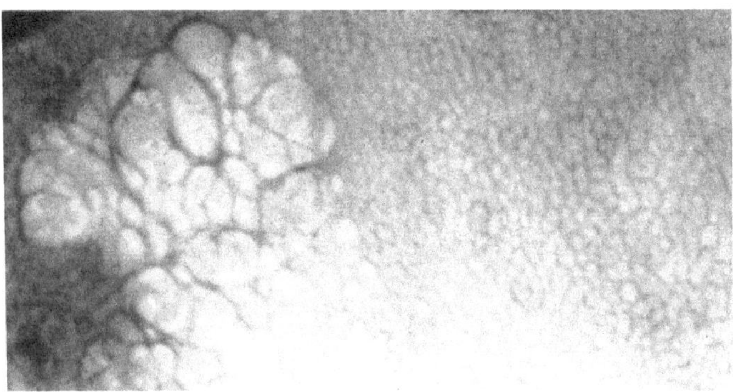

Abb. 69. Groß- und kleinmaschige Felderung. Die großflächige Felderung ist in diesem Falle etwas erhaben

Die Felderung beruht auf einer eigenartigen Anordnung zwischen Epithel und gefäßführendem Stroma, was auch histologisch nachweisbar ist (MESTWERDT). Ein sehr anschauliches Bild publizierte WESPI (1946) als Moulage. Die charakteristische Gefäßdarstellung gelang ZINSER mit Hilfe einer Gefäßinjektionstechnik an Operationspräparaten in idealer Weise (ZINSER 1960, ZINSER und ROSENBAUER 1960 I u. II, KOŠ, MIKOLÁŠ und LANĚ 1960). Eine gute Gefäßdarstellung im histologischen Schnitt gelang STAFL, LINHARTOVA und DOHNAL (1963) bei Felderungsbezirken durch die Darstellung der alkalischen Phosphatase im Gefäßendothel.

Felderungsbezirke treten meist nicht multipel auf und können ganz verschieden groß sein. Sie sind meist scharf begrenzt.

Essigsäureprobe. Nach Einwirkung von Essigsäure wird das verdickte Epithel weißer und der optische Eindruck plastischer. Im ganzen gewinnt das Bild an Klarheit.

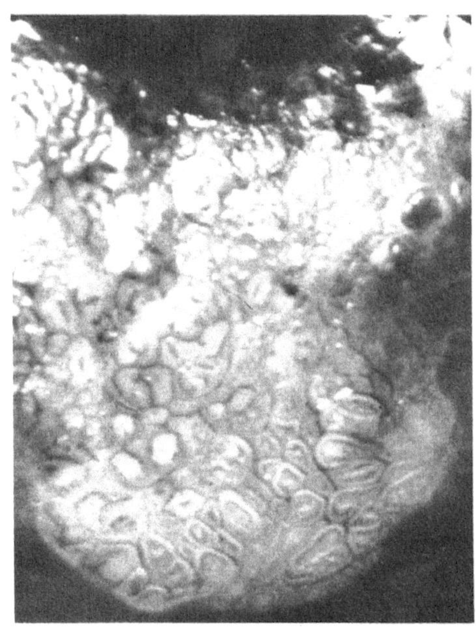

Abb. 70. Sog. Muldenfelderung

Jodprobe. Im allgemeinen sind Felderungsbezirke scharfrandig jodnegativ.

Matrixbezirke sind kolposkopisch leicht zu diagnostizierende und unübersehbare Befunde. Sie können als Einzelbefunde, aber auch in Kombinationen auftreten.

Bei 214 Portiones des eigenen Materials mit Matrixbezirken konnten folgende Einzel- oder Kombinationsbefunde beobachtet werden (Tabelle 23):

Bei den Einzelbefunden kommt die Leukoplakie am häufigsten vor, bei den Kombinationsbefunden liegen Felderung und Grund zahlenmäßig an der Spitze. Ein Matrixbezirk kann aber auch mit anderen suspekten oder positiven kolposkopischen Befunden kombiniert auftreten, z. B. mit der atypischen Umwandlungszone oder mit dem IV a-Bezirk. Auch Randbeläge von Carcinomen zeigen häufig Matrixbezirke.

Tabelle 23

Matrixbezirke	Zahl der Fälle
Leukoplakie (L). .	65
Grund (G)	54
Felderung (F) . .	44
F, G, L	14
F, G	22
F, L	8
L, G	7
Summe	214

Matrixähnliche Bezirke

Unter dieser Bezeichnung verstehen wir kolposkopische Bilder, die die Signata der ausgeprägten Matrixbezirke nur in Andeutung enthalten. Sie sind in der Ausdehnung meist auch kleiner. Der Begriff „matrixähnlich" ist nicht identisch mit dem von HINSELMANN (1933) geprägten Ausdruck „Prämatrix", mit dem er eine histologische Veränderung im Plattenepithel beschrieb, die etwa im Bereich des dysplastischen Epithels liegt.

Bei der Prüfung kolposkopischer Befunde als Krebsfährtensuchtest scheint die Wertigkeit der matrixähnlichen Befunde nicht denen der ausgeprägten Matrixbefunde gleich zu sein. Wir hielten es daher für berechtigt, diese Befunde gesondert aufzuführen. Matrixähnliche Befunde treten einzeln oder in Kombinationen auf.

Besonders bei den matrixähnlichen Bezirken gewinnt die Essigsäureprobe Bedeutung. Oft werden solche Bezirke erst während der Essigsäurewirkung sichtbar, und zwar zu dem Zeitpunkt, wenn die Essigsäurewirkung nachläßt.

Leukoplakieähnlich. Es handelt sich um ein zart verdicktes Epithel, was man auch als „zarte Verhor-

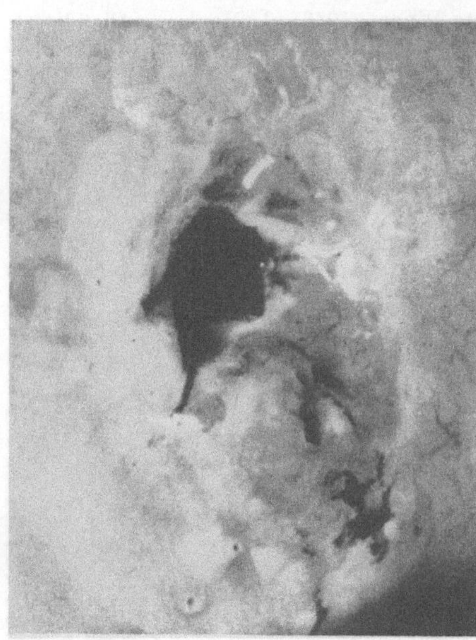

Abb. 71. Leukoplakieähnlicher Befund. Zarte Verhornung im Bereich des Muttermundes, besonders links im Bild

nung" bezeichnen kann. Häufig fällt die Stelle erst nach der Essigsäureprobe auf. In der Schillerschen Jodprobe sind diese Areale jodhell oder jodnegativ. Gelegentlich entdeckt man sie erst bei einer Zweituntersuchung nach Anwendung der Jodlösung (Abb. 71).

Grundähnlich. Dieser Befund ist relativ oft zu beobachten. Meist handelt es sich um sehr kleine Areale mit dichtstehenden Gefäßpunkten, ohne nachweisbare Epithelverdickung oder Farbunterschiede zur Umgebung. Die Abgrenzung zur kolpitischen Gefäßzeichnung kann schwierig sein. Die Begrenzung ist meist unscharf. Mit Essigsäure wird das Bild plastischer. Mit Jodlösung fällt das Areal meist durch Glykogenarmut auf. Eine Differenzierung von grundähnlichen Bildern zur Kolpitis ist mit der Jodprobe oft möglich und zwar in den Fällen, wo fleckförmige Kolpitiden jodpositiv gefärbt sind und nur kleine Stippchen jodnegativ erscheinen (Abb. 72).

Felderungsähnlich. In diesem Falle fehlt oft die Epithelverdickung, lediglich die Gefäßanordnung zeigt eine mosaikähnliche Zeichnung. Auch dieser Befund wird oft erst nach Anwendung der Essigsäure erkennbar. Mit der Schillerschen Jodprobe bleiben die Areale jodnegativ oder jodhell (Abb. 73).

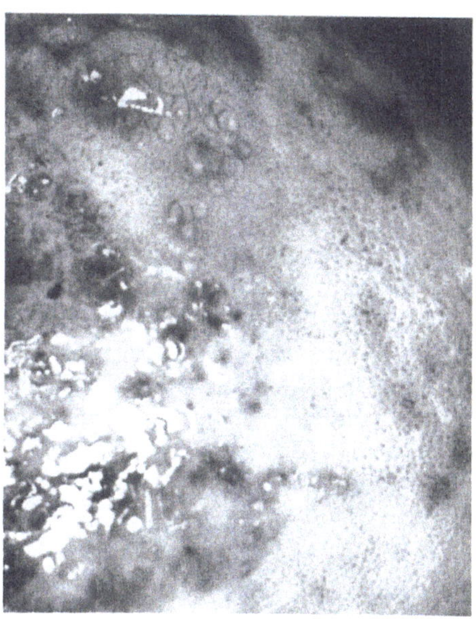

Abb. 72. Grundähnlicher Bezirk, die rechte Bildhälfte einnehmend. Oben links auch felderungsähnliches Areal

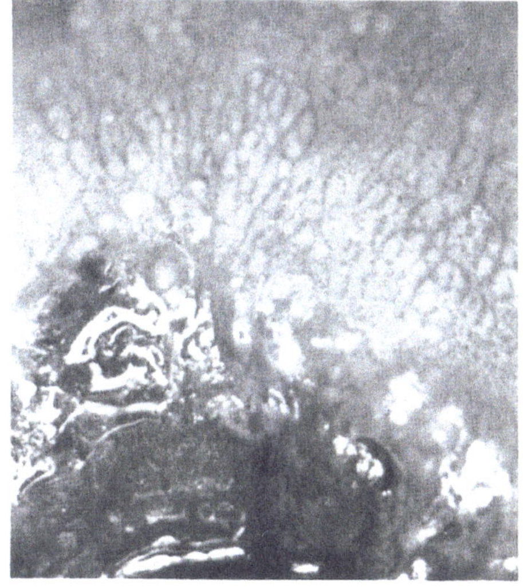

Abb. 73. Felderungsähnlicher Bezirk

Die atypische Umwandlungszone

Dieser Befund wurde von GLATTHAAR (1955) beschrieben. Es handelt sich um Umwandlungszonen, in denen der Überhäutungsvorgang oder die Gefäßzeichnung von der Norm abweicht. Eine Umwandlungszone als atypisch oder abnorm zu bezeichnen, ist in das Ermessen des Untersuchers gestellt. Die Kriterien sind nicht eindeutig definierbar und variieren sehr. Die atypische Umwandlungszone gilt als Sammeltopf für schwer unterzubringende, nicht der Norm entsprechende Befunde (BURGHARDT 1959, HOLTORFF 1960, NOLD 1960, CRAMER 1961, BRET, COUPEZ, GANSE, NYKLÍČEK und ZINSER 1961). Wir bezeichnen als atypische Umwandlungszone folgende Bilder:

1. Einen Gefäßreichtum innerhalb einer offenen oder geschlossenen Umwandlungszone, bei dem eine baumartige Verästelung sowie eine Wachstumsrichtung von peripher nach dem Muttermund zu, nicht erkennbar sind. Der Gefäßverlauf ist ungeordnet. Geringe Kaliberschwankungen kommen vor. Die Gefäße haben aber nicht die charakteristische Form der positiven kolposkopischen Befunde (Abb. 74). Ein ähnlicher Gefäßverlauf wie bei der atypischen Umwandlungszone konnte experimentell am Mäuseohr nach Pinselung mit Methylcholanthren erzeugt werden (KERN und ZANDER 1959).

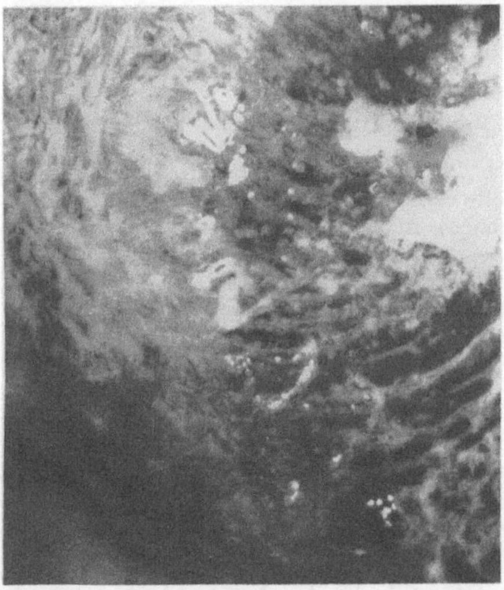

Das Epithel kann dünn sein und blutet leicht bei Berührung; es kann ungleichmäßig verdickt sein mit glasig-gelblichem Aussehen. Nach Essigsäureeinwirkung verstärkt sich dieser Farbton.

2. Zur atypischen Umwandlungszone gehören auch jene Fälle, bei denen in einer offenen Umwandlungszone die sichtbaren Drüsenöffnungen durch einen wallartigen Rand verdickten Epithels umgeben sind. Häufig ist hierbei das Epithel um den Rand der Drüsenöffnungen ebenfalls leicht verdickt, ohne daß man schon von einer Hyperkeratose sprechen könnte. Dieses Bild kommt besonders bei Essigsäureeinwirkung zur Darstellung. Gelegentlich liegen solche offenen Drüsenmündungen sehr dicht zusammen, dichter, als es bei der normalen offenen Umwandlungszone zu sehen ist.

Abb. 74. Beispiel einer atypischen Umwandlungszone. Überhäutung und Gefäßverlauf machen einen unruhigen Eindruck. Ein charakteristisches Bildbeispiel für die atypische Umwandlungszone zu finden ist schwierig, da die Polymorphie des Bildes sehr variieren kann

Uncharakteristische rote Fläche und Erosio vera

Die uncharakteristische rote Fläche (WESPI 1938) ist ein roter Fleck, der sich mehr oder weniger scharf von der Umgebung farblich absetzt und meist keine Oberflächen- oder Gefäßzeichnungen aufweist. Ein Niveauunterschied besteht nicht. Diese roten Bezirke können unter anderem durch eine subepitheliale entzündliche Infiltration entstehen.

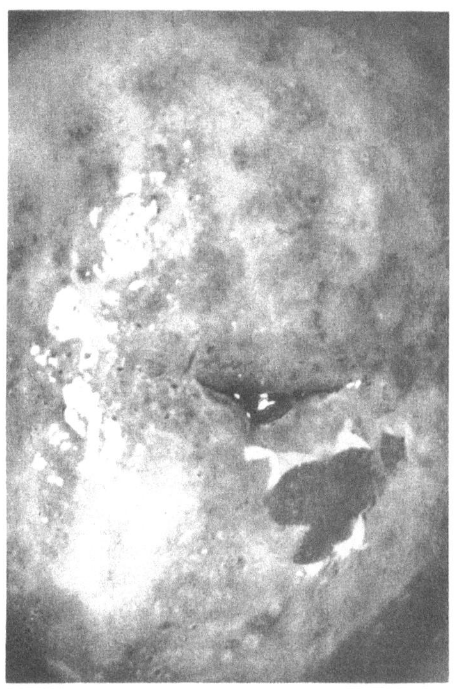

Abb. 75. Erosio vera, offenbar artefiziell entstanden. Man erkennt am Rande der Erosion das abgerissene Plattenepithel. Die Portiooberfläche zeigt sonst eine teils geschlossene, teils offene Umwandlungszone

Die Erosio vera setzt den Verlust des Oberflächenepithels voraus. Das subepitheliale Stroma liegt frei. Dementsprechend unterscheidet sich die Erosio vera von der roten Fläche durch ein deutlich vertieftes Niveau, besonders am Rande (Abb. 75). Meistens ist die Erosion artefiziell bedingt, indem Plattenepithel bei Manipulationen an der Portio abgerissen wurde (Kugelzangen, Curettage, brüskes Abtupfen etc.). Gelegentlich sind beide Veränderungen schwer zu unterscheiden. Mit der *Essigsäureprobe* heben sich beide Befunde deutlicher von der Umgebung ab. Die *Jodprobe* zeigt diese Gebiete jodhell.

Die uncharakteristische rote Fläche und die Erosio vera sind seltene Befunde.

Positive kolposkopische Befunde

Der positive kolposkopische Befund ist, wie später noch ausgeführt wird, immer Ausdruck einer malignen Neubildung an der Cervix uteri. Man unterscheidet zwei Formen:

Pathologische Gefäßbilder, die von Randbezirken oder Oberflächen von maligne transformiertem Epithel stammen. HINSELMANN hat diese Gefäßanomalien als *adaptive Gefäßhypertrophie* bezeichnet, d. h. eine dem malignen Wachstum angepaßte vermehrte Gefäßbildung (GANSE 1952, 1954, 1957, 1959, 1960, KRÜGER 1957, KOLLER 1959, HOLTORFF 1961).

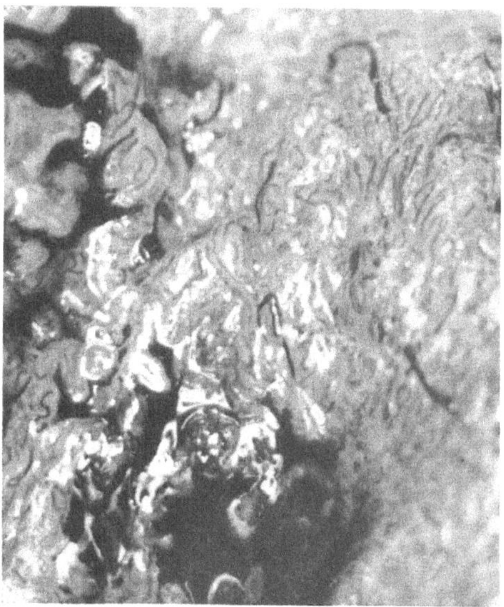

Abb. 76. Adaptive Gefäßhypertrophie. Die Gefäße sind nicht gerichtet und verzweigen sich nicht baumartig. Ausbildung von sog. Korkziehercapillaren

Wie sehen die Gefäße aus? Entsprechend der individuellen Wachstumsform des Neoplasmas sind auch die begleitenden Blutgefäße sehr unterschiedlich ausgebildet. Man kann zunächst klarer ausdrücken, wie sie nicht aussehen: In der adaptiven Gefäßhypertrophie verzweigen sich die Gefäße nicht baumartig, sie haben keine Wachstumsrichtung und werden nicht kontinuierlich dünner. Das Gefäßnetz ist dichter als in der atypischen Umwandlungszone (Abb. 76). Manchmal liegen die Blutgefäße zu Bündeln parallel nebeneinander. Kann man die Gefäße über eine längere Strecke an der Oberfläche verfolgen, so fallen Kaliberschwankungen im Verlauf auf. MESTWERDT beschrieb einen Typ, der ebenfalls hierher gehört; es sind die sog. *Korkziehercapillaren*, die an die Oberfläche kommend, sich in zwei bis drei engen Windungen schlängeln, um dann wieder in der Tiefe zu verschwinden. Ähnliches gilt für die sog. *Haarnadelgefäße*, auf die GANSE hingewiesen hat. Sie liegen immer in einem Areal zusammen, ähnlich, als ob ein Grundbezirk plötzlich hypertrophe Gefäßschlingen aufweisen würde. Das Gewebe, auf dem man die Gefäße erkennt, kann ganz unterschiedlich sein. Es kann wie normales Plattenepithel aussehen, aber auch Niveauunterschiede aufweisen oder gar höckerig sein. Eine besondere Form dieser Kategorie bildet der papilläre Grund, wobei in einem Grundbezirk ausgeprägte wärzchenförmige Epithelballen sichtbar sind. Diese Befunde werden auch summarisch, in Anlehnung an die Hinselmannsche histologische Nomenklatur als *IV a-Bezirke* bezeichnet.

Bei der experimentellen Erzeugung von malignen Tumoren am Mäuseohr konnten ebenfalls korkzieherartige Gefäßschlingen nachgewiesen werden (KERN und ZANDER 1959).

Auf Grund der malignen Natur ist die Veränderung verletzlich und blutet leicht. Mit *Essigsäure* erreicht man eine kurzfristige Blutstillung und eine Abblassung des Areals. Noch wichtiger ist in diesem Falle die Betrachtung mit dem *Grünfilter*, die den Gefäßverlauf deutlich werden läßt. Die *Jodprobe* zeigt die betroffenen Areale immer jodhell oder jodnegativ.

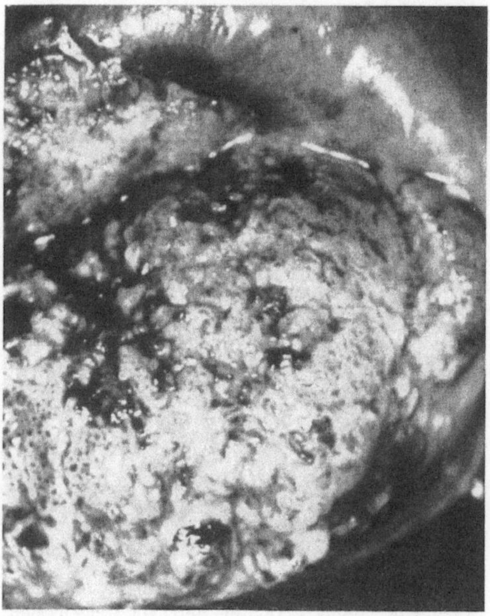

Die hier beschriebenen kolposkopischen Bilder sind in der Lage, klinisch nicht klare Fälle kolposkopisch aufzuklären. Frühfälle und Carcinome verbergen sich hinter diesen Bildern.

Carcinomgewebe: Schließlich gilt als positiver kolposkopischer Befund noch das Carcinomgewebe, d. h. der kolposkopische Blick auf wirkliches Tumorgewebe, welches sehr vielgestaltig sein kann (Abb. 77). Handelt es

Abb. 77. Vorwiegend exophytär wachsender Krebs. Aufnahme nach Betupfen mit Essigsäure

sich um verhornende Plattenepithelcarcinome, so ist der Anblick höckerig und glasig-speckig; handelt es sich um unreife Tumoren, so liegt ein markiges, bröckeliges Gewebe vor. Am Rande der Tumoren gelingen oft die besten Aufnahmen für die adaptive Gefäßhypertrophie.

Mit der *Essigsäure* entsteht auch hier bei den oft petechial blutenden Tumoren eine kurzdauernde Blutstillung. Mit *Jodlösung* sind Carcinome meist jodhell.

Man unterscheidet also bei der Erhebung kolposkopischer Befunde normale, suspekte und positive. In Tabelle 24 sind die Kennzeichen der kolposkopischen Befunde und ihre Bewertung zusammengefaßt.

Tabelle 24

Kolposkopische Bezeichnung	Erklärung	Bewertung
Originäre Portio	Portiooberfläche ganz von Plattenepithel überzogen	
Ektopie	Cylinderepithel des Cervicalkanals auf der Portiooberfläche	
Ektopie mit Umwandlungszone	Ektopie, vom Rande her beginnende zarte Überhäutung auf der Portiooberfläche	*negativ* (Dignität gutartig)
Offene Umwandlungszone	Von Plattenepithel überhäutete Ektopie mit offenen Drüsenausführungsgängen	physiologische Epithel- verschiebungen im Leben einer Frau
Geschlossene Umwandlungszone	Von Plattenepithel überhäutete Ektopie. Drüsenausführungsgänge geschlossen. Bildung von Ovula Nabothii	
Gefäßreiche Umwandlungszone	Baumartig verzweigte Gefäße sprossen in das Plattenepithel der Überhäutungszone ein	
Matrixähnliche Befunde	Eigenschaften der Matrixbezirke, aber nur in angedeuteter Form	
Matrixbezirke { Leukoplakie	Weißlich verdicktes Epithel. Hyperkeratose	*suspekt* (Dignität fraglich)
Felderung	Mosaikartige Zeichnung im verdickten Plattenepithel	
Grund	Punktförmige Gefäßanordnung in gerötetem oder weißlichem Untergrund	unphysiologische Befunde
Atypische Umwandlungszone	Nicht der Norm entsprechende Überhäutungs- und Vascularisationsbilder	
IV a-Bezirk (adaptive Gefäß- hypertrophie)	Charakteristisches Gefäßbild. Korkziehercapillaren, Kaliber- schwankungen. Wirrer Gefäßverlauf	*positiv* (Dignität bösartig)
Höckeriges Carcinomgewebe	Leicht blutendes, höckeriges Gewebe mit Niveauunterschieden und Gefäßatypien. Weißlich-gelblicher Farbton. Speckig oder markig bröckelig	Malignom an der Portio

Leistungsfähigkeit der Kolposkopie bei der Frühdiagnostik des Collumcarcinoms

Die Kolposkopie ist in der Anwendungsbreite und Bewertung Schwankungen ausgesetzt. In Deutschland hatte sie zunächst zur Erkennung von kleinsten Krebsen und ihrer Frühstadien eine Monopolstellung. Sie hat sie noch bei erfahrenen Kolposkopikern, die meist Schüler von HINSELMANN sind. Nach Einführung der Cytologie wurden beide Methoden oft parallel angewandt und mancherorts die Cytologie in den Vordergrund gestellt, zumal sich ein gewisser Prozentsatz cytologisch entdeckter, kolposkopisch „stummer" Fälle fand. An unserem Hause verlief die Entwicklung ähnlich. Wir verfügen seit 1957 über dreimal so viele cytologisch untersuchte wie kolposkopisch untersuchte Patientinnen. Trotzdem wuchs in der Berichtszeit die Zahl der kolposkopischen Befunde in der Lochkartei auf 4500 an. Dieses Material wurde in ähnlicher Weise wie die Cytologie ausgewertet.

Die kolposkopische Untersuchung mit nachfolgender Registratur wird von wenigen Kollegen durchgeführt. Die Patientinnen werden von den Stationen bzw. ambulant zur Kolposkopiesprechstunde geschickt. Dabei erfuhr das kolposkopische Material eine sehr einheitliche Beurteilung, beinhaltet also nicht Individualfehler von lernenden Kollegen. Selbstverständlich wird auch auf den einzelnen Stationen kolposkopiert, die Befunde werden aber nicht in die Kartei aufgenommen.

In der Berichtszeit wurden 4613 Fälle kolposkopisch untersucht.

Gliedert man das Gesamtmaterial in normale, suspekte und positive kolposkopische Befunde (Abb. 78), so finden sich 87,1% normale, 10,4% suspekte und 2,5% positive Befunde. Die Aufschlüsselung dieser Befundgruppen wurde in Abb. 79 durchgeführt. Unter den normalen kolposkopischen Befunden bilden die geschlossene Umwandlungszone und die originär überhäutete Portio die zahlenmäßig größte Gruppe.

Jede zehnte Frau zeigte einen suspekten kolposkopischen Befund, welcher überwiegend aus Matrix- oder matrixähnlichen Bezirken besteht. Auf die Altersabhängigkeit der normalen kolposkopischen Befunde wurde bereits auf S. 119 eingegangen. Errechnet man die Durchschnittsalter der Patientinnen mit kolposkopisch suspekten Befunden, so ergibt sich eine Differenz zwischen „matrixähnlich" und Matrixbefund, was die Trennung beider Befunde rechtfertigt. Für die „matrixähnlichen" Bezirke (187 Fälle) ergibt sich ein Durchschnittsalter von 36,3 Jahren (Standardabweichung 11,3, bei einer Sicherheit von 95%, Vertrauensintervall 34,6—38,0) und für die Matrixbezirke (216 Fälle) ein Durchschnittsalter von 39,7 Jahren (Standardabwei-

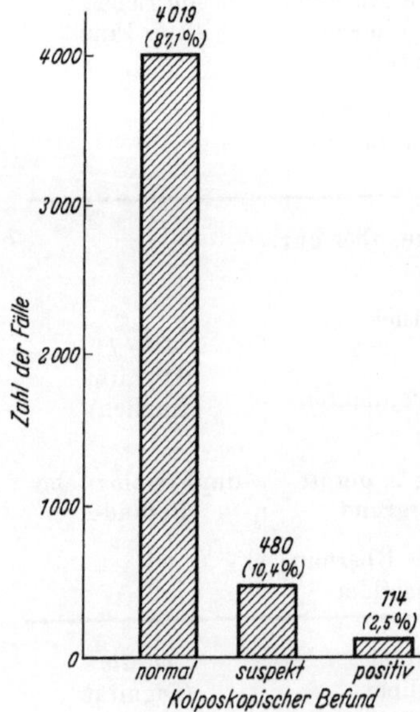

Abb. 78. Verteilung der normalen, suspekten und positiven kolposkopischen Befunde bei 4613 Untersuchungen (KERN, RISSMANN und HUND 1964)

chung 10,7, bei einer Sicherheit von 95%, Vertrauensintervall 38,2—41,2). Man kann somit eine Entwicklungszeit von etwa 1—6 Jahren annehmen, aus der sich

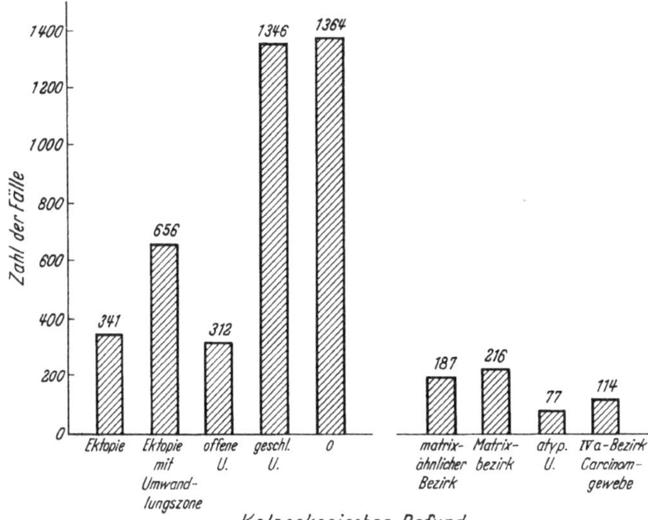

Abb. 79. Aufschlüsselung der kolposkopischen Befunde im Gesamtmaterial (4613 Fälle) (KERN, RISSMANN u. HUND 1964)

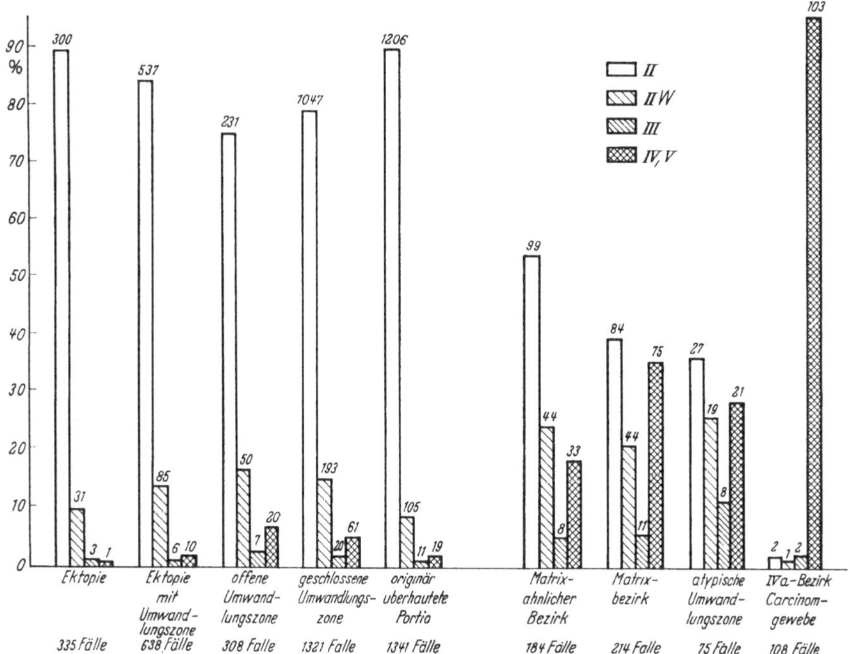

Abb. 80. Ergebnisse der Cytologie bei verschiedenen kolposkopischen Befunden (Gesamtzahl 4524)

die matrixähnlichen Bezirke zu echten Matrixbezirken entwickeln. — Das Durchschnittsalter für 77 Frauen mit „atypischen Umwandlungszonen" beträgt 43,3 Jahre (Vertrauensintervall 40,7—45,9 bei einer Sicherheit von 95%).

Für den *Vergleich mit der Cytologie* konnten 4524 Fälle herangezogen werden, d. h. in diesem Kollektiv liegen neben dem kolposkopischen Befund ein oder mehrere cytologische Abstriche vor. In der graphischen Darstellung (Abb. 80) wurden die kolposkopischen Befunde als Konstante den variierenden cytologischen Befunden gegenübergestellt. Man erkennt, daß bei jedem kolposkopischen Befund cytologisch suspekte oder positive Abstriche vorkommen können. In Tabelle 25 wurden die Befunde straffer zusammengefaßt. Im folgenden werden die gewonnenen Ergebnisse der kolposkopischen Untersuchungen besprochen.

Kolposkopisch normale Befunde

In einer Gruppe von 3943 untersuchten Patientinnen, die kolposkopisch unverdächtig erschienen, erweckte der cytologische Suchtest in 111 (2,8%) Fällen mit der Beurteilung Gruppe IV oder V einen dringenden Verdacht, und in 47 (1,2%) Fällen mit Gruppe III war eine weitere Kontrolle angezeigt.

Tabelle 25. *Vergleichbares kolposkopisches und cytologisches Gesamtmaterial* (KERN, RISSMANN und HUND 1964)

Cytologie-Gruppe	Kolposkopischer Befund			Summe
	normal	suspekt	positiv	
II/IIW	96,0 % 3785 92,2 %	67,0 % 317 7,7 %	2,8 % 3 0,1 %	90,7 % 4105 100 %
III	1,2 % 47 61,8 %	5,7 % 27 35,5 %	1,8 % 2 2,7 %	1,7 % 76 100 %
IV/V	2,8 % 111 32,4 %	27,3 % 129 37,6 %	95,4 % 103 30,0 %	7,6 % 343 100 %
Summe	100 % 3943 87,1 %	100 % 473 10,5 %	100 % 108 2,4 %	100 % 4524 100 %

Diese Errechnung bestätigt unsere bisherigen Beobachtungen, daß ein gutartiger kolposkopischer Befund nicht mit Sicherheit eine maligne Epithelveränderung ausschließt.

MAJEWSKI und PLATEN betonten 1962, daß ein Gefäßreichtum in normalen kolposkopischen Befunden einen zusätzlichen Hinweis auf eine Epithelatypie bringen könnte. Wir haben die normalen Umwandlungszonen in dieser Hinsicht untersucht (Tabelle 26).

Tatsächlich ist der Prozentsatz cytologisch positiver Befunde bei einem kolposkopisch festgestellten Gefäßreichtum größer als ohne Gefäßreichtum, statistisch läßt sich dieser Unterschied jedoch nicht sichern.

Wir möchten aber nachdrücklich betonen, daß es sich in allen Fällen um baumartige Verzweigungen ohne Kaliberschwankungen handelt, wie sie MEST-WERDT (1953) in Abb. 50 seines Atlasses als normalen Befund darstellt. Würde man die gefäßreichen Umwandlungszonen zu den suspekten kolposkopischen Befunden rechnen, so würde sich diese Gruppe noch mehr vergrößern.

Tabelle 26. *Umwandlungszonen mit und ohne Gefäßreichtum und deren cytologische Befunde* (KERN, RISSMANN und HUND 1964)

Kolposkopischer Befund		Cytologischer Befund			
		II/II W	III	IV/V	Summe
Offene Umwandlungs-zone	ohne Gefäße	246 (92,1 %)	5 (1,9 %)	16 (6,0 %)	267 (100 %)
	gefäß-reich	29 (80,5 %)	2 (5,6 %)	5 (13,9 %)	36 (100 %)
Geschlossene Umwandlungs-zone	ohne Gefäße	869 (94,7 %)	12 (1,3 %)	37 (4,0 %)	918 (100 %)
	gefäß-reich	377 (92,4 %)	8 (2,0 %)	23 (5,6 %)	408 (100 %)

Kolposkopisch suspekte Befunde

10,56 % (473 Fälle) aller kolposkopierten Patientinnen zeigten einen suspekten kolposkopischen Befund (matrixähnlich, Matrixbezirk, atypische Umwandlungs-zone). Dieser Prozentsatz entspricht der häufig mitgeteilten Frequenz, so daß man einen derartigen Befund bei etwa jeder zehnten Frau erwarten kann. Der in der Literatur mitgeteilte sog. Malignitätsindex besagt, daß wiederum von allen suspekten kolposkopischen Befunden etwa jede zehnte Frau eine Epithelatypie habe.

CRAMER fand (1956 I, II) bei über 10000 kolposkopierten Fällen 11,2 % suspekte und positive Befunde, von denen sich insgesamt 7,1 % histologisch sichern ließen. DIETEL (1953) und DIETEL und FOCKEN (1955) fanden im Gesamtmaterial 8—10 % Matrixbezirke, von denen insgesamt 11 % histologisch als Epithelatypie nachgewiesen wurden. Bei isolierter Betrachtung der „besonders ausgeprägten" Matrixbezirke stieg der Malignitätsindex auf 27 %.

LIMBURG teilte 1956 bei über 4000 suspekten kolposkopischen Befunden einen Malignitätsindex von 10,8 % mit. HOLTORFF ermittelte 1957 einen Wert nach histologischer Sicherung von 7,2 % aus über 4000 suspekten und positiven Be-funden.

Diese Relation liegt bei unserem Material wesentlich höher, nämlich in der Größenordnung, die DIETEL und FOCKEN für „besonders ausgeprägte" Matrix-bezirke angegeben haben.

Von 473 suspekten kolposkopischen Befunden waren 129 (27,3 %) cytologisch positiv und 27 (5,7 %) cytologisch suspekt, d. h. daß in dem vorgelegten Material bei mindestens jeder vierten Frau mit einer Epithelatypie gerechnet werden muß.

Die Wertigkeit der verschiedenen kolposkopisch suspekten Befunde im Ver-gleich zur Cytologie zeigt Tabelle 27, wobei die klassischen Matrixbezirke den

Kolposkopie

höchsten Prozentsatz an cytologisch positiven Ergebnissen haben (35,1%). Dagegen stehen die matrixähnlichen mit nur 18,0%, was die Berechtigung unterstreicht, die nur angedeuteten Matrixbefunde in die Sondergruppe „matrixähnlich" aufzunehmen. Die atypische Umwandlungszone hat mit 28,0% ebenfalls einen erheblichen Prozentsatz cytologisch positiver Befunde. Die Unterschiede zwischen den Prozentsätzen sind statistisch gesichert. WAGNER (1960) und WAGNER und FETTIG (1961) teilten einen Malignitätsindex von 13,8% für die atypische Umwandlungszone mit.

Das Schicksal der Matrixbezirke wurde wiederholt in langjährigen Untersuchungsreihen verfolgt, mit dem Ergebnis, daß Matrixbezirke unverändert über viele Jahre bestehen, aber auch unter Umständen verschwinden können (ZINSER 1949, MESTWERDT 1951, RECKEN 1955, DIETEL u. FOCKEN 1955).

Tabelle 27. *Kolposkopisch suspekte Befunde und die Ergebnisse der Cytologie* (KERN, RISSMANN und HUND 1964)

Kolposkopisch suspekte Befunde	Cytologischer Befund			Summe
	II/II W	III	IV/V	
Matrixähnlicher Bezirk	143 (77,7%)	8 (4,3%)	33 (18,0%)	184 (100%)
Matrixbezirk	128 (59,8%)	11 (5,1%)	75 (35,1%)	214 (100%)
Atypische Umwandlungszone .	46 (61,3%)	8 (10,7%)	21 (28,0%)	75 (100%)
Summe	317 (67,0%)	27 (5,7%)	129 (27,3%)	473 (100%)

Kolposkopisch positive Befunde

Kolposkopisch positive Befunde wurden in 2,4% des mit der Cytologie vergleichbaren Gesamtmaterials erhoben. Von den insgesamt 108 Fällen waren nur drei cytologisch Gruppe II bzw. IIW. Diese drei Fälle gehören zu den echten cytologischen Versagern bei invasiven Carcinomen (s. Tabelle 18). Ein kolposkopisch positiver Befund (IVa-Bezirk, Carcinomgewebe) beinhaltet immer eine krankhafte Epithelveränderung und muß histologisch abgeklärt werden.

Zum *Vergleich der Kolposkopie mit der Histologie* im Sinne einer vollständigen Bestätigung oder Widerlegung des kolposkopischen Befundes konnten 658 Fälle herangezogen werden.

Tabelle 28. *Kolposkopischer Befund bei 658 vollständig histologisch abgeklärten Fällen (flächenhafte Cervixschnitte)* (KERN, RISSMANN u. HUND 1964)

Histologische Befunde	Kolposkopische Befunde			Summe
	normal	suspekt	positiv	
Gutartige Portiobefunde	342 (88,6%)	44 (11,4%)	—	386 (100%)
Frühfälle	62 (39,5%)	83 (52,9%)	12 (7,6%)	157 (100%)
Collumcarcinome . .	9 (7,8%)	14 (12,2%)	92 (80,0%)	115 (100%)
Summe	413 (62,8%)	141 (21,4%)	104 (15,8%)	658 (100%)

Tabelle 29. *„Falsche" oder nicht eindeutige kolposkopische Befunde, gemessen an 658 histologisch abgeklärten Fällen* (KERN, RISSMANN u. HUND 1964)

Histologische Befunde	Kolposkopische Befunde			Summe
	„falsch negativ"	suspekt	„falsch positiv"	
Gutartige Portio- befunde	—	44 (11,4%)	—	386 (100%)
Frühfälle	62 (39,5%)	83 (52,9%)	—	157 (100%)
Collumcarcinome . .	9 (7,8%)	14 (12,2%)	—	115 (100%)
Summe	71 (10,8%)	141 (21,4%)	—	658 (100%)

Die Tabellen 28 und 29 zeigen die kolposkopischen Befunde bei 658 histologisch aufgearbeiteten Portiones, an die dieselben strengen Anforderungen gestellt wurden, wie sie bei den gleichen Betrachtungen für die Cytologie (S. 97) dargestellt sind.

Berechnet man die Treffsicherheit der Kolposkopie an diesen Fällen, so stimmt der erhobene kolposkopische Befund in 67,8% der Fälle mit der Histologie überein, 21,4% erlauben kolposkopisch nur die Äußerung eines Suspiziums und 10,8% sind „falsch negative" kolposkopische Befunde. Kolposkopisch „falsch positive" Befunde wurden nicht erhoben.

Rechnet man die suspekten kolposkopischen Befunde (21,4%) zu den positiven, so verschiebt sich das Ergebnis folgendermaßen (Tabelle 30).

Tabelle 30. *„Falsche" kolposkopische Befunde, gemessen an 658 histologisch abgeklärten Fällen* (KERN, RISSMANN u. HUND 1964)

Histologische Befunde	Kolposkopische Befunde		Summe
	„falsch negativ"	„falsch positiv oder suspekt"	
Gutartige Portio- befunde	—	44 (11,4%)	386 (100%)
Frühfälle	62 (39,5%)	—	157 (100%)
Collumcarcinome . .	9 (7,8%)	—	115 (100%)
Summe	71 (10,8%)	44 (6,7%)	658 (100%)

Man erhält dann eine Bestätigung des kolposkopischen Befundes in 82,5% bei 10,8% falsch negativen und 6,7% falsch „positiven" (suspekten) kolposkopischen Befunden.

Wir versuchten, etwa 4500 kolposkopische Befunde nach verschiedenen Gesichtspunkten auszuwerten. Bei der Abschätzung der erhobenen Befunde bestehen einige Schwierigkeiten. Das untersuchte Material ist ein Teilstück einer anderen, routinemäßig durchgeführten Suchmethode (Cytologie), d. h. das Material ist nicht repräsentativ für gynäkologisch gesunde Frauen, sondern stellt innerhalb von Patientinnen einer Frauenklinik nochmals eine Selektion dar. Diese Schwierigkeit scheint uns besonders bei der Abwägung der Methodik zu bestehen.

Der Vergleich mit der Cytologie ist problematisch aus den oben erwähnten Gründen. Die Suche nach Frühfällen wurde mit der Cytologie betrieben und die Kolposkopie zusätzlich angewandt. Man kann also objektiv die kolposkopischen Versager festlegen, aber die Pluspunkte dieser Methode, wenn sie im Gesamtmaterial angewandt worden wäre, nicht abschätzen. Wir möchten trotzdem versuchen, eine Interpretation zu finden:

Ganz eindeutig sind die *kolposkopisch positiven Befunde*, die alle ein histologisches Substrat der Malignität beinhalten, d. h. ein kolposkopisch positiver Befund muß, unabhängig vom Ergebnis der Cytologie, histologisch abgeklärt werden.

Eine eindeutige Aussage erlauben auch die *normalen kolposkopischen Befunde*, unter denen sich bei 3943 kolposkopisch und cytologisch untersuchten Patientinnen 111 (2,8%) Fälle mit cytologisch positivem Befund fanden, d. h. ein normaler kolposkopischer Befund schließt eine Epithelatypie nicht aus. Durch die konsequente histologische Abklärung der cytologisch positiven Fälle wird die Relation im Bereich der kolposkopischen Normalbefunde noch ungünstiger, so daß sich 10,8% „falsch negative" unter 658 Portiones befinden. Betrachtet man die Frühfälle allein, so sind es sogar 39,5% „falsch negative" kolposkopische Befunde. Diesen Prozentsatz haben wir wiederholt gefunden. Wir hätten also bei alleiniger Anwendung der Kolposkopie von 157 Frühfällen 62, also jeden dritten Fall, übersehen, da dieser kolposkopisch normal erschien. Daran kann kein Zweifel bestehen. Jeder ernsthaft um die Frühdiagnostik des Collumcarcinoms Bemühte ist von eventuellen Versagern „seiner" Methode schmerzlich berührt. Wenn unsere Überlegungen über eventuelle Versager der Kolposkopie stimmen, so scheint aber auch in der Cytologie die Möglichkeit, jeden dritten Fall zu übersehen, nicht ausgeschlossen. Sind diese Versager in beiden Methoden das Feld, wo sich Cytologie und Kolposkopie echt ergänzen? Wir können diese Frage nicht beantworten, da nicht das Gesamtmaterial mit beiden Methoden durchgearbeitet wurde (LIMBURG 1958).

Ein echter Nachteil der Kolposkopie liegt zweifellos in der hohen Anzahl der *suspekten kolposkopischen Befunde* (rund 10% im Gesamtmaterial oder etwa 50% aller histologisch verifizierten Frühfälle). Wie sollte man sich verhalten, wenn man die Frühdiagnostik *nur* mit dem Kolposkop betriebe? Bisher nahmen wir an, nur jeder zehnte suspekte kolposkopische Befund sei mit einer Epithelatypie verknüpft. In diesem Falle ist eine eingreifende Intervention wie eine Konisation nicht vertretbar. Es blieben also nur die kleinen Gewebsentnahmen, wie Knipsbiopsie, Schillersche Abschabung, Curettage etc. mit ihren Unsicherheiten, um die Epithelatypie, die man auf Grund des suspekten kolposkopischen Befundes vermutete, zu bestätigen. Die Gefahr der Gewebsentnahmen am falschen Ort ist bei diesen Methoden groß. Wir konnten dies beim topographischen Vergleich des kolposkopischen Befundes mit dem histologisch festgestellten Sitz des Carcinoma in situ zeigen (KERN u. BÖTZELEN 1961). In unserem Material entspricht aber nicht jeder zehnte, sondern jeder vierte suspekte kolposkopische Befund einer tatsächlichen Epithelerkrankung, was die Wertigkeit des Befundes wesentlich heraufsetzt. Es wäre durchaus denkbar, daß ein Teil der cytologisch übersehenen Fälle sich hinter den kolposkopisch suspekten Befunden verbergen könnte (MESTWERDT 1958). Einem Malignitätsindex von 1:4 der suspekten kolposkopischen Befunde in einem Klinikmaterial muß große Aufmerksamkeit geschenkt werden. Diese Befunde sollten durch fortlaufende cytologische Kontrollen abgeklärt werden. Wenn diese Möglichkeit nicht besteht, wäre eine Schillersche Abschabung mit sorgfältiger Cervixcurettage die Methode der Wahl.

Im vorliegenden Material wurde also mit Hilfe der Cytologie nach Frühfällen der Cervix uteri gesucht, parallel ging die kolposkopische Untersuchung. Auf Grund der Cytologie wurden histologische Interventionen vorgenommen. Unter dieser Voraussetzung wurden Tabelle 31 und 32 zusammengestellt.

Tabelle 31. *Fehler der Cytologie bei 999 Fällen und der Kolposkopie bei 658 Fällen, bei denen flächenhafte histologische Cervixschnitte, also ein optimaler histologischer Beweis, vorliegt (gutartige Portiobefunde, Frühfälle und Carcinome)* (KERN, RISSMANN u. HUND 1964)

Suchmethoden	Ergebnis			Gesamtzahl
	„falsch negativ"	suspekt	„falsch positiv"	
Cytologie	12 (1,2 %)	36 (3,6 %)	15 (1,5 %)	999 (100 %)
Kolposkopie	71 (10,8 %)	141 (21,4 %)	—	658 (100 %)

Tabelle 32. *Ergebnisse der Cytologie bei 178 und der Kolposkopie bei 157 Frühfällen der Cervix uteri* (KERN, RISSMANN u. HUND 1964)

Suchmethoden	Ergebnis			Gesamtzahl
	negativ	suspekt	positiv	
Cytologie	4 (2,3 %)	12 (6,7 %)	162 (91,0 %)	178 (100 %)
Kolposkopie	62 (39,5 %)	83 (52,9 %)	12 (7,6 %)	157 (100 %)

JANISCH, KLEIN und KREMER (1959) und BRANDL und KOFLER (1959) stellten einen ähnlichen Vergleich zwischen cytologischen und kolposkopischen Befunden bei histologisch gesicherten Frühfällen und makroskopisch unverdächtigen Krebsen der Gruppe I an. Beide Autorengruppen bemängeln besonders den hohen Anteil suspekter, also nicht eindeutiger Befunde bei der Kolposkopie.

Bei derartigen Vergleichen ist die Cytologie auf Grund ihrer eindeutigeren Aussage der kolposkopischen Suchmethode überlegen.

Vergleichende Lokalisation von kolposkopischen und histologischen Befunden

Auf Grund der in der Universitäts-Frauenklinik Köln geübten operativen Abklärung der Frühfälle und deren spezieller histologischer Aufarbeitung sind wir in der Lage, postoperativ am histologischen Präparat die genaue Lokalisation und Ausdehnung der Epithelläsion festzustellen.

1961 wurde über 105 cytologisch entdeckte Fälle von Frühveränderungen der Cervix uteri berichtet (KERN 1961, 1962, KERN u. BÖTZELEN 1961). Präoperativ wurde der kolposkopische Befund mit einer genauen Beschreibung des Gesehenen, mit farbigen Kolpophotographien und Skizzen fixiert und mit dem histologischen Bild des operativ gewonnenen Conus verglichen.

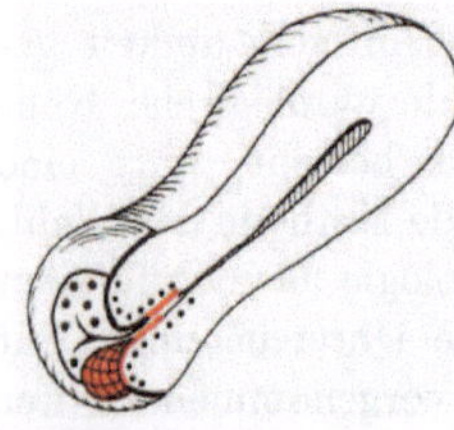

Abb. 81. Diese Zeich-
nung zeigt, wie die kol-
poskopische und histo-
logische Skizze analog
einem Aufriß und Grund-
riß gewonnen wurden

Methodisch wurde von jedem Einzelfall ein Bildpaar angefertigt, wobei eine genaue Umrißskizze des histologischen Bildes einer kolposkopischen Skizze gegenübergestellt wurde, so daß die Ausdehnung und Lokalisation des Carcinoma in situ unmittelbar mit dem kolposkopischen Befund verglichen werden konnten. Abb. 81 und 82 geben einen Einblick, wie die Skizzen sich in situ aufeinander projizieren. Abb. 83 zeigt einige repräsentative Bildpaare aus dem Gesamtmaterial der 105 Einzelfälle.

Tabelle 33 gibt die zusammengefaßten Resultate hinsichtlich der Lokalisation des Carcinoma in situ und des kolposkopischen Befundes wieder.

Die *kolposkopisch positiven Befunde* (neun Fälle) bestätigten sich histologisch immer als Carcinomata in situ oder Mikrocarcinome *auf der Portiooberfläche* (ZINSER u. KERN 1958, JANISCH, KLEIN u. KREMER 1959, KERN u. BÖTZELEN 1961).

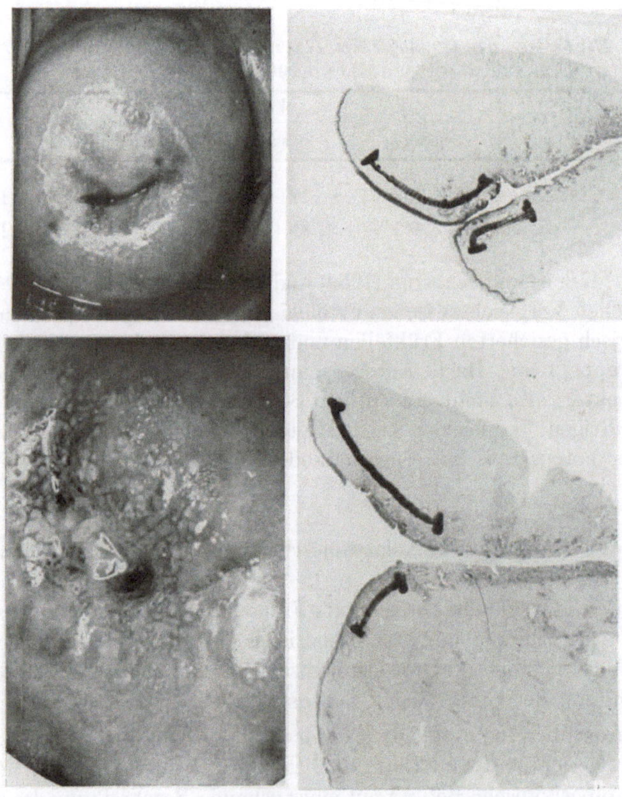

Abb. 82. Zwei Beispiele für die gewonnenen Bildpaare: links kolposkopischer Befund, rechts histologisches Präparat. Die Ausdehnung des Carcinoma in situ im histologischen Präparat wurde mit Tusche markiert

51mal wurde kolposkopisch ein *suspekter Bezirk* gefunden. Histologisch lagen die erkrankten Epithelpartien im Bereich oder in der Nähe der kolposkopisch suspekten Areale (KRÜGER 1958, VÖGE 1960).

Das Carcinoma in situ befand sich in dieser Gruppe zehnmal rein intracervical, lag aber insofern in der Nähe der kolposkopisch suspekten Areale, als diese immer den äußeren Muttermund erreichten. In diesen Fällen ist der auf der Portiooberfläche liegende kolposkopisch suspekte Bezirk lediglich als *Indikator* (HINSELMANN 1942, HOLTORFF 1958) zu betrachten.

Unter den 41 auf der Portiooberfläche liegenden Carcinomata in situ fanden sich elf, bei denen

Tabelle 33

Kolposkopischer Befund	Lokalisation des Carcinoma in situ	
	auf der Portiooberfläche	im Cervicalkanal
Negativ	34	11
Suspekt	41	10
Positiv	9	—
Gesamtzahl . . .	84	21
	105	

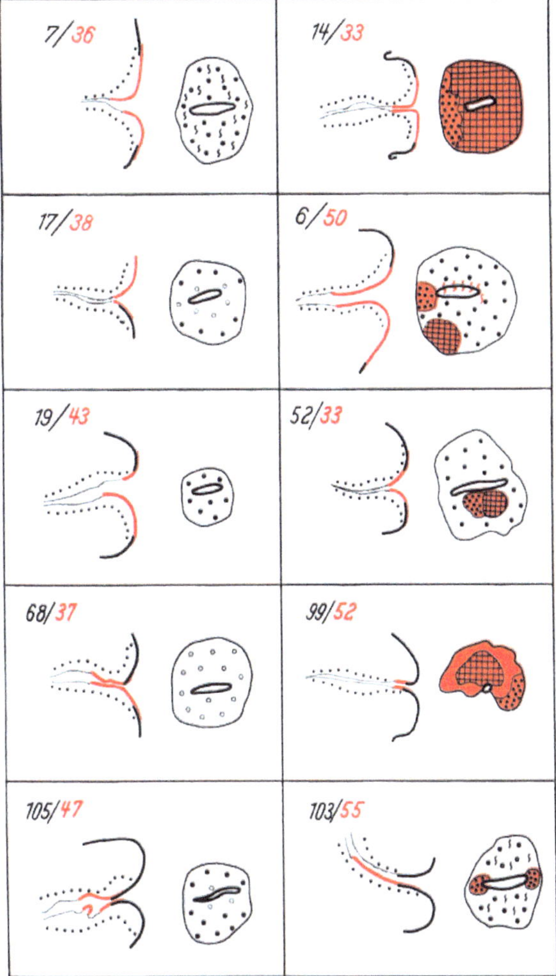

Abb. 83. Repräsentative Beispiele der gewonnenen Skizzen bei 105 Carcinomata in situ, bei denen der präoperativ gewonnene kolposkopische Befund mit der Ausdehnung des Carcinoma in situ am flächenhaften Cervixschnitt verglichen wurde. (Schwarze Zahl: fortlaufende Numerierung; rote Zahl: Alter der Patientin; in der histologischen Skizze ist das Carcinoma in situ durch einen roten Strich markiert; die kolposkopische Skizze wurde nach den in Abb. 56 dargestellten Signata hergestellt) (KERN und BÖTZELEN 1961)

histologisch das Carcinoma in situ auf beiden Muttermundslippen lokalisiert war, kolposkopisch aber nur auf einer Muttermundslippe ein verdächtiger Befund erhoben wurde.

Bei der hohen Zahl von „falsch negativen" kolposkopischen Befunden war überraschend, daß es sich keineswegs nur um intracervicale Veränderungen, sondern 34mal um klar auf der Portiooberfläche liegende Carcinomata in situ handelte, die kolposkopisch einen nicht von der Norm abweichenden Befund zeigten. Selbst Fälle, bei denen die Plattenepithel-Cylinderepithelgrenze auf der Portiooberfläche lag, machten hiervon keine Ausnahme (GANSE 1955).

Die elf intracervicalen Veränderungen waren auf Grund ihrer Lokalisation dem betrachtenden Auge und damit auch dem Kolposkop verborgen. Diese Art der kolposkopischen Versager war zu erwarten (LÖNNE 1942, TREITE 1944, WASCHKE 1951, ZINSER 1951, ZINSER u. DIEGRITZ 1952, MORARI u. STRAMETZ 1953, WALZ 1955, BURGHARDT u. BAJARDI 1956, LIMBURG 1956, 1958, NAVRATIL, BURGHARDT u. BAJARDI 1956, KAUFMANN, RUNGE, OBER u. STOLL 1957, HELD 1957, NAVRATIL, BURGHARDT, BAJARDI u. NASH 1958, ZINSER 1958 I, II, ZINSER u. KERN 1958, WESPI 1958, NAVRATIL 1958, BAJARDI, BURGHARDT, KERN u. KROEMER 1959, JANISCH, KLEIN u. KREMER 1959, KERN u. BÖTZELEN 1961). Sehr wichtig ist aber die Tatsache, daß 34 auf der Portiooberfläche liegende Carcinomata in situ keinen Verdacht erregten. Dazu kommen noch elf Fälle, bei denen kolposkopisch nur eine Muttermundslippe suspekt erschien, während das Carcinoma in situ auf beiden Muttermundslippen ausgebreitet war.

Damit erschien uns klar erwiesen, daß Carcinomata in situ, gleich welcher Lokalisation, nicht immer mit dem Kolposkop erkannt werden können, oder anders ausgedrückt, daß mit Hilfe der Kolposkopie eindeutig gutartige Fälle nicht ausgesondert werden können.

Wir vertreten damit einen anderen Standpunkt als andere Autoren, die mit dem Kolposkop Befunde auf der Portiooberfläche einwandfrei als gutartig erkennen zu können glauben (GLATTHAAR 1952, DIETEL u. FOCKEN 1955, LIMBURG 1956, CRAMER 1958, KRÜGER 1958). Unsere Untersuchungen finden Unterstützung durch BURGHARDT u. BAJARDI (1956), NAVRATIL u. a. (1956, 1959), BURGHARDT (1959) und ZINSER (1962), die an einem ähnlich bearbeiteten Material ebenfalls die Beobachtung machten, daß Carcinomata in situ auf der Portiooberfläche sich dem kolposkopischen Nachweis entziehen können.

Stellt man sich die Frage, warum man eine gewisse Anzahl der auf der Portiooberfläche liegenden Carcinomata in situ nicht mit dem Kolposkop erkennt, so scheinen uns die histologischen Bilder zur Erklärung geeignet. Das Carcinoma in situ wächst wie normales Plattenepithel über Cervixdrüsen hinweg, kann Drüsenausführungsgänge umwachsen oder sie verschließen. Die Oberflächenbegrenzung weicht bei den Gruppen „einfacher Ersatz" und „plumpes Vorwuchern" nach HAMPERL nicht von der des normalen Plattenepithels ab. Auch eine besondere Gefäßzeichnung fehlt in den meisten Fällen. Die enorme Kerndichte im intraepithelialen Carcinoma in situ könnte sich unter Auflichtbetrachtung höchstens in einem anderen Farbwert ausdrücken, der aber offenbar nicht deutlich ist.

Häufig liest man von erfahrenen Kolposkopikern die Feststellung, daß sie noch nie ein Carcinom gesehen hätten, das kolposkopisch stumm gewesen wäre.

Das mag für invasive Krebse gelten, für die mit dem Kolposkop übersehenen Frühfälle gilt, daß sie bei der langen Latenzzeit des Carcinoma in situ zum echten Krebs (bis zu 15 Jahren) auch bei Wiederholungsuntersuchungen nicht auffallen.

Aus den vergleichenden kolposkopischen Untersuchungen mit dem histologischen Präparat von cytologisch entdeckten Carcinomata in situ muß man den Schluß ziehen, daß die Kolposkopie nicht in der Lage ist, einwandfrei negative Fälle auszusondern. Nicht nur intracervicale, sondern auch ein gewisser Anteil der auf der Portiooberfläche liegenden Carcinomata in situ ist kolposkopisch nicht erkennbar.

Schillersche Jodprobe

Historische Einleitung

Die sog. Schillersche Jodprobe ist ein außerordentlich einfacher klinischer Test, der neben Cytologie und Kolposkopie als Krebsfährtensuchtest eine gewisse Bedeutung hat.

WALTER SCHILLER wurde 1887 in Wien geboren. Er beschäftigte sich in den zwanziger Jahren vorwiegend mit gynäkologischer Pathologie (SCHILLER 1927 I, II, 1928 I, II, III, 1929, 1931, 1932). Bei der histologischen Aufarbeitung einer großen Zahl von operativ gewonnenen Uteri entdeckte er eine Anzahl von „kleinsten Collumcarcinomen", die bei den Trägerinnen keine Krankheitssymptome hervorgerufen hatten und die nach unserer heutigen Auffassung Carcinomata in situ darstellten. Bei der histologischen Durchsicht fiel ihm auf, daß Plattenepithelcarcinome am Collum uteri wenig oder kein Glykogen enthalten, während normales Plattenepithel durch einen reichlichen Glykogengehalt ausgezeichnet ist. Diese Erkenntnis versuchte er für einen Intravitaltest zu nutzen. Er erprobte über 200 verschiedene Lösungen und entschied sich für die sog. Jodprobe. Dieser Test besteht darin, daß die Portiooberfläche mit Jodlösung betupft wird, wobei sich die glykogenhaltigen Intermediärschichten des Plattenepithels dunkelbraun anfärben, während andere Gewebsarten mehr oder minder ungefärbt bleiben. SCHILLER empfahl, alle bei der Jodprobe auf der Portiooberfläche hell bleibenden Stellen sorgfältig abzuschaben, da man dann alles abnorme Epithel entdecken könne. Die entsprechende Arbeit erschien 1929 im Zentralblatt für Gynäkologie und trägt den Titel: „Jodpinselung und Abschabung des Portioepithels."

In den gleichen Jahren entwickelte HINSELMANN das Kolposkop, dessen Möglichkeiten die Jodprobe in Deutschland in den Schatten stellte, so daß diese vorwiegend als Zusatzuntersuchung zur Kolposkopie empfohlen wurde.

SCHILLER emigrierte wenige Jahre darauf nach Boston (USA), wo in der Zeit das Interesse an der Frühdiagnose des Collumcarcinoms besonders rege war. Seine Methode wurde aufgegriffen und fand breiteste Anwendung (SCHILLER 1933, 1934 I, II, III, 1936, 1937, 1938 I, II, 1955). Die einfache Anwendung ohne apparativen Aufwand scheint, im Gegensatz zur Kolposkopie, die Anerkennung in Amerika sehr gefördert zu haben. SCHILLER schrieb 1937: "The iodine test is neither painful, nor difficult, nor expensive." In Übersichtsarbeiten amerikanischer Kliniken zur Frühdiagnose des Collumcarcinoms werden die Ergebnisse der Jodprobe immer erwähnt und als sehr verläßlich dargestellt (Younge 1956, 1957, 1958, Younge u. Kevorkian 1959, Friedell, Hertig u. Younge 1960).

Methodik der Jodprobe

Zur Ausführung der Schillerschen Jodprobe geht man folgendermaßen vor:

Die Scheide wird mit zwei getrennten Specula entfaltet und die Portio eingestellt. Dann tränkt man einen Tupfer mit Lugolscher Lösung und betupft die ganze Portiooberfläche. In wenigen Sekunden färbt sich das glykogenhaltige Plattenepithel tief dunkelbraun an. Will man ein Abtupfen der Portiooberfläche vermeiden, so kann man auch die Vagina mit der Lugolschen Lösung ausspülen. Die Lösung hinterläßt schwer zu entfernende Flecken in der Wäsche, so daß man überstehende Flüssigkeit in der Vagina sorgfältig abtupfen sollte. Ist der Farbeffekt eingetreten, so kann man das Ergebnis mit bloßem Auge oder mit dem Kolposkop betrachten. Die Färbung des Plattenepithels hält unterschiedlich lange (1—3 Tage) an, so daß man eine normale Inspektion der Portio oder eine kolposkopische Untersuchung erst nach dieser Zeitspanne wieder ausführen kann.

Sehr wesentlich ist die Zusammensetzung der Jodlösung. Wir verwenden folgende Rezeptur:

Jod 6,0
Jodkalium 12,0
Aqua dest. . . . . . ad 200,0

Es handelt sich also um eine wäßrige 3%ige Lösung. Die Gefäße müssen luftdicht sein, da sich sonst die Konzentration durch Verdunstung erhöht.

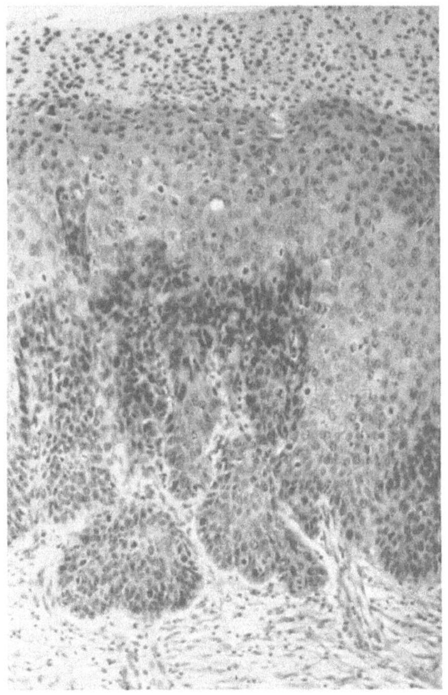

Abb. 84. Carcinoma in situ mit plumpem Vorwuchern. Präoperativ wurde eine zu hochprozentige wäßrige Jodlösung angewandt. Dadurch sind die obersten Schichten eigenartig verändert (starke Eosinophilie mit pyknotischen Kernen)

Sowohl alkoholische Lösungen als auch höherprozentige wäßrige Jodlösungen rufen eine oberflächlich beginnende Nekrose des Plattenepithels hervor, die die Superficial- und Intermediärschicht erfaßt. Wird z. B. eine solche falschprozentige Lösung präoperativ vor einer Konisation angewandt, um die Peripherie des Conus festzulegen, so findet man histologisch oberflächliche Artefakte am Epithel,

welche die Diagnostik erschweren. Abb. 84 zeigt das Plattenepithel eines solchen
Falles, bei dem eine wäßrige 5%ige Jodlösung verwandt wurde.

Befunde der Schillerschen Jodprobe

Allgemein wird unterschieden zwischen den Begriffen *jodpositiv*, *jodhell* und
jodnegativ. Genau möchten wir diese Bezeichnungen folgendermaßen definieren:

Jodpositiv (Abb. 85): Tiefbraune Anfärbung der gesamten Portiooberfläche
(kolposkopisch: originärer Portioüberzug, ältere Umwandlungsvorgänge; histologisch: normales glykogenhaltiges Plattenepithel).

Jodhell (Abb. 86 und 87): Helle, rotbraune Anfärbung mit wechselnder Farb-
intensität. Die jodhellen Bezirke können ganz unterschiedlicher Natur sein.
Es kann sich z. B. um regenerierendes Plattenepithel handeln, das in Richtung

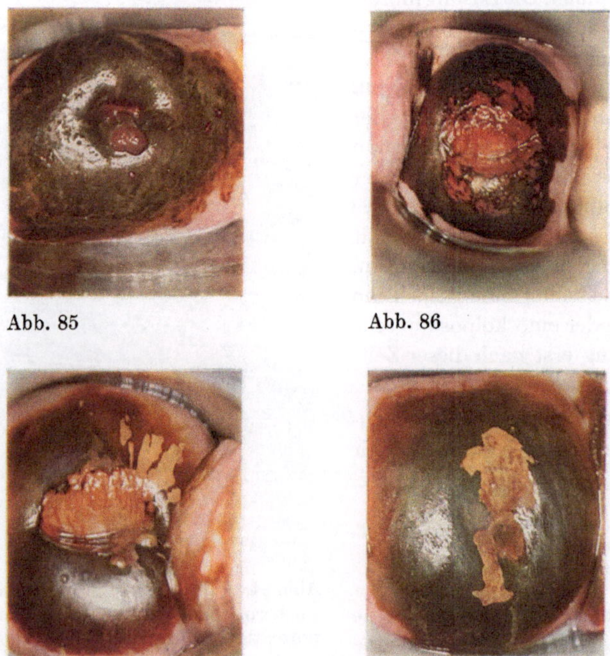

Abb. 85   Abb. 86

Abb. 87   Abb. 88

Abb. 85. Jodpositive Portio, am äußeren Muttermund ein Schleimpfropf

Abb. 86. Zirkulärer, unscharf begrenzter jodheller Bezirk

Abb. 87. Neben jodhellem Bezirk vorwiegend an der vorderen Muttermundslippe scharf
begrenzte jodnegative Areale

Abb. 88. Scharf begrenzter jodnegativer Bezirk auf der Portiooberfläche (KERN, STADLER
und HINDERFELD 1962)

auf den äußeren Muttermund vorwächst (kolposkopisch: frische Umwandlungszonen). Dieses Epithel ist meist glykogenarm und färbt sich deshalb jodhell an.
Das regenerierende Plattenepithel kann aber auch glykogenfrei sein, wirkt aber,
da es nur aus wenigen Cellagen besteht, durch die rot durchschimmernde Submucosa nicht jodnegativ, sondern in einer Mischfarbe. Ähnliches gilt auch für
die gefäßreiche Umwandlungszone. Das ektropionierte Cylinderepithel, welches
histologisch kein Glykogen enthält, wirkt ebenfalls jodhell wegen des roten
Untergrundes und der in den Epithelvertiefungen hängengebliebenen Jodlösung.
Die jodhellen Bezirke liegen im allgemeinen zirkulär um den äußeren Muttermund und sind meist unscharf begrenzt.

Jodnegativ (Abb. 87 und 88): Ockerfarbene bis hellgelbe Flecken, die sich
sehr deutlich gegenüber der jodpositiven Umgebung abheben, aber auch einen
sehr deutlichen Farbunterschied gegenüber jodhellen Bezirken aufweisen, da sie
wesentlich blasser als diese sind. Jodnegative Bezirke sind von ganz unterschiedlicher Größe. Sie können bis zum äußeren Muttermund reichen oder
auch peripher auf der Portiooberfläche liegen. Die Begrenzung ist meist scharfrandig in glatten Linien oder in landkartenförmiger unregelmäßiger Gestalt ausgebildet.

Was liegt dem jodnegativen Bezirk zugrunde? Ganz allgemein kann man
lediglich sagen, daß es sich um Gewebe handeln muß, welches *kein* Glykogen
enthält oder eine so geringe Menge, daß die Sensibilität der Jodprobe unter-
schritten wird. Aussagen über den histologischen Aufbau der Gewebsart erlauben
die jodnegativen Flecken selbstverständlich nicht. Kolposkopisch sind diese
Bezirke häufig stumm und fallen erst nach Anwendung der Jodprobe auf.

Eigene Untersuchungen zur Schillerschen Jodprobe

In dieser Untersuchungsreihe wandten wir Cytologie, Kolposkopie, Schillersche Jodprobe und histologisches Ergebnis vergleichend an (KERN, STADLER und
HINDERFELD 1962, KERN-BONTKE und KERN 1962).
Wir versuchten in dieser Untersuchungsreihe, folgenden Problemen näher-
zukommen:

1. Welche Jodbefunde finden sich in einem großen Patientinnenkollektiv?
2. Wie verhalten sich die Jodbefunde zu den gleichzeitig erhobenen kolposkopischen Befunden?
3. Welches histologische Substrat liegt den Jodbefunden zugrunde?

Bei der Auswertung des Materials erwies es sich als notwendig, die Jodbefunde
in vier verschiedene Gruppen aufzuteilen:

a) jodpositiv (tiefbraune uniforme Färbung der ganzen Portiooberfläche)
b) jodhell (jodheller Bezirk im Bereich der Portiooberfläche)
c) jodhell und jodnegativ (Kombination von jodhellen und jodnegativen Bezirken auf der Portiooberfläche; Abb. 87)
d) jodnegativ (jodnegativer Bezirk auf der Portiooberfläche).

Jodbefunde im Gesamtmaterial

Abb. 89 gibt die erhobenen Jodbefunde im Gesamtmaterial von 733 Fällen wieder. Dabei zeigt sich, daß etwa $^3/_4$ aller Fälle jodhelle und jodnegative Flecken auf der Portiooberfläche aufweisen. Eliminiert man aus dem Gesamtmaterial alle Frühfälle und Carcinome, so verschiebt sich dieses Verhältnis nicht wesentlich. Das bedeutet, daß ein jodheller oder -negativer Fleck auf der Portiooberfläche ohne Zusatzuntersuchung wenig aussagt, da etwa $^3/_4$ aller Patientinnen solche Befunde aufweisen.

Eine größere Aussagekraft hat das Kollektiv der Patientinnen mit jodpositiver Portio. Unter diesen 168 Patientinnen fand sich cytologisch kein einziger Befund, der auf das Vorliegen einer malignen Epithelläsion hinweist. Nach der statistischen Berechnung liegt die Wahrscheinlichkeit, daß bei jodpositiver Portio ein Carcinoma in situ oder ein Carcinom auftritt, unter 1%. Man kann also — wenn keine andere Untersuchungsmöglichkeit zur Hand ist — bei jodpositiver Portio die Patientinnen mit 99% Sicherheit dahingehend belehren, daß bei ihnen kein Krebs oder keine Krebsfrüherkrankung vorliegt. Betrifft dies auch nur ein Viertel aller Patientinnen, bei denen man eine solche Aussage mit 99% Sicherheit machen kann, so ist das insbesondere für den praktischen Arzt von nicht unwesentlicher Bedeutung. GRAVES (1933) und YOUNGE (1957) sind hinsichtlich der Sicherheit eines jodpositiven Befundes der gleichen Ansicht. MARTI zweifelte 1939 daran, da er glaubte, hinter einer jodpositiven Portio könne eine intracervicale Epithelerkrankung verborgen sein. Auch LEE jr., MELNICK und WALSH (1956) halten die Jodbefunde zur Suche nach Carcinomata in situ für unzuverlässig. Aber in unserem Material fand sich unter 168 Fällen kein einziges intracervical lokalisiertes Carcinoma in situ. Auf die Jodbefunde bei derart lokalisierten Fällen soll noch später eingegangen werden.

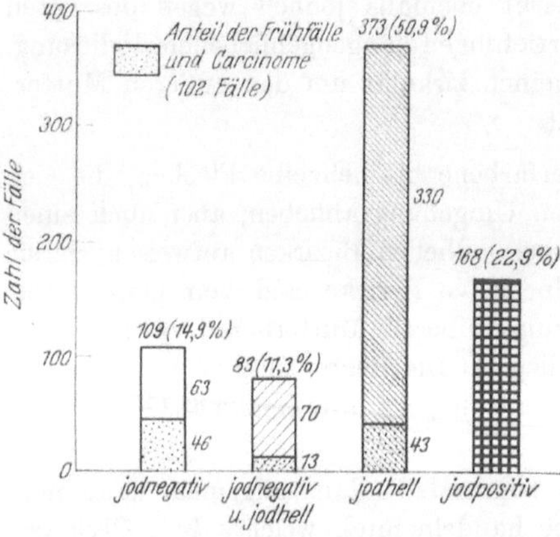

Abb. 89. Jodbefunde im Gesamtmaterial (733 Fälle) (KERN, STADLER und HINDERFELD 1962)

Jodbefunde und Kolposkopie

Einen Überblick über die ermittelten Jodbefunde im Vergleich zu den erhobenen kolposkopischen Befunden vermittelt Abb. 90 und in gestraffter prozentualer Darstellung Abb. 91. Zunächst geht aus der in absoluten Zahlen gehaltenen Abb. 90 hervor, daß der Anteil der vier Jodbefunde bei den einzelnen kolposkopischen Befunden ganz unterschiedlich ist. Portiones mit Ektopien und beginnenden Überhäutungen haben einen besonders hohen Anteil an jodhellen Bezirken. Je älter der Überhäutungsvorgang bis zur originär überhäuteten Portio der Greisin wird, um so glykogenreicher ist das bedeckende Plattenepithel und um so höher ist der Anteil der jodpositiven Portiones. Sehr wichtig ist aber hier, daß beim originären Portioüberzug unter 169 Fällen 14 jodnegative, 1 jodhell/jodnegativer und 40 jodhelle Befunde an der Portio vorkamen. Diese Befunde

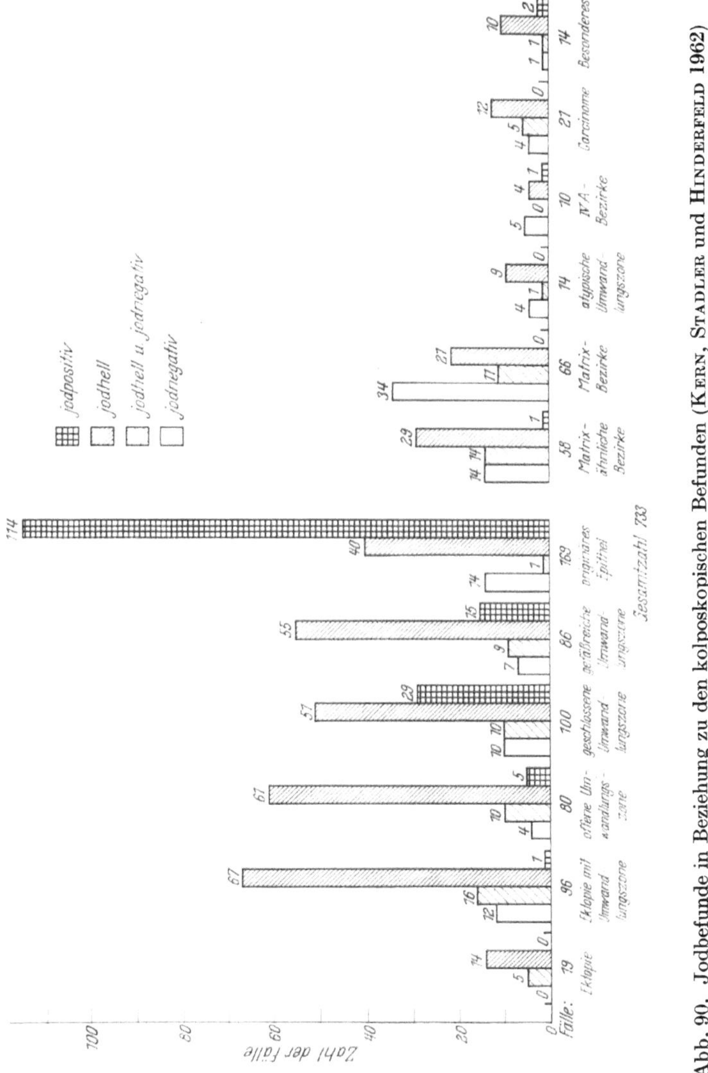

Abb. 90. Jodbefunde in Beziehung zu den kolposkopischen Befunden (KERN, STADLER und HINDERFELD 1962)

sind für die Aufdeckung von Frühfällen unter den als benigne bekannten kolposkopischen Bildern von besonderer Bedeutung. Unter den kolposkopisch suspekten und positiven Befunden gibt es fast keine jodpositiven Befunde mehr, sondern einen wechselnd hohen Anteil von jodhellen oder -negativen Befunden. Ausgedrückt in Prozenten (Abb. 91) wird der Unterschied noch deutlicher.

Der Anteil der jodnegativen Bezirke liegt bei den normalen kolposkopischen Befunden wenig unter 10% (8,2%, 9,1%, 8,28%), bei den suspekten und positiven kolposkopischen Befunden aber wesentlich höher (37,7% und 29,03%). Diese Differenz ist statistisch mit $P = 0,001$ signifikant. Die Unterschiede in den vier Klassen der Jodprobe innerhalb der drei Gruppen kolposkopisch normaler Befunde ist ebenfalls statistisch mit $P = 0,001$ signifikant.

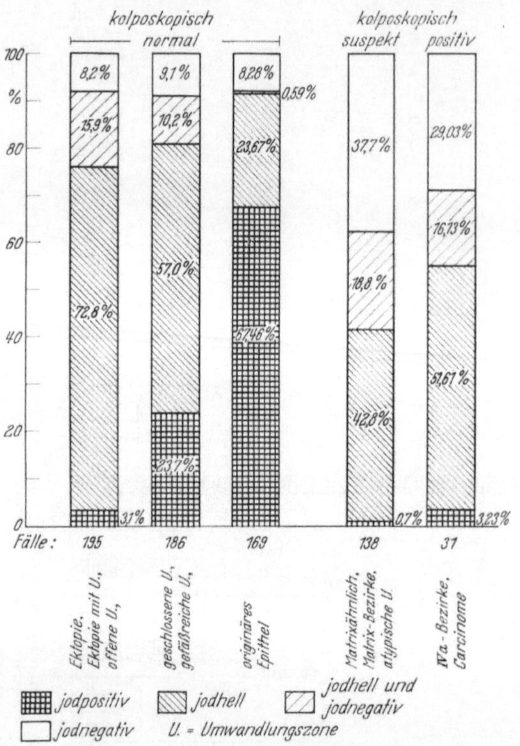

Abb. 91. Prozentuale Verteilung der Jodbefunde bei normalen, suspekten und positiven kolposkopischen Befunden (KERN, STADLER und HINDERFELD 1962)

Jodbefunde bei Carcinomata in situ und Carcinomen

Das Gesamtmaterial enthielt 102 (13,9%) Fälle, die zu den malignen Plattenepithelerkrankungen gehören. Diese Fälle teilen sich auf in 68 Frühfälle (2 Mikrocarcinome, 58 Carcinomata in situ und 8 dysplastische Epithelien) und 34 Makrocarcinome. Wie bereits erwähnt, findet sich unter diesen Fällen keiner, der eine jodpositive Portio aufweist. Abb. 92 zeigt die Art der Jodbefunde bei diesen Fällen. 52,9% aller Frühfälle und 29,4% aller Carcinome fielen durch rein jodnegative Flecken auf.

Da man aber aus dem Auftreten von jodnegativen und jodhellen Arealen allein wenig Aussagen machen kann, weil zu viele normale Fälle solche Befunde aufweisen, versuchten wir aus der Größe und Lokalisation sowie aus der Art der

Begrenzung einen näheren Anhalt zu gewinnen. Unsere Untersuchungen zeigten, daß kleine, peripher auf der Portiooberfläche liegende Flecken offenbar hinsichtlich eines Malignoms wenig Aussagekraft haben, während mittelgroße und große Bezirke, die bis zum äußeren Muttermund reichen, wesentlich öfter eine maligne Epithelerkrankung beinhalten (in unserem Material bis zu 50%).

Hinsichtlich der Begrenzung der jodnegativen und jodhellen Befunde ergibt sich, daß sich die ersteren meist scharfrandig von der Umgebung absetzen, während jodhelle meist unscharf begrenzt sind.

Man kann also bezüglich der Carcinomata in situ und Carcinome im Gesamtmaterial feststellen, daß diese immer jodhell oder jodnegativ sind und sich durch meist mittelgroße bis große, nicht gefärbte Flecken auf der Portiooberfläche kennzeichnen, die bis zum äußeren Muttermund reichen (SCHILLER 1947, FUNCK-BRENTANO, MORICARD, PALMER und DE BRUX 1952 I, II, BERGER und WENNER-MANGEN 1953, GEISENDORF 1953, BERGER

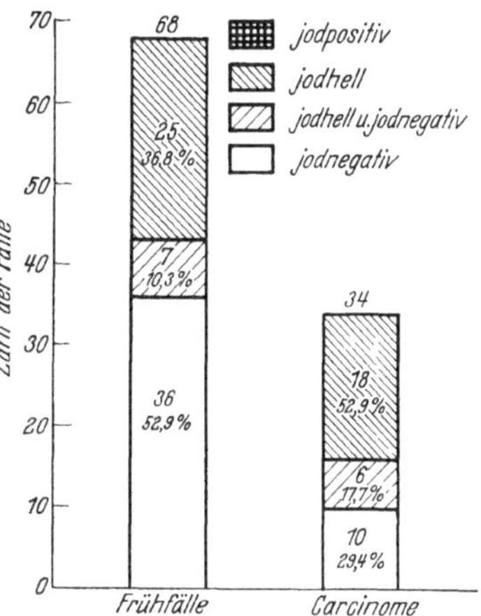

Abb. 92. Jodbefunde bei 68 Frühfällen und 34 klinischen Carcinomen (KERN, STADLER und HINDERFELD 1962)

1954, FUNCK-BRENTANO 1954, BORY u. a. 1955, 1956, PUNDEL und SCHWACHTGEN 1956, YOUNGE 1956, 1958, MCKAY, TERJANIAN, POSCHYACHINDA, YOUNGE und HERTIG 1959, NYBERG, TÖRNBERG und WESTIN 1960, KOTTMEIER, VASQUEZ-FERRO, WACEK, JENNY und WENNER-MANGEN 1961, WYSS 1961).

Welches histologische Substrat liegt den Jodbefunden zugrunde?

Wir hatten infolge der histologischen Aufarbeitung aller Operationspräparate in flächenhaften Schnitten, ähnlich wie bei der Untersuchungsreihe der Kolposkopie, die Möglichkeit, die Ausdehnung des Jodbefundes mit der Ausdehnung glykogenfreier Zonen am histologischen Präparat zu vergleichen (KERN-BONTKE und KERN 1962).

Zu diesem Zwecke wurde an den flächenhaften Cervixschnitten die Perjodsäure-Leukofuchsin-Reaktion [PAS-Reaktion (periodic-acid-Schiff-reaction)] nach HOTCHKISS und MCMANUS durchgeführt. Da die Fixation des Gewebes in Stievescher Lösung erfolgte, war das Glykogen im Gewebe gut erhalten. Zur Kontrolle des Glykogennachweises wurde in jedem Falle die Diastasebehandlung eines Parallelschnittes angestellt.

Wir fügten den Skizzen der Kolposkopie und Jodprobe die naturgetreue Nachzeichnung des histologischen Bildes bei. Dabei wurde die Ausdehnung von glykogenfreiem Epithel sowie die des gesteigert atypischen Epithels eingezeichnet. Außerdem prüften wir die Art der Glykogenverteilung im Epithel. Zur Auswertung eigneten sich 197 Fälle (117 normale Cervices, 61 Frühfälle und 19 Carcinome).

Schillersche Jodprobe

In den Übersichtsschnitten aller *normalen Cervices* (117 Fälle) konnte mit Hilfe der PAS-Reaktion bis auf wenige Fälle immer eine Erklärung für den vorliegenden Jodbefund gefunden werden. Allen jodhellen und jodnegativen Arealen entsprachen glykogenarme oder glykogenfreie Plattenepithelbezirke von normalem Aufbau der Portiooberfläche. In wenigen Fällen handelte es sich um Ektopien. Bei allen Portiones, die jodpositiv waren, war auch histologisch die Portiooberfläche von glykogenhaltigem Plattenepithel überzogen. Allerdings ist die Quantität des Glykogens im Epithel sehr unterschiedlich. Es genügt offenbar, wenn wenige Zellagen des Plattenepithels Glykogen enthalten, um bei der Jodprobe eine positive Reaktion zu erreichen.

Faßt man die vergleichende Untersuchung (Kolposkopie, Jodprobe und Histologie) an 61 *Frühfällen* (53 Carcinomata in situ und 8 dysplastische Epithelien) zusammen, so ergibt sich folgendes: In 34 Fällen zeigt das Carcinoma in situ die gleiche Ausdehnung wie das von der Jodprobe angezeigte glykogenfreie oder -arme Areal auf der Portiooberfläche (OKI 1927, BOSCHETTI 1929, FORAKER und MARINO 1956, HENRY und LATOUR 1957, BOTELLA-LLUSIÁ 1958, MANGLANO 1961). Aber nur in acht Fällen zeigte auch die Kolposkopie ein suspektes Areal in gleicher Größe. In 27 Fällen stimmte die Ausdehnung des jodnegativen Areals nicht mit der Lokalisation des Carcinoma in situ überein. Soweit das Carcinoma in situ auf der Portiooberfläche lag, war es wesentlich kleiner als der Jodbefund und lag inmitten eines glykogenarmen Plattenepithels von normalem Aufbau.

Besonders interessant sind die Verhältnisse bei elf intracervical liegenden Carcinomata in situ. In allen Fällen waren auf der Portiooberfläche jodhelle bzw. jodnegative Areale zu erkennen, die glykogenfreiem bzw. glykogenarmem Plattenepithel von normalem Aufbau entsprachen, d. h. an das intracervical gelegene Carcinoma in situ stößt normales Plattenepithel mit Glykogenmangel an, was sich bis auf die Portiooberfläche ausbreitet.

Alle Carcinome (19 Fälle) waren erwartungsgemäß jodhell oder jodnegativ. Auch hier zeigten acht Endophyten einen jodhellen oder jodnegativen Fleck auf der Portiooberfläche, da sich dort glykogenfreies oder -armes normales Plattenepithel ausbreitete.

Die Befunde jodhell oder jodnegativ sind im histologischen Schnitt nicht gleichbedeutend mit glykogenarm und glykogenfrei. Jodnegativ erscheinende

Tabelle 34. *Glykogengehalt im histologischen Schnitt im Vergleich zur Schillerschen Jodprobe*

		Dysplastisches Epithel			Carcinoma in situ			Carcinom		
Glykogengehalt mit der PAS-Reaktion .		0	(+)	+	0	(+)	+	0	(+)	+
Ausfall der Jodprobe	jodhell . .	1	2	—	12	3	3	7	2	—
	jodhell/jodnegativ .	1	—	1	1	2	2	3	1	—
	jodnegativ	1	2	—	17	12	1	5	1	—
Zahl der Fälle		3	4	1	30	17	6	15	4	—
			8			53			19	

Areale können etwas Glykogen enthalten oder umgekehrt. Für den optischen Eindruck ist offenbar nicht nur der Glykogengehalt, sondern auch der Kontrast zum umgebenden normalen Plattenepithel und die mehr oder minder rot durchschimmernde Submucosa entscheidend (Tabelle 34).

Zusammenfassende Schlußfolgerung

Aus den vergleichenden Untersuchungen der Schillerschen Jodprobe mit der Kolposkopie und dem histologischen Präparat kann man den Schluß ziehen, daß ein jodheller oder jodnegativer Befund allein nicht viel besagt, da zu viele normale Portiones dieses Signum aufweisen. In Verbindung mit einem cytologischen Befund, der auf das Vorliegen einer Epithelerkrankung hinweist, zeigt er in über der Hälfte der Fälle die Lokalisation des erkrankten Epithels an. In etwa einem Viertel aller Fälle liegt die Epithelläsion als kleiner Bezirk innerhalb des ungefärbten Jodbezirkes. In dem Rest der Fälle ist das Carcinoma in situ im Cervicalkanal zu suchen. Jodpositive Portiones schließen mit einer statistischen Sicherheit von 99% das Vorliegen einer Epithelatypie aus.

Wir halten die Jodprobe für eine wertvolle Zusatzuntersuchung zur Lokalisation des Carcinoma in situ bei cytologischen Befunden, die auf das Vorhandensein einer Epithelatypie hinweisen.

Probeentnahmen und deren Aussagemöglichkeit

Die Einleitung einer Krebstherapie war und ist abhängig von der Diagnose durch den Histopathologen. Seit Bestehen der mikroskopischen Anatomie ist allgemein das Vertrauen des Klinikers in das allmächtige Wort des Pathologen unbegrenzt. Lautet dessen Urteil „Krebs", so wird eine meist recht eingreifende Therapie eingeleitet. Wie schwierig die Diagnostik für den Pathologen oft ist, der sich einem winzigen Gewebsstück gegenüber sieht, meist ohne Kenntnis des klinischen Bildes, ja oft nur mit dem lapidaren Hinweis, es handele sich z. B. um Portiogewebe, kann nur der ermessen, der Gewebsentnahme und histologische Aufarbeitung mit allen Schwierigkeiten selbst in der Hand hatte.

Für den Pathologen ist oft äußerste Sicherheit oberstes Gebot, so daß er im Zweifelsfalle eher die Diagnose Krebs oder dessen Möglichkeit in den Vordergrund stellt. Beim Kliniker ist der Reflex eingefahren, wenn das Wort Krebs oder Carcinom im Befund vorkommt, einen großen Eingriff einzuleiten. Auch die seit einigen Jahren bekannte Diagnostik des Carcinoma in situ löst auf Grund der unglücklichen Nomenklatur häufig diesen Reflex aus. Wir befragten den Leiter eines großen Einsendelaboratoriums an einem pathologischen Institut, und dieser meinte bedauernd, daß er auf die Diagnose Carcinoma in situ wenige Tage später in 90% der Fälle das ganze innere Genitale der betreffenden Frau zugeschickt bekomme. Konisationen sähe er praktisch nicht.

Die Fehlermöglichkeiten bei der diagnostischen Gewebsentnahme sind groß und erschweren dem Pathologen die Diagnose. Leider wird aber auch die histologische Diagnose vom Kliniker oft mißverstanden und führt zu falschen Maßnahmen.

Im folgenden Abschnitt sollen die Anwendungsbereiche von Probeentnahmen, ihre Technik und Fehler dargestellt werden. Unsere Überlegungen resultieren aus der Zusammenarbeit mit K. G. Ober.

Die Probeentnahmen beim klinischen Carcinom unterscheiden sich grundsätzlich von solchen bei den sog. Frühfällen, bei denen klinisch kein Suspicium besteht.

Gewebsentnahmen für diagnostische Zwecke an der Cervix uteri

Bröckelentnahme
Cervixcurettage
Probeexcision
Knipsbiopsie (meist multipel)
Schillersche Abschabung
Ringbiopsie
Konisation

Bröckelentnahme

Die Bröckelentnahme ist die Methode der Wahl bei Veränderungen, an denen tatsächlich etwas „abzubröckeln" ist, d. h. zur histologischen Sicherung von klinischen Carcinomen. Man kann zur Bröckelentnahme verschiedene Instrumente benutzen.

Die *Bröckelzange* ist ein kräftiges Instrument, welches beim Schluß der beiden Branchen, die wie scharfe Löffel geformt sind, ein eiförmiges Gewebsstück entfernt. Die Bröckelzange eignet sich am besten für Exophyten. Es wird damit ein für die Diagnostik ausreichend großes Gewebsstück entfernt. Technisch hat die Zange den Vorteil, daß man das Gewebe sicher aus der Vagina herausbringt, wenn das Instrument geschlossen bleibt.

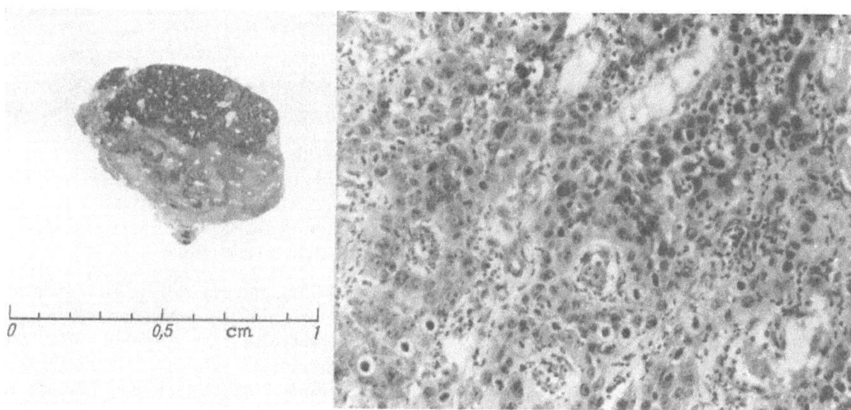

Abb. 93. Bröckelentnahme. Die linke Bildhälfte zeigt eine Lupenvergrößerung des mit der Bröckelzange gewonnenen Gewebsstückes. Ein Teilstrich entspricht 1 mm. In der rechten Hälfte ist das histologische Bild des betreffenden Falles dargestellt

Mit gleichem Erfolg kann man Tumorstücke auch mit dem *scharfen Löffel* entfernen, welcher praktisch nur eine Branche der eben beschriebenen Bröckelzange darstellt. Mit einem kleinen scharfen Löffel kann man auch in den Cervicalkanal eingehen und dort Gewebe aus einem endophytären Tumor herausbrechen. Gleiches gilt für eine kleine *scharfe Curette*, mit der man ebenfalls unschwer Bröckelentnahmen von endophytären oder exophytären Tumoren gewinnen kann (Abb. 93).

Cervixcurettage

Die Cervixcurettage ist beim Verdacht auf ein intracervicales Carcinom, der unter Umständen auch durch cytologische Hinweisbefunde gegeben ist, indiziert. Dazu benutzt man eine kleine scharfe Curette und curettiert mit dieser ohne vorhergehende Dilatation und *ohne* Überwindung des inneren Muttermundes den Cervicalkanal. Handelt es sich um ein bereits fortgeschrittenes Carcinom, so läuft

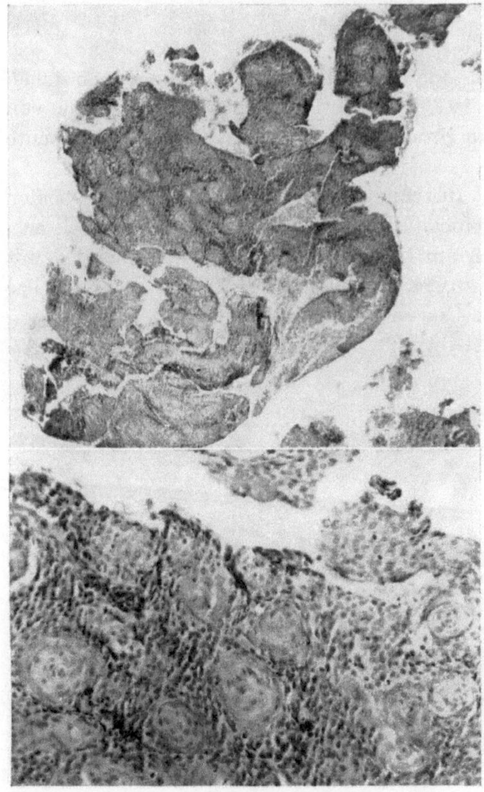

Abb. 94

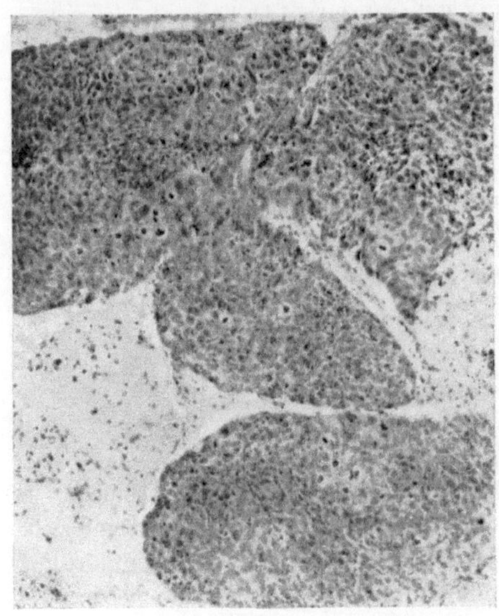

Abb. 95

die geplante Curettage auf die oben beschriebene Bröckelentnahme hinaus. Bei geringerer Krebsausdehnung muß jedoch schnell und sorgfältig curettiert werden, was gelegentlich nicht einfach ist, da sich das Gewebe nur schwer entfernen läßt und leicht stärkere Blutungen die kleinen Gewebsbröckel wegschwemmen. Ein auf das hintere Speculumblatt aufgelegtes Leinenläppchen filtert die Gewebsteilchen ab.

Die Interpretation des gewonnenen Gewebes einer Cervixcurettage kann schon recht

Abb. 94. Übersicht und histologisches Bild einer Cervixcurettage, aus der ohne Schwierigkeit die Krebsdiagnose gestellt werden kann

Abb. 95. Cervixcurettage, es kann nicht mit Sicherheit entschieden werden, ob es sich um ein Carcinom oder ein Carcinoma in situ handelt. Die Bänder gesteigert atypischen Epithels zeigen keine Stromabeziehung

Abb. 96. Übersichtsschnitt durch eine Cervix mit einem kirschgroßen, mehr scirrhös wachsendem Cervixhöhlenkrebs, bei dem die Cervixcurettage unergiebig blieb. Etwa natürliche Größe

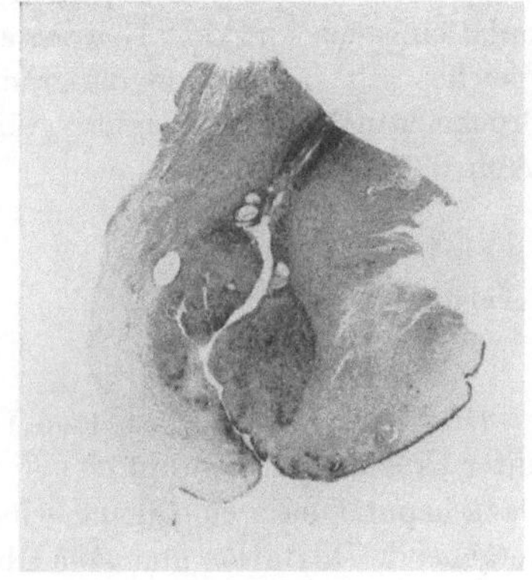

Abb. 96

schwierig sein. Wurden nur atypische Plattenepithelbänder gefördert ohne erkennbare Stromabeteiligung, kann nicht entschieden werden, ob nur ein Carcinoma in situ oder wirklich ein Krebs vorliegt (Abb. 94, 95). Wie unergiebig eine Cervixcurettage sein kann, beweist ein Fall in unserem Material, bei dem kein Gewebe aus dem Cervicalkanal gewonnen werden konnte, obwohl ein kirschgroßes, mehr scirrhöses intracervicales Carcinom vorlag, welches auf Grund seiner Struktur fest in der Cervixwand haftete (Abb. 96). Die pathologische Diagnose beweist hier nur etwas, wenn eine sichere Krebsdiagnose aus dem Gewebe möglich ist. Liegt ein begründeter Verdacht für einen Frühfall vor, halten wir die Cervixcurettage nicht für indiziert.

Probeexcision

Die Probeexcision unterscheidet sich von den bisher geschilderten Gewebsentnahmen dadurch, daß ein meist größeres Stück mit dem Skalpell aus der Portio herausgeschnitten wird. Dabei wird oft angestrebt, die Excision ins gesunde Gewebe auszudehnen. Für klinisch eindeutige Krebse ist diese Methode nicht notwendig. Sie war vielmehr für jene zahlreichen Portiones gedacht, die makroskopisch nicht sicher zu beurteilen sind. Technisch wird empfohlen, ein apfelsinenscheibenähnliches Gewebsstück bei 12 Uhr, wenn die Veränderung zirkulär entwickelt ist, oder am Ort des stärksten makroskopischen Suspiciums vom äußeren Muttermund bis zur Peripherie der Portiooberfläche zu entnehmen. Die entstandene Wundfläche wird mit zwei bis drei Nähten versorgt (Abb. 97).

Die Probeexcision hat erhebliche Nachteile:

Wird histologisch nur unverdächtiges Gewebe entfernt, besagt das Ergebnis nichts über die Verhältnisse an anderen Portiopartien oder im Cervicalkanal. Auf die Unsicherheit,

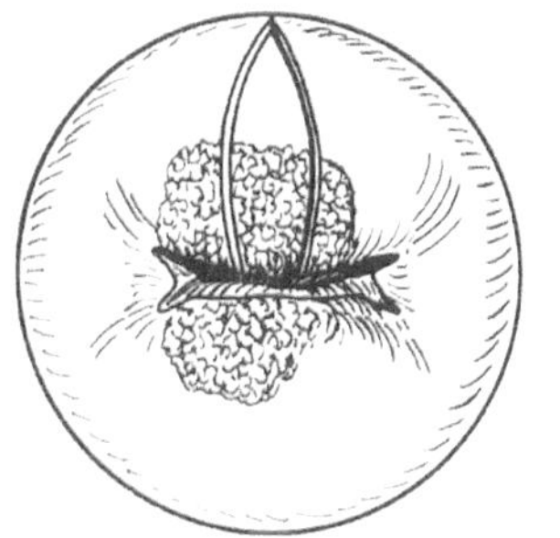
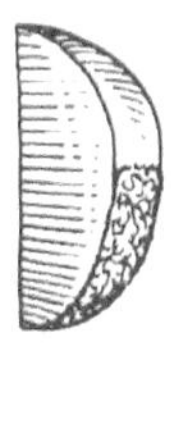

Abb. 97. Probeexcision, Technik der Entnahme und Größe des entfernten Gewebsstückes

mit der Probeexcision die schwerste Veränderung zu treffen, wurde wiederholt hingewiesen (DE WATTEVILLE, GEISENDORF, DANON 1952, BAJARDI u. BURGHARDT 1957, HOHLBEIN 1958, HÜTER u. MÜLLER 1959, GRÜNBERGER 1960, KRONE 1960, 1962, PALMER 1961). Wird histologisch ein Carcinoma in situ festgestellt, muß ein zweiter Eingriff zur totalen Entfernung angeschlossen werden. Weiter besteht die Unsicherheit, ob sich nicht im verbliebenen Nachbargewebe echter Krebs verbirgt und man nur den Randbezirk eines solchen angeschnitten hat.

Wir halten die Probeexcision für entbehrlich. Die Unsicherheitsfaktoren mit dieser Methode sind zu groß. Sie mag noch eine gewisse Berechtigung bei seltenen Portiotumoren (Papillome etc.) haben. Für das klinische Carcinom ist die Bröckelentnahme oder die Cervixcurettage entscheidend. Der Frühfall sollte mit

Tabelle 35. *Zahl der Probe-excisionen in drei Jahr-gängen der Universitäts-Frauenklinik Köln*

Jahrgang	Zahl der Probeexcisionen
1952	178
1955	65
1959	17

frühdiagnostischen Methoden erkannt werden. Eine Probeexcision unter dem Kolposkop mindert die aufgeführten Unsicherheitsfaktoren nur wenig. Es konnte nachgewiesen werden, daß mit dem Kolposkop nicht immer ein Hinweis auf den Sitz der stärksten Veränderung erlaubt ist (s. S. 137). Wie stark die Probeexcision an der Cervix von anderen Methoden verdrängt wurde, zeigt eine Zusammenstellung aus drei Jahrgängen der Universitäts-Frauenklinik Köln in den letzten 10 Jahren. Die Probeexcisionen des Jahres 1959 sind nachweislich alle Sonderfälle. In den letzten 4 Jahren ist die Zahl der Probeexcisionen noch weiter zurückgegangen.

Knipsbiopsie

In Amerika sehr gebräuchlich ist die Knipsbiopsie (punch biopsy), die meist multipel ausgeführt wird. Mit der multiplen Gewebsentnahme wird versucht, die Gefahr herabzusetzen, Gewebe am falschen Ort zu entfernen. Häufig wird deshalb die „four point biopsy" angegeben. Die Knipsbiopsie wird mit einer relativ zierlichen Zange durchgeführt, wobei ein Gewebsstück von wenigen Millimetern Durchmesser entfernt wird (Abb. 98). Die Zange ist vorn so zugeschliffen, daß ein meist dreieckiges Gewebsstück gewonnen wird.

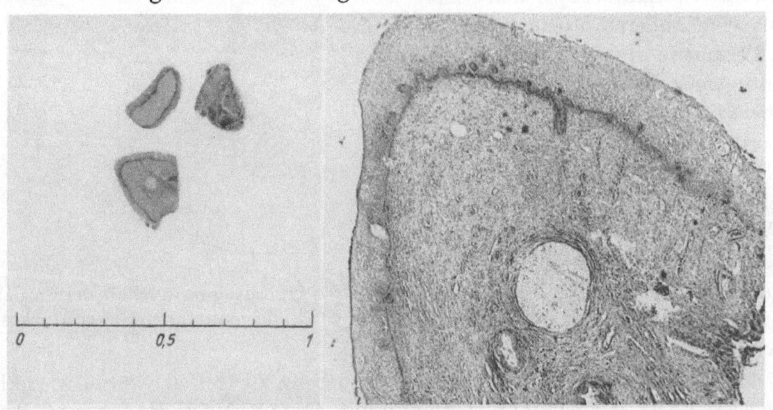

Abb. 98. Durch Knipsbiopsie gewonnene Gewebsstückchen. In der linken Hälfte ein Überblick über das gewonnene Material. Ein Teilstrich entspricht 1 mm. Rechts die histologische Abbildung. Es handelt sich um normales Plattenepithel über Cervixstroma

In Amerika wird diese Art der Gewebsentnahme ambulant ohne Kolposkop in jodnegativen Arealen durchgeführt. Die Treffsicherheit soll hoch sein. Dazu mag die Entnahme an mehreren Stellen der Portiooberfläche beitragen. In einem Symposium wiesen BICKENBACH, SOOST, CAMPOS, FIDLER u. BOYES (1961) auf die Versagermöglichkeiten der Knipsbiopsien hin. BERGER hielt 1959 die Vierquadrantenbiopsie für ungenügend.

Knipsbiopsien werden oft unter Sicht des Kolposkops ausgeführt (LIMBURG 1956, HILLEMANNS u. VESTNER 1956); sie sind nur zur histologischen Verifizierung von Frühfällen gedacht.

Wir führen keine derartige Gewebsentnahme durch. Aus folgendem Grunde: Ist der cytologische Abstrich positiv und spricht er für ein Carcinoma in situ, so stimmt diese Diagnostik in 90% der Fälle. Sichert man mit der Knipsbiopsie die cytologische Diagnose, muß ein weiterer therapeutischer Eingriff ausgeführt werden. Hat die Knipsbiopsie ein negatives Ergebnis, besagt dies gar nichts, da der Ort der Veränderung verfehlt sein kann. Die Problematik kleiner Gewebsentnahmen wird deutlich, wenn man sich an Übersichtsschnitten von der Ausdehnung eines Carcinoma in situ überzeugt. Besonders kleine Bezirke sind relativ oft vorhanden. Die diagnostische Sicherheit der Knipsbiopsien ist meist nicht besser als die cytologische Diagnostik. Wir ziehen es vor, Diagnostik und Therapie in einem Eingriff zu vereinen.

Schillersche Abschabung

Diese Art der Gewebsentnahme stellt praktisch eine „Curettage der Portiooberfläche" dar. SCHILLER gab dieses Verfahren in Verbindung mit der Jodprobe an und empfahl, alle sich nicht jodbraun färbenden Anteile der Portiooberfläche mit einem scharfen Löffel abzukratzen. Der dazu verwendete Löffel muß aber wirklich scharf geschliffen sein, da man sonst das Epithel zerreibt und seine Morphologie zerstört. Würde man nur auf Grund der Jodprobe eine Schillersche Abschabung vornehmen, so fände man sehr viele gutartige Befunde, da etwa 80% der jodnegativen und jodhellen Areale auf einem Glykogenmangel im normalen Epithel beruhen. Dagegen ist die Anwendung dieses Verfahrens in Verbindung

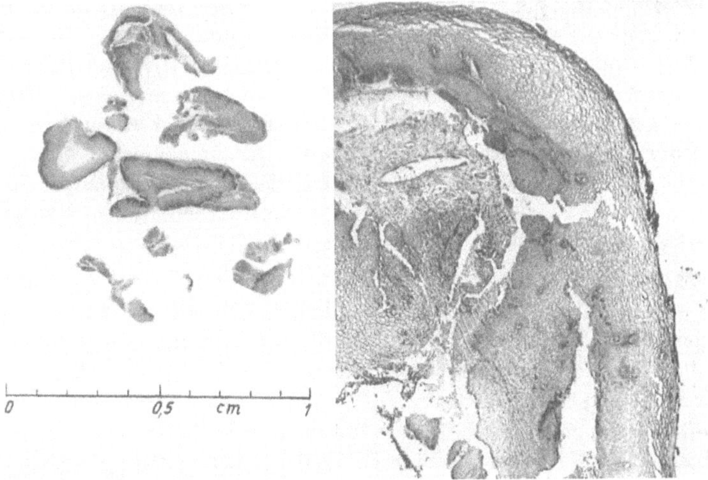

Abb. 99. Durch Schillersche Abschabung gewonnenes Gewebe. Links ein Überblick über das gewonnene Material. Ein Teilstrich entspricht 1 mm. Rechts die histologische Abbildung. Es handelt sich um normales Plattenepithel über Cervixstroma

mit einer sorgfältigen Cervixcurettage auf Grund eines hinweisenden cytologischen Befundes ein empfehlenswertes Verfahren. Mit der Gewebsabschabung besteht die große Chance, das erkrankte Epithel aufzufinden (BEHRENS 1957/58, BERGER 1959, JENNY und WACEK 1961). Natürlich haftet auch dieser Methode die Unsicherheit der kleinen Gewebsentnahmen an. Die Veränderung kann schwerer sein als das Geschabsel anzeigt, da Stromabeziehungen des abgeschabten Epithels meist nicht zu erkennen sind (Abb. 99).

Die Gefahr, das erkrankte Epithel nicht zu finden, ist geringer als bei der Probeexcision oder der Knipsbiopsie. Die Methode ist dann empfehlenswert, wenn man sich nicht entschließen kann, auf Grund eines cytologisch positiven Abstriches sofort einen größeren Eingriff einzuleiten, sondern als Zwischensicherung ein histologisches Ergebnis haben möchte. Erhält man das gewünschte Ergebnis, muß eine weitere therapeutische Intervention erfolgen. Die Treffsicherheit der Schillerschen Abschabung in Verbindung mit einer Cervixcurettage ist zweifellos gut. HELD hat wiederholt davon berichtet.

Wir wenden sie dennoch nicht an, da wir, auf die Sicherheit der Cytologie vertrauend, sofort die Konisation anschließen und sehen darin zwei Vorteile:

1. Man erspart der Patientin die zweimalige Intervention.

2. Der Gewebsaufbau im Conus ist unverletzt. Nach einer Schillerschen Abschabung entstehen zahlreiche artefizielle Epitheldefekte auf der Portiooberfläche und im Cervicalkanal. Eine exakte Gruppeneinteilung nach HAMPERL ist dann nur erschwert möglich.

Ringbiopsie

Die Ringbiopsie gehört zu den *diagnostischen* Gewebsentnahmen. Sie wird aus der Erkenntnis angewandt, daß die meisten Frühfälle um den äußeren Muttermund bzw. an der Grenze von Plattenepithel und Zylinderepithel lokalisiert sind. Die Technik wird verschieden gehandhabt. Man kann mit einem Skalpell ein flaches kegelförmiges Gewebsstück um den Muttermund exstirpieren oder zur Schnittführung den Elektrokauter benutzen. Die Ringbiopsie ist entweder eine Konisation en miniature, oder es wird ein flacher, wenige Millimeter dicker Ring aus dem Bereich der Epithelgrenzen excidiert. Die Größenverhältnisse zur Konisation werden in Abb. 100 wiedergegeben.

Auch diese Methode ist geeignet, den Hinweis einer Suchmethode histologisch zu erhärten. Man erkennt in der Ringbiopsie auch eine bereits weiter fortgeschrittene Veränderung im Sinne eines Carcinoms. Zweifellos werden die meisten Frühfälle durch die Ringbiopsie bestätigt. Hoch im Cervicalkanal lokalisierte Carcinomata in situ können verfehlt werden, sofern nicht die obligatorische Cervixabrasio angeschlossen wird. Die Ringbiopsie wird als diagnostische Gewebsentnahme von zahlreichen Autoren empfohlen: AYRE (1948), CARTER, CUYLER, THOMAS, CREADICK u. ALTER (1952), GRÜNBERGER (1956), CLAUSS (1956), KRÜGER (1957, 1958), WINTER (1958), BERGER (1959), HÜTER u. MÜLLER (1959), PALMER (1961).

Für die Ringbiopsie gilt im gleichen Maße wie für die anderen bisher geschilderten Gewebsentnahmen, daß eine zweite therapeutische Intervention angeschlossen werden muß, da in den meisten Fällen die Ausdehnung des Carcinoma

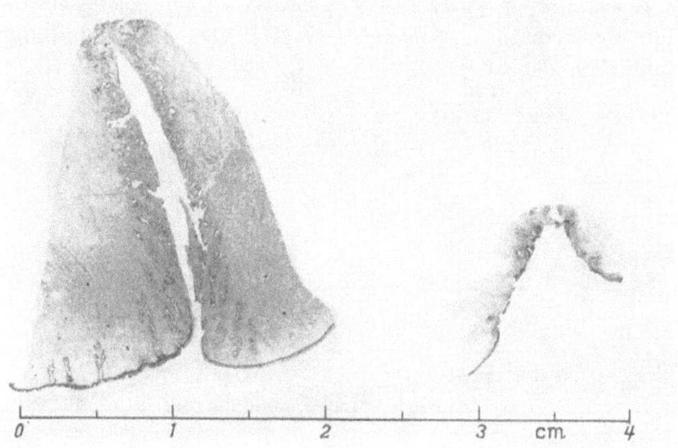

Abb. 100. Größenvergleich zwischen einer Konisation und einer Ringbiopsie. Ein Teilstrich entspricht 0,5 cm

in situ über das excidierte Gewebsstück hinausreicht. Nur eine subtile histologische Aufarbeitung der Ringbiopsie kann einen Hinweis geben, ob die Veränderung vollkommen entfernt wurde oder nicht. Wir führen daher auch diese Methode nur in Ausnahmefällen durch.

Konisation

Unter diesem Eingriff versteht man eine conusförmige Entfernung von Portiogewebe zirkulär um den äußeren Muttermund. Die Ausdehnung dieses Gewebsstückes wird vielerorts sehr verschieden verstanden. Sie reicht praktisch von der Ringbiopsie bis zu der Größe eines Conus, der in Abb. 100 dargestellt ist. Damit sind natürlich die Indikation, Anwendung und der Erfolg der Konisation an verschiedenen Untersuchungsstellen sehr unterschiedlich. Für die diagnostische Konisation als Methode der Wahl setzten sich nachdrücklich ein: KRIMMENAU (1958), PEALE (1959), BEECHAM u. EMICH jr. (1959), OBER u. BÖTZELEN (1959), LEONHARDT (1959), HOHLBEIN u. KRIMMENAU (1959), NEVINNY-STICKEL (1960), LEEB u. ULM (1960), KRONE (1960, 1962), HESTER jr. u. READ (1960), GRAY, BARNES u. LEE (1960), FLUHMAN u. LYONS (1960), FETTIG u. HILLEMANNS (1960), BICKENBACH, KRONE u. JANS (1960), BOYES u. FIDLER (1960), BICKENBACH, SOOST, CAMPOS, FIDLER u. BOYES (1961), WADDELL, WELCH u. DECKER (1961), KRÜCKEMEYER (1961), EMIG u. HUNTER (1961), KOSS u. DURFEE (1961), SCOTT u. BALLARD (1962), BURGHARDT (1963).

Wir verstehen unter der *Konisation einen Eingriff, der speziell bei dem Vorliegen von Frühfällen indiziert ist und gleichermaßen eine optimale histologische*

Diagnostik und optimale Therapie gewährleistet. Das heißt, die vorliegende Veränderung kann in den allermeisten Fällen mit der Konisation im Gesunden entfernt werden.

Da der Konisation in jeder Hinsicht eine besondere Bedeutung zuzumessen ist, wird ihre Problematik im folgenden Kapitel über die Behandlung der Frühstadien ausführlich dargestellt.

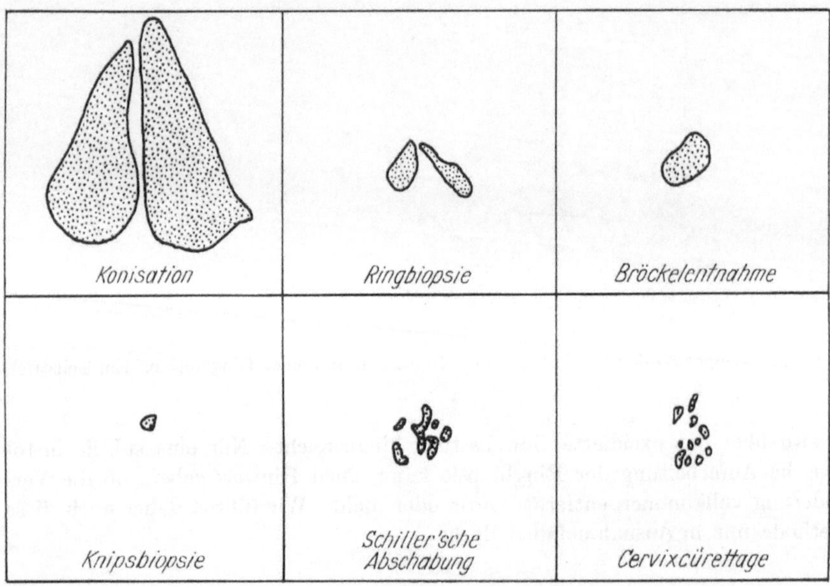

Abb. 101. Größenvergleich der Gewebsentnahmen bei Konisation, Ringbiopsie, Bröckelentnahme, Knipsbiopsie, Schillerscher Abschabung und Cervixcurettage. Die Skizzen entstanden durch Umzeichnung der histologischen Präparate. Natürliche Größe

In Abb. 101 wurde ein Vergleich der verschiedenen Gewebsentnahmen in natürlicher Größe zusammengestellt. Die Aussagemöglichkeiten und die Treffsicherheit dieser Biopsien werden aus der Abbildung leicht ersichtlich.

Behandlung der Frühstadien

Historische Einleitung

Eng mit der Entdeckung und Diagnostik der Frühstadien verknüpft sind die Gedanken, die man sich über die Behandlung dieser Veränderung machte. Die Auffassungen schwankten seit Ende der zwanziger Jahre zwischen der Radikaltherapie durch Operation oder Bestrahlung und der einfachen lokalen Excision. Je nachdem, ob die Autoren das Carcinoma in situ als echten Krebs auffaßten oder als Präcancerose, waren sie mehr oder weniger radikal eingestellt. HINSELMANN vertrat seit Beginn seiner Frühdiagnostik die Auffassung, daß beim Vorliegen eines Carcinoma in situ eine hohe Cervixamputation oder sogar die Excision einer Muttermundslippe und die Ausschneidung verdächtiger Bezirke unter dem Kolposkop therapeutisch genüge. SCHILLER hielt dagegen eine radikale Entfernung des inneren Genitales nach WERTHEIM oder eine Strahlentherapie für angezeigt. 1938 ist er auf Grund des jugendlichen Alters der Patientinnen bereit, eine weniger radikale Therapie anzustreben, hält aber Lokaloperationen an der Cervix für ungenügend. STOECKEL drückte wenige Jahre später (1942) die Gefühle vieler Gynäkologen aus: „Wer aber die jetzigen, anscheinend völlig normalen Anfangsfälle ohne jeden abnormen klinischen Befund zu sehen bekommt, der zuckt doch unwillkürlich bei dem Gedanken zurück, solche Frauen, zumal wenn sie noch jung sind, der Radikaloperation unterwerfen zu wollen. Man fragt sich: Ist dieser Aufwand, diese riesige Operation, diese völlige genitale Verstümmelung in solchen Fällen wirklich notwendig?" Sein Schüler TREITE berichtet daher auch über eine vereinfachte Therapie, die in einer einfachen Uterusexstirpation bestand. Von einer Nachbestrahlung nahm die Stoeckelsche Klinik wegen des Kastrationseffektes Abstand. MESTWERDT war 1951 beim Mikrocarcinom nur in Ausnahmefällen zu einer konservativen Therapie bereit und mahnte zu größter Vorsicht. REICHEN trat 1952 bei jüngeren Frauen mit Carcinoma in situ für eine konservative Operation ein, ebenso SCHUBERT u. SCHMERMUND (1954) sowie SCHEFFEY u. LANG (1954). JORDAN, BADER u. DAY waren 1956/57 für eine individuelle, minimale definitive Therapie mit einem Optimum an Sicherheit. Eine Konisation wurde bei eindeutig intraepithelialem Wachstum von LATOUR, BROWN u. TURNBULL (1957) und von NOVAK (1957) für ausreichend gehalten, aber jegliche Mikroinvasion sollte radikal behandelt werden. 1957 diskutierten die führenden deutschsprachigen Gynäkologen in Heidelberg ausführlich über die Problematik der Therapie. SCHMIDT-ELMENDORFF schlug die elektrische Verschorfung des gesteigert atypischen Epithels vor, fand aber keine Zustimmung, da man damit jeden Beleg zerstörte. DE WATTEVILLE empfahl die radikale lokale Entfernung

Tabelle 36. *Therapie der Frühstadien des Collumcarcinoms*

Autor	Behandlungsart
KOTTMEIER (1959)	vorwiegend Konisation, eventuell Hysterektomie
KRIEGER u. McCORMACK (1959) .	je nach Alter Konisation oder Hysterektomie
KIRCHHOFF u. WITT (1959) . . .	jede verstümmelnde Therapie vermeiden
TOWNSEND u. BEISCHER (1960) .	vorwiegend Hysterektomie, einige Fälle Radikaloperation, wenige konservativ
MUSSEY (1960)	Konisation, Portioamputation, Kauterisation, Radiumbehandlung
McLAREN (1960)	je nach Alter Portioamputation oder Hysterektomie
MARTINS u. DREICON (1960). . .	Konisation bei jungen Frauen, aber bei kleinsten Mikroinvasionen Radikaloperation
HOHLBEIN u. GANSE (1960) . . .	für junge Frauen Konisation, über 45 Jahre Uterusexstirpation
LATOUR (1961)	bei jungen Frauen Konisation, sonst Uterusexstirpation mit Scheidenmanschette unter Belassung der Ovarien
FUNCK-BRENTANO (1961)	je nach Alter Portioentfernung oder Hysterektomie, eventuell mit Lymphknotenausräumung
SOKOLOVSKY, DERAGNE u. MALISHEVA (1961)	Diathermieexcision
MOORE, MORTON, APPLEGATE u. HINDLE (1961)	für junge Frauen Konisation
ROGOVENKO (1961)	conusförmige Diathermieexcision
KRONE (1960).	Elektrokonisation, einige Fälle Strahlenbehandlung, wenige Hysterektomie
HUGUIER (1961).	hohe Portioamputation, Konisation nicht ausreichend
EMIG u. HUNTER (1961)	Hysterektomie mit 2,5 cm langer Scheidenmanschette
WADDELL, WELCH u. DECKER (1961)	je nach Alter Konisation oder Hysterektomie
CAMPOS, SCHÜLLER u. TAYLOR (1961)	Konisation
OBER, KAUFMANN u. HAMPERL (1961)	je nach Alter Konisation oder Hysterektomie
GÜNTHER u. STOLL (1962) . . .	Sturmdorf-Kegel
ZINSER (1962).	je nach Alter Konisation oder Hysterektomie
BOYD, ROYLE, FIDLER u. BOYES (1963)	so konservativ wie möglich, bei sorgfältiger cytologischer Nachkontrolle
LISSE (1963)	Schautasche Radikaloperation oder Bestrahlung mit Carcinomdosis
MICHALKIEWICZ, PRZYBORA, SIMM u. WOLNA (1963)	so konservativ wie möglich, bei sorgfältiger cytologischer Nachkontrolle
WAY (1963)	je nach Alter Konisation oder Hysterektomie

des Oberflächencarcinoms, ohne näher auf die Technik einzugehen. NAVRATIL war für eine individualisierende Therapie, die von der flachen Portioamputation bis zur Totalexstirpation des Uterus reichte, wenn keine Zeichen der Invasion vorlagen. ANTOINE glaubte, daß die radikale lokale Entfernung in Form einer Konisation oder Portioamputation, wenn sie im Gesunden entfernt ist, jede weitere Therapie überflüssig macht. KOTTMEIER berichtete über 225 Konisationen, bei denen in 17% ein klinisches Carcinom im Conus gefunden wurde, die anderen Fälle blieben ohne weitere Behandlung rezidivfrei. HELD schlug vor, bei jungen Frauen sehr konservativ vorzugehen (Konisation), dagegen bei älteren den Uterus zu entfernen (KAUFMANN, RUNGE, OBER u. STOLL 1957).

Seit diesem Symposium sind 7 Jahre vergangen. An den Kliniken, die sich mit Interesse dem Problem Frühdiagnostik des Collumcarcinoms widmen, setzt sich immer mehr die Erkenntnis durch, daß eine lokale, aber totale Entfernung des gesteigert atypischen Epithels als Therapie der Wahl anzusehen ist. Eine Individualisierung der Therapie mit Berücksichtigung des Alters der Patientin wird angestrebt. Tabelle 36 zeigt eine Aufstellung verschiedener Forschungsgruppen der letzten 5 Jahre über die bei ihnen durchgeführte Therapie bei Frühfällen.

Die Konisation oder Uterusexstirpation als Therapie der Frühstadien des Collumcarcinoms

Besteht mit einer der frühdiagnostischen Erkennungsmethoden der begründete Hinweis für das Vorliegen eines Frühfalles, so ist die Indikation für deren Entfernung gegeben. Ob eine histologische Zwischensicherung eingeschaltet wird oder nicht, hängt von der Treffsicherheit der angewandten Suchmethode ab.

Mit der *Konisation* der Cervix uteri wird angestrebt, das erkrankte Epithel in toto im Gesunden zu entfernen. Der Eingriff ist bei allen geschlechtsreifen Frauen indiziert, bei denen der innere Genitalbefund keine Abweichungen von der Norm zeigt. Eine oberste Altersgrenze anzugeben, ist schwer, sie hängt vom Gesamtbild der betroffenen Frau ab. Menstruiert eine 45jährige noch regelmäßig und wirkt relativ unverbraucht, führen wir auch hier eine Konisation aus. Hat man eine vorzeitig gealterte Frau Anfang 40 mit mehreren Kindern vor sich, entschließt man sich eher zur Uterusexstirpation. Prinzipiell werden mit der Konisation ein vollwertiger Cyclus sowie die Konzeptionsmöglichkeit erhalten.

Bei Schwangeren mit Hinweis auf einen Frühfall hat man bis in jüngster Zeit die Schwangerschaft und das Wochenbett abgewartet und dann eine Konisation durchgeführt, was auch zweifellos bei der langen Latenzzeit des Carcinoma in situ auch heute noch vertretbar ist. Kürzlich veröffentlichte Mitteilungen von BEECHAM u. ANDROS (1960), FERGUSON u. BROWN (1960), AYRE u. SCOTT (1961) zeigten aber, daß man ohne Gefährdung der Schwangerschaft eine Konisation durchführen kann, wenn sie nicht zu ausgedehnt ist. Wir haben diese Anregung aufgenommen und mit gleichem Erfolg eine Konisation bei mehreren Schwangeren ohne Störung der Gravidität durchgeführt. Eingriffe an der Portio scheinen

den graviden Uterus nicht zu Wehen anzuregen, wie man auch bei den Shirod-
karschen Operationen beobachten kann. Der Conus in der Schwangerschaft wird
wegen der Ektropionierung meist sehr flach gehalten.

Die *Uterusexstirpation* unter Belassung der Adnexe ist indiziert bei normalem
inneren Genitalbefund bei der älteren Frau, die sich im Klimakterium oder in
der Menopause befindet. Der Eingriff wird nach Möglichkeit vaginal ausgeführt.
Bestehen bei jüngeren Frauen neben dem Hinweis auf eine Epithelatypie noch
andere Genitalerkrankungen, wie Myome oder Adnextumoren u.a., so wird die
Uterusexstirpation durchgeführt, vorausgesetzt, daß das Genitale auf Grund der
zweiten Erkrankung nicht zu erhalten ist.

Auf die Technik der Uterusexstirpation braucht hier nicht eingegangen zu
werden, sie entspricht den üblichen vaginalen oder abdominalen Verfahren. Wir
tragen lediglich während der Operation, und das gilt besonders für das vaginale
Vorgehen, Sorge dafür, daß die Portiooberfläche und der Cervicalkanal nicht
durch das Anhaken mit Faßinstrumenten und den nachfolgenden Zug zerstört
werden. Diese artefiziellen Traumen können so beträchtlich sein, daß der Nachweis
der Epithelatypie am Operationspräparat histologisch erschwert oder unmöglich
wird. Die Portio wird zu diesem Zweck vor Umschneidung der Scheidenhaut
seitlich bei 3 und 9 Uhr ohne Berührung der Portiooberfläche mit je einer Kugel-
zange gefaßt. Der weitere Operationsgang verläuft typisch. Die histologische
Aufarbeitung des Operationspräparates ist die gleiche wie bei der Konisation
(s. S. 173).

Operationstechnik zur Konisation

Wie bereits mehrfach ausgeführt, streben wir mit der Konisation an, die
Veränderung im Gesunden zu entfernen, so daß der Eingriff eine *definitive
Therapie* darstellt. Um dieses Ziel zu erreichen, muß man die normalen Epithelverhältnisse an der Cervix uteri und ihren Formwandel im Leben einer Frau
kennen, da man nur dadurch auf den möglichen Sitz einer Frühveränderung
schließen kann und die Form des Conus entsprechend einrichten muß. Der Conus
muß so beschaffen sein, daß seine Basis im normalen Plattenepithel der Portiooberfläche liegt und seine Spitze die obersten Cervixdrüsen erfaßt. Aus den
Untersuchungen von OBER geht hervor, daß die Länge der Cervixdrüsenschleim-
haut trotz Formänderung der Cervix und Verschiebung der Plattenepithel-
Zylinderepithelgrenze annähernd konstant ist. Die Ausdehnung des Carcinoma
in situ erfolgt immer von der Plattenepithel-Cylinderepithelgrenze in Richtung
der Cervixdrüsen. Bei Frauen in der Geschlechtsreife ist daher das Carcinoma
in situ mehr auf der Portiooberfläche, bei Frauen im Klimakterium oder in der
Menopause mehr im Cervicalkanal zu erwarten. Das heißt, bei der geschlechtsreifen Frau muß ein breitbasiger, flacher, stumpfwinkliger Conus und bei der
älteren Frau ein kleinbasiger, hoher, spitzwinkliger Conus excidiert werden
(Abb. 102).

Aus der Beschaffenheit der Portiooberfläche kann man darauf schließen,
welche Form der zu excidierende Conus haben muß. Präoperativ bestimmt man

die Lokalisation der periphersten Cervixdrüse auf der Portiooberfläche, auch wenn sie nur als Retentionscyste sichtbar ist.

Einen guten Anhalt gibt der makroskopisch sichtbare rote Fleck, die sog. Erythroplakie. Wendet man nur die makroskopische Betrachtung der Portiooberfläche an, so muß die Schnittfigur außerhalb des roten Fleckes liegen. Meist werden Umwandlungsvorgänge auf der Portiooberfläche sichtbar sein. Die kolposkopische Betrachtung kann die Lokalisation „der letzten Cervixdrüsen" erleichtern. Diese müssen innerhalb der Schnittfigur liegen. Auch die Tiefe der Scheidengewölbe bietet einen Anhalt. Sind sie tief, liegen die „letzten Cervixdrüsen" meist weit peripher auf der Portiooberfläche. Sind die Scheidengewölbe flach, ist auf der Portiooberfläche meist keine Cervixdrüse sichtbar.

Als weitere Sicherung dient die Jodprobe mit stark verdünnter Jodlösung. Alle jodhellen oder jodnegativen Areale sollen innerhalb der Schnittfigur liegen. Aus diesem Hinweis können sich in seltenen Fällen Schwierigkeiten ergeben. Es gibt Fälle, bei denen jodnegative Areale weit ins Scheidengewölbe hineinreichen oder gar auf

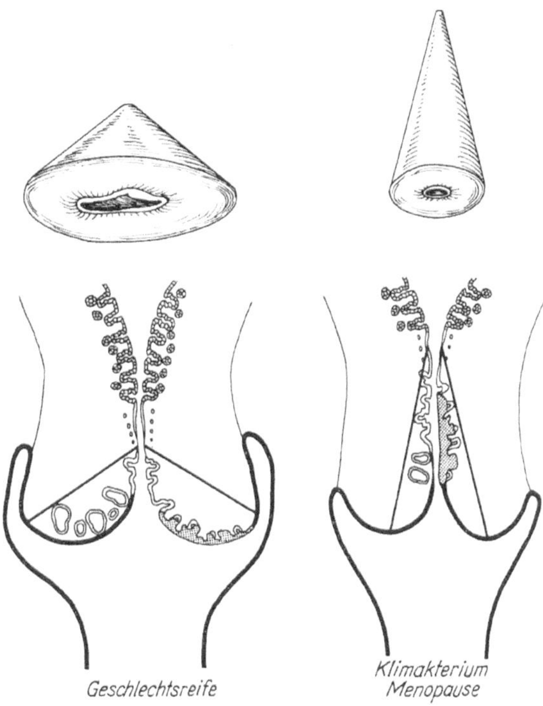

Abb. 102. Schnittführung und Form der gewonnenen Gewebskegel bei der Cervixkonisation in Abhängigkeit vom Alter der betreffenden Patientin (modif. nach OBER u. BÖTZELEN 1959)

die Scheidenhaut übergreifen. OBER und BONTKE haben 1959 einen derartigen Fall (Nr. 1 der 150 Fälle) mitgeteilt, bei dem das Carcinoma in situ bis zum unteren Drittel der Vagina reichte. Auch ZINSER beobachtete mehrere solche Fälle (ZINSER, MEISSNER u. BÖTZELEN 1963). Der Operateur kann aus der Jodprobe nicht ablesen, ob den jodnegativen Arealen glykogenarmes normales Plattenepithel oder gesteigert atypisches Epithel zugrunde liegt. Geht der jodhelle oder jodnegative Bezirk nicht zu weit ins Scheidengewölbe, kann man die Scheidenhaut mit abtragen. Ist das Gebiet großflächig ausgedehnt, so muß hier vor einer weiteren Intervention durch kleine Gewebsentnahmen (Knipsbiopsie oder besser Schillersche Abschabung) die tatsächliche Ausdehnung der Läsion festgestellt werden. Bei routinemäßig durchgeführter Frühdiagnostik klärt man die Ausdehnung der jodnegativen Areale und ihr histologisches Substrat bei solchen Fällen präoperativ ab.

Zur Konisation geht man operationstechnisch so vor, daß die Portio mit getrennten Specula eingestellt wird. Eine Scheidendesinfektion oder ein Abwischen der Portio sollte unterbleiben, um das Oberflächenepithel nicht zu verletzen. Danach erfolgt die optische Orientierung über die Lokalisation der letzten Cervixdrüse und die Jodprobe (Abb. 104). Dann hakt man die Portio lateral ohne Berührung der Portiooberfläche bei 3 und 9 Uhr an und zieht die Portio nach vorne. Dadurch erübrigt sich das Einsetzen seitlicher Blätter. Hierauf markiert man mit einem wenige Millimeter tiefen Einschnitt mit Hilfe eines schmalen Skalpells zirkulär die Schnittfigur für die Basis des Conus. Mit einem Hegarstift kann man sich über den Verlauf des Cervicalkanals orientieren. Von 12 Uhr beginnend, sticht man nun mit einem schmalen Skalpell in der markierten Höhe konisch bis zum Cervicalkanal durch und bewegt das Skalpell leicht sägend peripher durch die angelegte Schnittfigur, mit der Spitze im Cervicalkanal bleibend. Soll bei der Konisation ein größerer Kegel entfernt werden, gelingt meist die Ausschneidung nicht in einem Zuge. Man vertieft dann die markierte Schnittfigur auf etwa 5 mm und setzt bei 3 und 9 Uhr an die Außenfläche des Conus Kugelzangen, ohne das Oberflächenepithel zu berühren. Will man bei sehr jungen Patientinnen so viel wie möglich von der Cervixwand erhalten, so empfiehlt sich eine Präparation in ca. 0,5—1,0 cm Tiefe im Cervixstroma unter dem zu entfernenden Epithel, so daß man keinen gleichmäßigen Kegel, sondern ein rundes, flaches Gewebsstück mit zentral aufgesetztem kleinen Kegel erhält. Sobald der Conus aus seinem Wundbett entfernt ist, wird am obersten Rand bei 12 Uhr zur Orientierung ein dünner Seidenfaden durchgelegt, der lose geknüpft wird (Abb. 109). Der Conus wird sofort in Stievesche Fixationsflüssigkeit gegeben. Das Glas mit der Fixationslösung muß so groß sein, daß der Conus darin frei beweglich ist.

Die entstandene Wundfläche blutet gewöhnlich sehr stark. Trotzdem wird zunächst der innere Muttermund mit Hegarstiften dilatiert und das Corpus curettiert. Die Deckung des Wundgebietes erfolgt bei diesem Vorgehen vorn und hinten ohne Mobilisierung der Scheidenhaut durch zwei Sturmdorf-Nähte mit Chromcatgutfäden.

Bei sehr tiefen Konisationen sind manchmal zusätzlich zwei laterale Nähte mit Chromcatgutfäden empfehlenswert, um das Ausbreitungsgebiet des unteren Uterinaastes zu sichern.

Die geschilderte Technik der blutigen Excision des Conus mit anschließender Deckung durch Sturmdorf-Nähte hat einige Nachteile. OBER und BÖTZELEN haben diese Technik, ihre Vor- und Nachteile 1959 ausführlich beschrieben. Die Nachteile sind folgende:

1. Es besteht die Gefahr der Nachblutung, die zwischen dem 7. und 12. postoperativen Tag in 8—10% der Fälle auftritt. Meist ist die Nachblutung recht stark, so daß eine vaginale Einstellung mit Revision des Wundgebietes erforderlich wird. Der Blutverlust kann Blutersatz erforderlich machen (VÁSQUEZ-FERRO 1959, HESTER jr. und READ 1960).

2. Auf Grund der relativ häufigen Nachblutung ist ein zwei Wochen dauernder Krankenhausaufenthalt notwendig. Dank der umfassenden Sozialversicherung stellt die Verweildauer bei uns keine Schwierigkeit dar, ist aber in Amerika ein ernstes Problem, wo die Patientinnen meist zu den Selbstzahlern gehören.

3. Das kosmetische Ergebnis an der neu formierten Portio ist oft nicht gut. Häufig schneiden die Catgutfäden durch, und man ist am Entlassungstage erschrocken, wie schlecht die Deckung des Wundgebietes erscheint. Die Selbstheilung der Portio ist allerdings erstaunlich, da trotzdem eine ausreichende Reformierung eintritt. Meist erkennt man nach vollkommener Wundheilung noch Jahre danach die deutlichen Einziehungen der Sturmdorf-Nähte. Die Portio ist sofort als „operativ verändert" zu erkennen (Abb. 103).

1960 berichteten Scott, Welch und Blake von einer blutarmen Methode zur Konisation oder Ringbiopsie. Die Scottsche Technik wird folgendermaßen durchgeführt:

Man stellt die Portio ein, hakt sie bei 3 und 9 Uhr an, inspiziert die Portiooberfläche wie oben beschrieben und führt die Schillersche Jodprobe durch (Abb. 104). (Man kann auch mit der Jodprobe warten, bis die anschließend geschilderte Infiltration beendet ist.) — Die Cervix wird nun mit einer verdünnten Suprareninlösung infiltriert. Man gibt zur Herstellung der Lösung 10 Tropfen Suprarenin auf 100 cm³

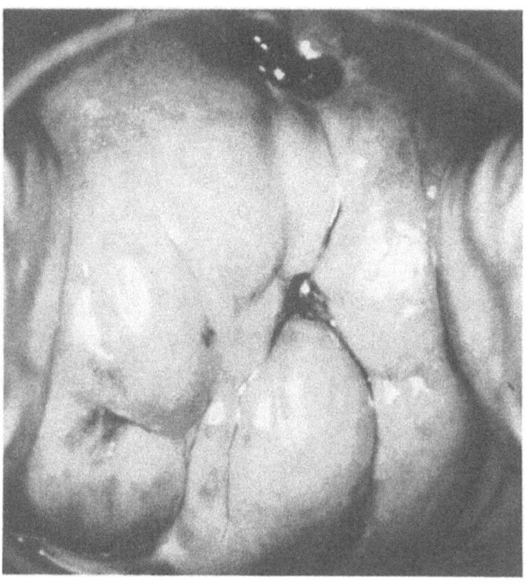

Abb. 103. Portio nach Konisation und Deckung des Wundgebietes mit Sturmdorf-Nähten. Man erkennt noch nach Jahren deutlich die Einziehungen, in der die Fäden gelegen haben

physiologische Kochsalzlösung und bereitet etwa 200 cm³ zu. Die Lösung wird in eine 20 cm³-Spritze aufgezogen und eine mittelstarke Kanüle (Nr. 1) mit Bajonettverschluß aufgesetzt. Man kann auch eine längere Kanüle nehmen. Diese hat aber den Nachteil, daß sie in dem derben Cervixgewebe weniger gut zu führen ist. Man sticht dann an der peripheren Portiokante außerhalb der zu excidierenden Fläche in konischer Richtung ein und infiltriert pro Stichkanal 10—20 cm³, indem man die Nadel hin- und herbewegt. Die Infiltration des derben Cervixgewebes erfordert erhebliche Kraft. Diese Infiltration wird durch das Vorbohren des Stichkanals wesentlich erleichtert. Ohne Nadelbajonettverschluß geht die Nadel-Spritzenverbindung leicht auseinander, weil der angewendete Druck zu groß ist. In dieser Art sticht man in regelmäßigen Abständen 6—8mal rund um die Cervix an der Portiokante ein und infiltriert dabei 50—150 cm³. Die Portio schwillt stark an und wird an den nicht mit Jod bedeckten Partien glasigweiß (Abb. 105). Ehe dieser Farbeffekt nicht erreicht ist, ist die Bluttrockenheit nicht gut (Burghardt 1963).

Während der Infiltration muß der Blutdruck der Patientin kontrolliert werden, der in fast allen Fällen eine kurzfristige Schwankung auf systolische Werte von 160—200 mm Hg mitmacht. Patientinnen mit Hochdruck, Myocardschäden oder Apoplexiegefahr müssen daher von dem Verfahren ausgeschlossen werden.

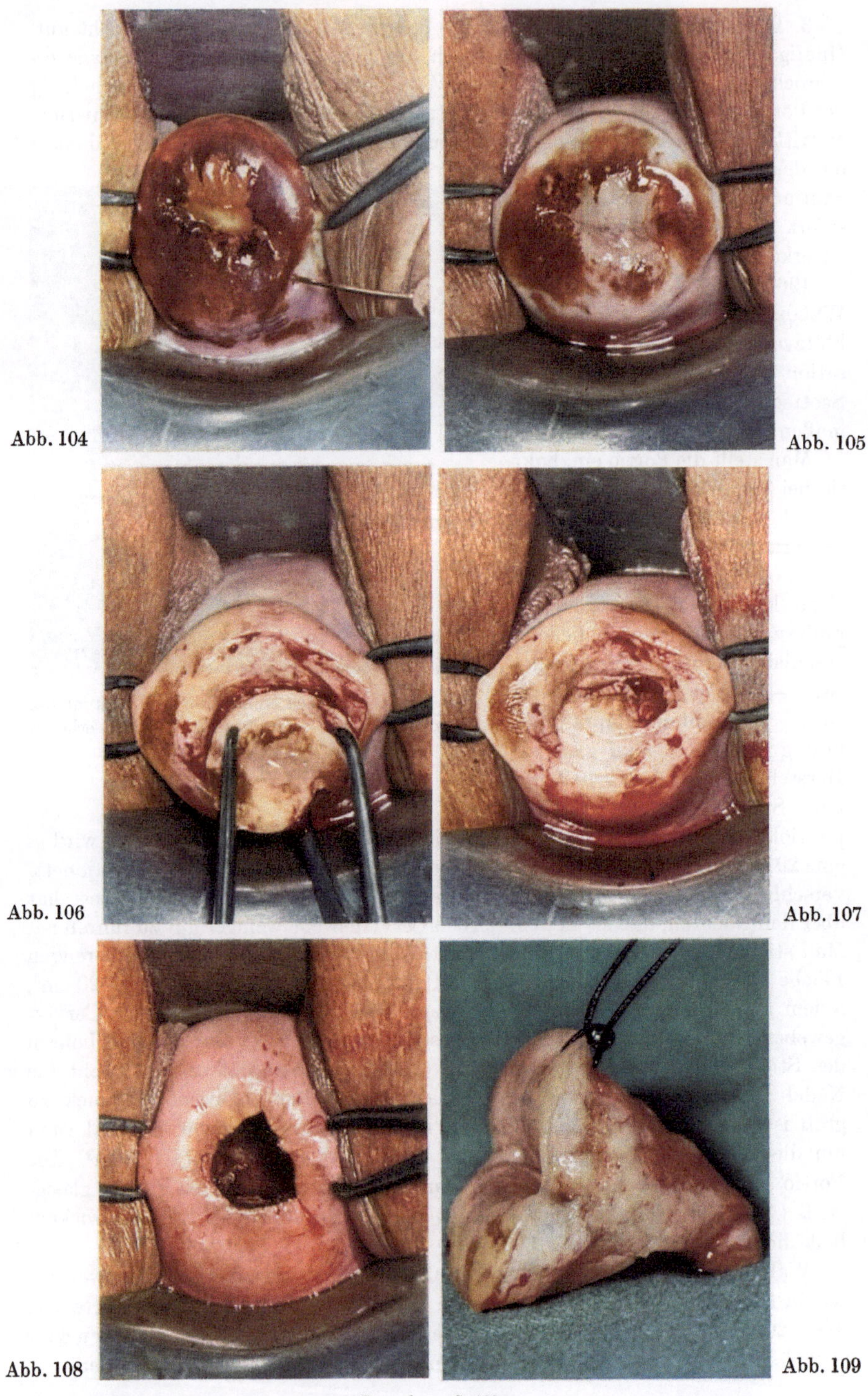

Abb. 104

Abb. 105

Abb. 106

Abb. 107

Abb. 108

Abb. 109

(Legenden s. S. 169)

Wurde die Jodprobe vor der Infiltration nicht ausgeführt, so betupft man die Portio jetzt ganz vorsichtig mit Lugolscher Lösung, um die Ausdehnung der jodnegativen Areale zu kennzeichnen. Die Anfärbbarkeit mit der Jodlösung erleidet durch die Infiltration keine Einbuße. Durch die Auftreibung beider Muttermundslippen infolge der Infiltration erscheint manchmal der glykogenarme Bezirk in der Größe verändert.

Die Excision des Conus erfolgt in der beschriebenen Weise (Abb. 106, 109). Der Unterschied zur blutigen Methode ist jedoch eklatant: Die Schnittflächen bluten fast nicht und sind gelblich-weiß.

Dadurch ist das Operationsgebiet ideal übersichtlich. Nach Excision des Kegels werden die Dilatation des inneren Muttermundes und die Curettage des Corpus angeschlossen. Die Blutleere hält währenddessen im Wundgebiet an (Abb. 107). Nach Abschluß der Curettage verschorft man das Wundgebiet von der Spitze des Kegels aus mit der elektrischen Kugel. Dabei erlebt man eine Neuformierung der Portio durch die gleichmäßige Hitzekoagulation des Cervixgewebes (Abb. 108). War die entstandene Gewebslücke im Niveau der Portiooberfläche im Durchmesser 3 cm, so beträgt dieser nach Beendigung der Kauterisation nur noch 1—2 cm. Den

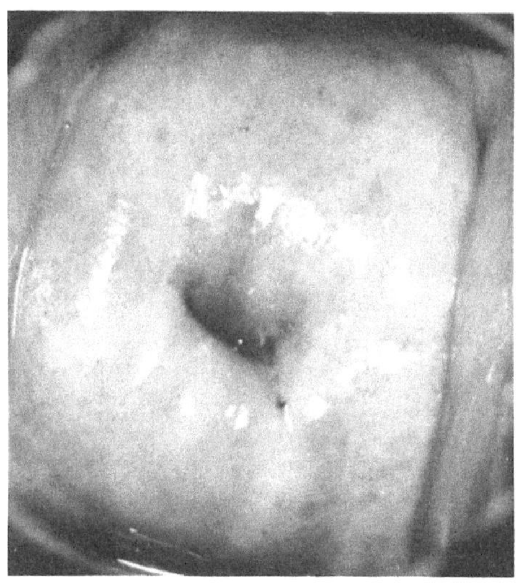

Abb. 110. Cervix nach Konisation mit der Scottschen Technik. Das kosmetische Ergebnis ist sehr gut

kleinen verbliebenen Gewebskrater füllt man mit Leukocyllasepuder und tamponiert die Scheide leicht.

Spätnachblutungen scheinen bei dieser Methode wesentlich seltener zu sein als früher, aber nicht vollkommen ausgeschlossen. Das kosmetische Ergebnis ist so gut, daß man Mühe hat, den operativen Eingriff an der abgeheilten Portio nachzuweisen (Abb. 110). Scott empfahl eine regelmäßige Dehnung des inneren

Abb. 104. Die Portio wird nach Ausführung der Schillerschen Jodprobe bei 3 und 9 Uhr angehakt. Bei 4 Uhr Einstich zur Infiltration mit Suprareninlösung

Abb. 105. Aufgetriebene glasig-weiße Portio nach Beendigung der Infiltration. Durch die Vorwölbung beider Muttermundslippen infolge der Infiltration verändert sich die zirkulär um den äußeren Muttermund gelegene jodnegative Fläche in ihrer Größe

Abb. 106. Kegel schon weitgehend gelöst. Wundflächen sind fast bluttrocken. Der Conus wird mit zwei Kugelzangen im Cervixstroma unter Schonung der Portiooberfläche erfaßt

Abb. 107. Wundgebiet nach Excision des Conus. Das Wundgebiet ist übersichtlich und weitgehend bluttrocken

Abb. 108. Reformierung des äußeren Muttermundes nach vorsichtiger Kauterisation der Wundfläche

Abb. 109. Gewebsconus, bei 12 Uhr wird ein Faden zur Markierung gelegt

Muttermundes postoperativ, um Stenosen zu verhindern. Wir haben diese ohne eine derartige Behandlung bisher nicht gesehen.

OBER hat die Elektroverschorfung des Wundgebietes in einigen Fällen ohne Nachteile unterlassen. Nur in einem Fall kam es wenige Stunden nach der Konisation zu einer mäßig starken Blutung. Die Wundheilung ist hinsichtlich des kosmetischen Ergebnisses gleich. Man kann aber die Formierung des äußeren Muttermundes während der Elektrokoagulation bereits am Ende der Operation sehr gut kontrollieren, was vorteilhaft erscheint.

BICKENBACH, KRONE und JANS (1960) u. a. wenden zur Konisation an Stelle des Skalpells das elektrische Messer an, wodurch auch ohne Suprarenininfiltration eine Blutarmut erreicht wird. Auch das therapeutische und kosmetische Ergebnis ist sehr gut. Wir wenden die Methodik deshalb nicht an, weil der Kegel allseits in 1—2 mm Tiefe der Wundfläche so verschorft werden kann, daß eine histologische Beurteilung in diesem Bereich und damit die Aussage, ob das Carcinoma in situ im Gesunden entfernt wurde, erschwert ist. Auch läßt sich der Conus mit dem elektrischen Messer nicht so individuell modellieren wie mit dem Skalpell.

Andere therapeutische Eingriffe an der Portio, die zur Entfernung einer Epithelatypie führen

Neben der Konisation gibt es noch zwei Eingriffe an der Cervix uteri, die unter bestimmten Bedingungen geeignet sind, ebenfalls eine vorhandene Epithelatypie ausreichend zu behandeln. Es handelt sich um die Portioamputation und die Bonneysche Plastik.

Die Portioamputation. HINSELMANN schlug diese Operationsmethode zur Beseitigung der Oberflächencarcinome vor. Er war hier außerordentlich modern eingestellt, da anderenorts zumindest die Uterusexstirpation empfohlen wurde. Bei der Portioamputation wird das Collum glatt abgeschnitten und der Wunddefekt mit einer Sturmdorf-Plastik gedeckt. Der Eingriff wird heute noch mit der Fothergillschen Operation durchgeführt. Zur Behandlung von Frühfällen müßte, entsprechend den Überlegungen bei der Konisation, die Cervixamputation bei der älteren Frau sehr hoch ausgeführt werden, was wegen der Involution des Uterus technisch nur unbefriedigend möglich sein wird. Bei der jüngeren Frau könnte die Cervixamputation auf Grund der überwiegenden Lokalisation auf der Portiooberfläche flacher gehalten werden.

Die Bonneysche Plastik. Diese Operationsmethode wurde von BONNEY als Fluortherapie angegeben, wenn von der Portiooberfläche eine starke, oft entzündliche Sekretion besteht. Dabei wird eine flache Portioscheibe in ganzer Ausdehnung der Portiooberfläche abgetragen und ebenfalls mit Sturmdorf-Nähten gedeckt. Kosmetisch ist das Ergebnis nicht gut. HINSELMANN gab eine ganz ähnliche Methodik, die Entfernung der sog. „Portioscheibe", an, die von Schülern HINSELMANNS auch heute noch geübt wird. Auf Grund seiner kolposkopischen Studien war HINSELMANN von der überwiegenden Lokalisation des Carcinoma in situ auf der Portiooberfläche überzeugt. Er gab diese Methode aber als diagnostisches Verfahren an, da er mit Recht ein Gegner kleiner Gewebsentnahmen war.

Es ist ohne weiteres klar, daß mit diesem Eingriff der Cervicalkanal fast unberührt bleibt. Eine gleichzeitig durchgeführte Cervixcurettage beinhaltet die gleichen Fehlerquellen wie alle kleinen Gewebsentnahmen. Die Bonneysche Plastik sollte daher nicht als Therapie für Frühfälle in Betracht gezogen werden.

Es bleibt also als einziger konkurrierender therapeutischer Eingriff neben der Konisation die hohe Cervixamputation. Die lokale, aber totale Entfernung eines Frühfalles wird mit beiden Methoden erreicht. Ziel der lokalen Behandlung ist aber, bei geschlechtsreifen Frauen den Cyclus und weitgehend die Fertilität zu erhalten. Der Cyclus bleibt bei beiden Verfahren unberührt, auch die Konzeptionsfähigkeit, obwohl der sog. Cervixfaktor fehlt (FETTIG und KÜHN 1963). Allerdings wirkt sich die Entfernung der oft entzündlich veränderten Cervixschleimhaut auf eine Konzeption günstig aus. Beide Verfahren haben aber ein unterschiedliches Resultat hinsichtlich des Cervixverschlußmechanismusses, der für eine wachsende Gravidität von großer Bedeutung ist. Abb. 111 gibt schematisch den Unterschied wieder.

Bei der Konisation bleiben die muskulären Anteile der Cervixwand erhalten, so daß zur Neuformierung der Cervix die äußeren Anteile der Cervixwand vorhanden sind. Es bildet sich ein mit Plattenepithel ausgekleideter Cervicalkanal. Die neuformierte Cervix hat eine relativ gute Verschlußfunktion.

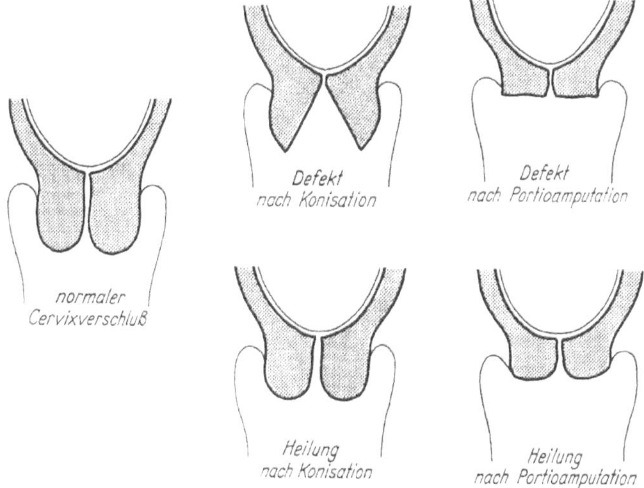

Abb. 111. Schematische Darstellung der Cervixverschlußfähigkeit am schwangeren Uterus nach verschiedenen Eingriffen an der Portio

Bei der Portioamputation werden auch die peripheren Anteile der Cervixwand entfernt, was für den Frühfall nicht notwendig ist, da sich dort keine Cervixdrüsen befinden. Das Cavum uteri ist dann nur durch einen kurzen Stumpf geschützt, der bei zunehmendem Druck von oben leicht die Tendenz hat, aufzugehen.

Für die Behandlung der Epithelerkrankung ist die Entfernung der peripheren Cervixwand nicht notwendig, für die Erhaltung eines einigermaßen funktionstüchtigen Verschlußmechanismus ist die Entfernung der peripheren Cervixwand sehr schädlich.

Auf Grund der vorgelegten Überlegungen muß man zu der Erkenntnis kommen, daß für die geschlechtsreife Frau, die an einem Carcinoma in situ der Cervix uteri erkrankt ist, mit der Konisation die sinnvollste Therapie betrieben wird.

Histologische Aufarbeitung des entfernten Gewebes

Die histologische Aufarbeitung des entfernten Gewebes (Conus oder Uterus) soll Aufschluß geben über die Art der Veränderung, ihre Lokalisation und über die Frage, ob die Veränderung im Gesunden entfernt wurde oder nicht.

Bei der histopathologischen Gewebsuntersuchung kann ein Engpaß für die Bestätigung von Suchmethoden, insbesondere der Cytologie, liegen. Sind pathologische Institute, denen das Gewebe eingesandt wird, nicht mit der Fragestellung und Technik vertraut, die für die histologische Untersuchung der Cervix optimal sind, so wird die Treffsicherheit der Suchmethode am Ende der Beweiskette zu Unrecht herabgesetzt. Es ist aber leider nicht sehr selten, daß der Pathologe im überforderten Einsendelabor nun seinerseits eine „Probeexcision" aus der eingesandten Portio macht, einen Gefrierschnitt herstellt und dem enttäuschten Kliniker mitteilt, im eingesandten Gewebe sei kein Anhalt für Malignität. Das Restmaterial wird meist weggeworfen. Histologische Diagnosen, die derart entstanden sind, können für die Frühdiagnostik des Collumcarcinoms keine Beweiskraft haben.

Vielfach wurde die histologische Aufarbeitung der Cervix von den interessierten Gynäkologen mit pathologischer Ausbildung selbst in die Hand genommen.

In unserem histologischen Laboratorium hat sich eine histologische Technik entwickelt, die mit dem Geschick der technischen Assistentin Gräfin MATUSCHKA zu optimalen Ergebnissen führte:

Der excidierte Conus oder der exstirpierte Uterus wird noch lebenswarm in Stievesche Fixationslösung gegeben. Die Flüssigkeit muß so reichlich sein, daß das Gewebe schwimmt und allseits von Flüssigkeit umgeben ist. Sie hat folgende Zusammensetzung:

heiß gesättigte wäßrige Sublimatlösung . . . . . . 760 cm³
40 % Formalin . . . . 200 cm³
Eisessig . . . . 40 cm³

Die Fixierung hat den Vorteil, daß das feste Cervixgewebe gleichmäßig schnell durchdrungen wird.

Nach 12—24 Std ist das Gewebe so fest, daß es ohne Verziehung makroskopisch zugeschnitten werden kann. Es muß dann in Formalin überführt werden, da es andernfalls zu hart wird. Handelt es sich um einen Uterus, wird der innere Muttermund durch eine seichte Kerbe markiert und wenige Millimeter darüber die Cervix vom Fundus uteri abgeschnitten. Der Conus wurde vorher vom Operateur mit einem Faden bei 12 Uhr gekennzeichnet. Der Faden wird entfernt. Zur Markierung des histologischen Schnittes wird bei Konisationen etwa 1 cm von der Portiooberfläche entfernt das Cervixgewebe bei 12 Uhr leicht eingekerbt (Abb. 82 u. 113). Mit einem scharfen breitflächigen Parenchymmesser wird nun die Cervix in ca. 0,5—0,7 cm dicke Scheiben zerlegt. Man hält die Cervix oder den Conus mit dem Daumen und Zeigefinger der linken Hand auf einem Brett fest und beginnt mit dem Schnitt der mittleren Scheibe, die möglichst den Cervicalkanal enthalten soll. Abb. 112 illustriert das Verfahren.

Auf diese Weise gewinnt man drei bis fünf, bei sehr voluminösen Portiones manchmal bis zu sieben Gewebsblöcke. Der überwiegenden Mehrzahl der Fälle ist aber mit drei Blöcken Genüge getan. Die Blöcke werden einheitlich numeriert, wie aus Abb. 112 zu ersehen ist. Der Block 2/5 zer-fällt meist in zwei Teile, wenn der Cervicalkanal breit ist. In den Blöcken 1/4 und 3/6 sind eben-falls oft noch die lateralen Anteile des Cervicalkanals in der der Mitte zugewandten Blockseite enthalten. Der mediale Block wird für den Anschnitt mit dem Paraffinmesser nicht markiert, da beide Schnitt-flächen gleich wichtig sind. Von den Blöcken 1/4, 3/6 und noch weiter lateral gilt die mediale Seite als Anschnittfläche.

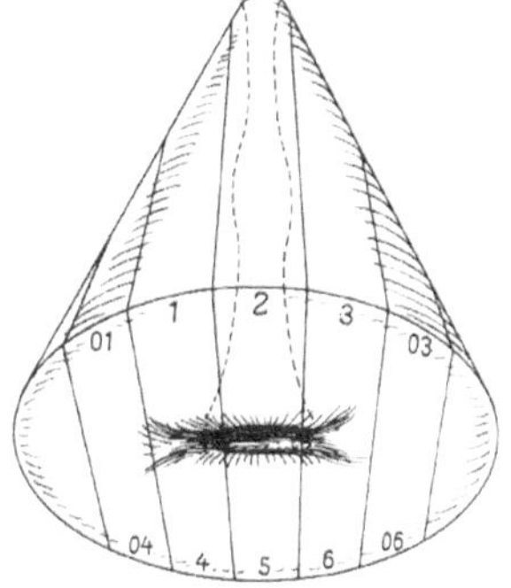

Die nun folgende Paraffineinbettung ist die Methode von Gräfin MATUSCHKA, die 1962 über dieses Verfahren zur Gewinnung großflächiger Schnitte berichtete. Die fixierten zugeschnittenen Präparate werden ohne Wässerung in folgende Lösungen gebracht:

1. 70% Alkohol, 2—3 Std bei 70⁰, oder besser über Nacht bei Zimmertemperatur
2. 96% Alkohol, 1 Std bei 70⁰
3. Absoluter Alkohol, 3 Std bei 70⁰, dreimal wechseln
4. Aceton/Alkohol 1:1, 1 Std bei 70⁰
5. Aceton, 1 Std bei 70⁰.
6. Paraffin (Schmelzpunkt bei 58⁰), über Nacht bei 70⁰
7. Gießen der Paraffinblöcke

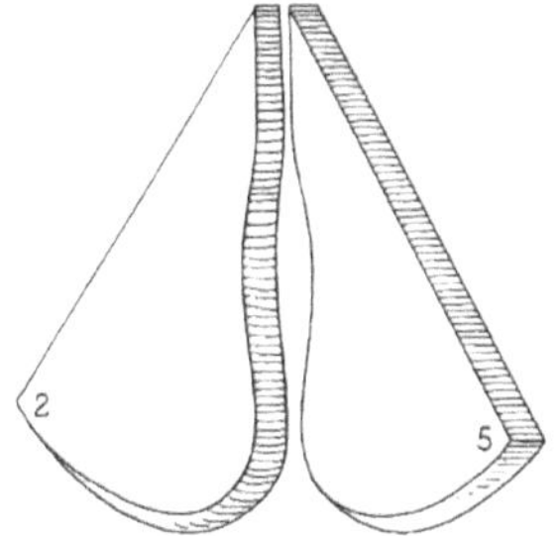

Die Zeiten für die einzelnen Chargen variieren etwas nach der Größe und Dicke der zugeschnittenen Gewebsstücke.

Abb. 112. Makroskopische Schnittführung bei dem fixier-ten Conus oder der Cervix zur Gewinnung der Gewebsblöcke und deren Numerierung vor der Paraffineinbettung

Die Paraffinblöcke können mit einem normalen Paraffinmikrotom in Schnitte von 6—8 μ Dicke geschnitten werden. Von jedem Block werden zunächst fünf Schnitte angefertigt, danach orientieren wir uns über die Ausbreitung des Carcinoma in situ und schneiden nach Bedarf weiter in Stufen. Gewöhnlich erhält man aber bereits durch die drei bis fünf gleichmäßig über die Portiooberfläche verteilten Schnittebenen einen ausreichenden Überblick über die Art der Veränderung. Die Schnitte werden mit Eisenhämatoxylin-Eosin gefärbt und routinemäßig die PAS-Reaktion mit und ohne Diastaseandauung in jedem Falle durchgeführt, um den Glykogengehalt des Plattenepithels festzustellen. Abb. 113 zeigt eine Schnittserie von einem Conus, der nach dieser Methode aufgearbeitet wurde.

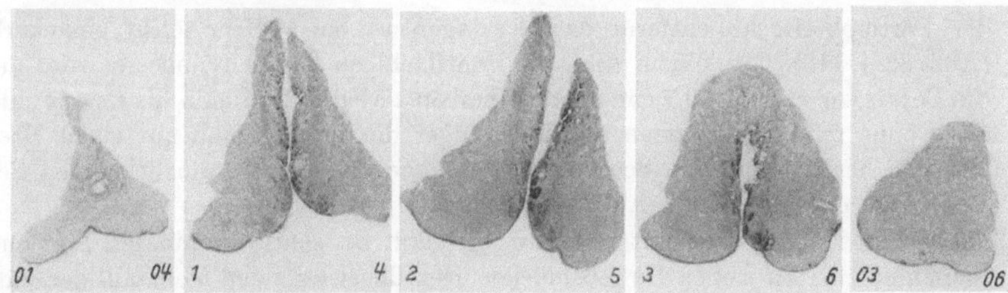

Abb. 113. Histologische Aufarbeitung einer Cervix in flächenhaften Schnitten. Auf Grund der Numerierung ist die räumliche Rekonstruktion leicht. Etwa natürliche Größe. In den drei mittleren Schnitten ist die zur Orientierung an der Cervixwand angebrachte Kerbe zu erkennen

Welche Vorteile bietet diese großflächige histologische Aufarbeitung?

1. Die genaue Lokalisation und Ausdehnung des erkrankten Epithels sind leicht feststellbar. Die räumliche Zuordnung der Schnittfiguren ist gut rekonstruierbar.

2. Die Schnittrichtung geht überall senkrecht durch das Plattenepithel, so daß Tangentialschnitte mit ihren Täuschungsmöglichkeiten ausgeschlossen sind.

3. Die Methodik erlaubt in idealer Weise eine Aussage, ob die Veränderung im Gesunden entfernt wurde oder nicht. Auch die Lokalisation der Stelle, wo noch Reste vermutet werden müssen, läßt sich lokalisieren. SCHULMAN und CAVANAGH konnten im Gegensatz dazu 1961 keine sicheren Rückschlüsse aus dem aufgearbeiteten Conus ableiten.

4. Die Methodik beweist oder widerlegt den Hinweis der Suchmethoden in der objektivsten Weise.

Eine Einschränkung kann für unser derart aufgearbeitetes Material gemacht werden: In den meisten Fällen wurden nur die erwähnten Orientierungsschnitte ausgeführt. Das Restmaterial befindet sich in den angeschnittenen Paraffinblöcken, die noch Gewebe von ca. 0,2—0,5 cm Stärke enthalten. Dieses Material wurde noch nicht aufgearbeitet. Dadurch könnten zwei Fehler entstanden sein:

Einmal wäre es möglich, daß einige wenige sog. „falsch positive" cytologische Fälle doch noch ein histologisches Substrat hätten, wenn das Material ganz aufgearbeitet würde.

Zum andern wurde die histologische Diagnose in der Gruppeneinteilung nach HAMPERL nach der am schwersten angetroffenen Veränderung in allen Schnitten gestellt. Es wäre denkbar, daß sich die Gruppendiagnostik bei der serienmäßigen Aufarbeitung des Restmaterials in einigen Fällen (BURGHARDT 1962) nach oben erschwert. Wir glauben aber, daß der Fehler klein ist, da z. B. die frühe Stromainvasion immer flächenhaft auftritt, so daß sie auch in den Orientierungsschnitten vorkommt.

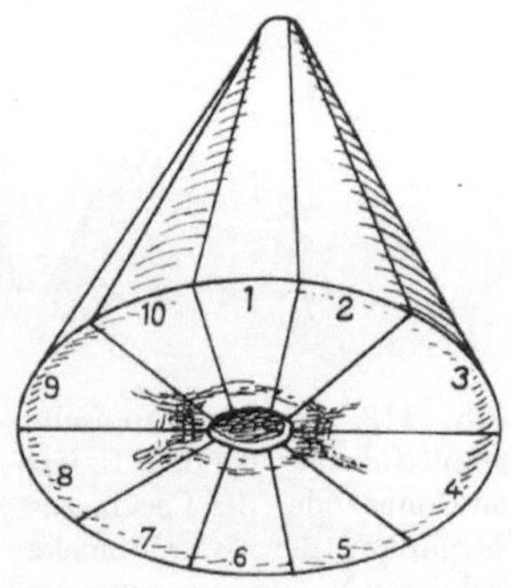

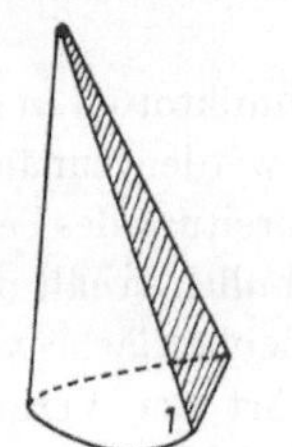

Abb. 114. Sektorenförmige Zerlegung einer Cervix zum Zwecke der Paraffineinbettung

Diese Art der großflächigen Gewebsschnitte wird in ähnlicher Weise in Graz von BURGHARDT und BAJARDI und in Paris von MORICARD ausgeübt. Auch von MACMILLAN wurde 1960 betont, daß nur flächenhafte Cervixschnitte einen cytologischen Verdacht bestätigen oder widerlegen können.

Eine andere weit verbreitete histologische Technik für Portiones soll hier noch erwähnt werden. Es handelt sich um die sektorenförmige Zerlegung der Portio. Abb. 114 illustriert das Verfahren.

Die Portio wird dabei in acht bis zwölf Sektoren zerlegt, so daß acht bis zwölf keilförmige Stücke entstehen. Die Schmalseite des Keils ist dem Cervicalkanal zugewandt. Diese Seite ist meist sehr dünn und neigt während Fixierung und Einbettung zu leichten Verziehungen. Beim Anschneiden der Paraffinblöcke geht dann vom Cervicalkanal acht- bis zwölfmal ein Anschnitt verloren. Wir halten aus diesem Grunde die Methode für nicht günstig (KRONE 1960, BOYES und FIDLER 1960, MESTWERDT und WESPI 1961).

Behandlungserfolge, Rezidive, Nachkontrolle

Die Behandlung von Carcinomata in situ bestand in der Universitäts-Frauenklinik Köln, wie bereits erwähnt, entweder in der Konisation oder in der Uterusexstirpation, je nachdem, in welchem Alter sich die Patientin befand. Abb. 115 zeigt eine Zusammenstellung von 161 Fällen, aus denen die Relation zwischen

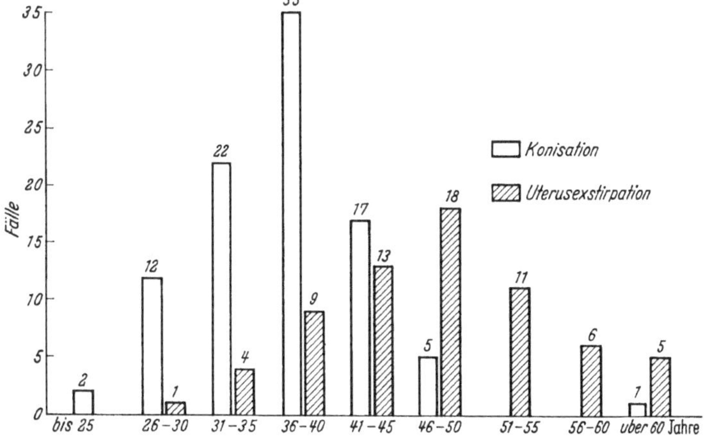

Abb. 115. Operative Eingriffe zur Behandlung von Carcinomata in situ in Abhängigkeit vom Alter (THEISS 1963)

Konisation und Uterusexstirpation hervorgeht. Wurden unter dem 40. Lebensjahr Uterusexstirpationen vorgenommen, so spielten andere Begleiterkrankungen am Genitale eine Rolle bei der Indikation zur Hysterektomie.

Bei allen Patientinnen, die mit einer Uterusexstirpation behandelt wurden, zeigte die histologische Aufarbeitung der Cervix, daß die Veränderung vollkommen entfernt wurde. Alle diese Patientinnen sind bisher gesund und bieten keinen Anhalt für ein Rezidiv.

Bei denjenigen Patientinnen, die mit einer Konisation behandelt wurden, konnte in 89% der Fälle durch die histologische Aufarbeitung gesichert werden, daß die Veränderung im Gesunden entternt worden war (Ober u. Bötzelen 1959). Dieser Prozentsatz erscheint im Vergleich mit anderen Mitteilungen sehr hoch. Wir führen diesen hohen Prozentsatz auf die individuell gestaltete Conusform zurück, die mit dem Ziel ausgeführt wurde, eine definitive Therapie zu betreiben. Scott und Reagan hatten 1956 in ca. 60% und Grünberger und Margreiter (1959) in 40% der Fälle die Veränderung nicht im Gesunden entfernt. Fettig und Hillemanns berichteten 1962 über 34,5%, die bei der Konisation nicht im Gesunden entfernt wurden.

Unsere Patientinnen, bei denen das Carcinoma in situ durch die Konisation nicht vollkommen entfernt wurde, blieben in einer sorgfältigen cytologischen Kontrolle. Für uns überraschend war das cytologische Ergebnis bei den meisten Patientinnen negativ, was wir darauf zurückführen, daß der zurückgebliebene Rest klein war und bei der Wundheilung zugrunde ging oder die Ausdehnung des Carcinoma in situ gerade mit dem Excisionsrand übereinstimmte. In zwei Fällen zeigte die cytologische Kontrolle, daß Reste der Epithelerkrankung noch vorhanden waren. In beiden Fällen wurde nachträglich die Uterusexstirpation durchgeführt. Wagner teilte 1961 mit, daß in 17% seiner Fälle nach Ringbiopsie, Konisation oder Portioamputation ein „cytologisches Rezidiv" auftrat. In solchen Fällen wurde dann bei jungen Frauen gelegentlich eine zweite conusförmige Ausschneidung durchgeführt, sonst wurde der Uterus exstirpiert.

Alle Patientinnen, die mit einer Konisation behandelt wurden, zeigen bisher keinen Anhalt für ein Rezidiv.

Zusammengefaßt kann man über unser Patientinnenkollektiv aussagen, daß die behandelten Frühfälle bisher weder ein Lokalrezidiv aufweisen, noch Anhalt für Fernmetastasen bieten.

Mitteilungen über **Rezidive** nach behandelten Carcinomata in situ sind schwer vergleichbar, da der Begriff „Rezidiv" verschieden aufgefaßt wird. Zurückgebliebene Reste von gesteigert atypischem Epithel kann man eigentlich nicht als Rezidiv bezeichnen. Als Rezidiv sollte man die Fälle auffassen, bei denen sich ein Carcinoma in situ erneut bildet, obwohl die gesamte primäre Veränderung mit Sicherheit entfernt worden war. Die Beantwortung dieser Frage hängt wiederum eng mit der Sorgfalt und Methodik der histologischen Aufarbeitung zusammen. Kottmeier berichtet z. B. 1961 über 13 infiltrierende Carcinome nach insgesamt 144 Portioamputationen wegen Carcinoma in situ. Koss, Melamed u. Daniel (1961) fanden 1—17 Jahre nach durchbehandeltem Collumcarcinom sieben Carcinomata in situ. Ein 2,5 cm² großes Carcinoma in situ an der hinteren Scheidenwand wurde von Carter, Salvaggio u. Jarkowski (1961) 6 Monate nach der Hysterektomie wegen eines Carcinoma in situ gefunden. Graham u. Meigs berichteten bereits 1952 über drei Fälle, die 6, 7 und 10 Jahre nach der Uterusexstirpation wegen Carcinoma in situ ein Rezidiv zeigten.

Zweifellos kann es überall dort zu Rezidiven kommen, wo erneut Plattenepithel mit Zylinderepithel zusammenstößt, also eine Voraussetzung, wie sie vor dem Auftreten des primären Carcinoma in situ bestand. Um diese erneute Nachbarschaft mit ihren Grenzauseinandersetzungen zu vermeiden, bemühen wir uns, das gesamte Cervixdrüsenfeld bei der Konisation zu entfernen. Diese Nachbarschaft besteht nach einer Hysterektomie nicht mehr, und bei Rezidiven im Scheidengrund müssen andere ätiologische Faktoren für die erneute maligne Transformation des Plattenepithels eine Rolle spielen. Insgesamt ist aber offenbar die Gefahr, an einem Collumcarcinom zu erkranken, für die betreffende Patientin vorbei, wenn die Grenzzone Plattenepithel—Zylinderepithel entfernt wurde.

Die Überlegung wurde bereits 1929 von Pemberton u. Smith angestellt, die durch eine prophylaktische Emmetplastik, Kauterisation oder Portioamputation jede Voraussetzung für die Entstehung einer malignen Neubildung entfernen wollten. Ähnliche Bestrebungen wurden von anderen ebenfalls mitgeteilt (Greentree 1951, Schmidt-Elmendorff 1954, Grünberger 1959, Junghans u. Waitz 1960 und Breitner 1962).

Eine interessante Überlegung teilten Junghans u. Sachs (1962) mit, die ein Kollektiv von prophylaktisch behandelten Patientinnen einem Kollektiv von unbehandelten gegenüberstellten. Die prophylaktische Behandlung bestand in der Entfernung des meist entzündlich veränderten Cervixdrüsenfeldes. In der ersten Gruppe traten zwar keine Collumcarcinome auf, aber eine gleich hohe Morbiditätsrate von malignen Neubildungen anderenorts. Diese Überlegung rührt an den Grundpfeilern jeder Krebsfrühdiagnostik, aber auch am Sinn aller ärztlichen Bemühungen.

Der Erfolg einer Behandlung nach Konisation liegt nicht nur in der Entfernung der Epithelatypie, sondern auch in der Erhaltung des Cyclus und der Fertilität.

Der Cyclus blieb bei allen unseren Patientinnen intakt, zumal wir bisher keine Stenosierungen am inneren Muttermund nach Konisation beobachteten. Ganz selten hört man Klagen über dysmenorrhoische Beschwerden oder Kohabitationsbeschwerden. Gelegentlich kommen Zwischenblutungen vor.

Die Beurteilung der Fertilität wird beeinflußt durch das Alter der Patientinnen, deren größter Prozentsatz sich im vierten Lebensjahrzehnt befindet, in dem die Fertilität ohnehin im Abnehmen begriffen ist. Burghardt befaßte sich 1961 mit dem Problem der Fertilität nach Konisation sowie nach flacher und hoher Portioamputation. Er faßte seine Beobachtungen wie folgt zusammen:

Von 232 Frauen im gebärfähigen Alter konzipierten nach dem Eingriff 42 (18,1 %). Die Hälfte der Graviditäten entstand im ersten Jahr nach dem Eingriff. Insgesamt entstanden 57 Graviditäten (26 ausgetragene Kinder, 10 Frühgeburten, 13 Fehlgeburten, 1 Tubargravidität und 7 Schwangerschaften waren zur Beobachtungszeit noch im Gange). Bei der hohen Portioamputation erschien die Neigung zur Fehlgeburt größer als bei flachen Amputationen oder Konisationen.

Younge und Kevorkian hoben 1959 die Gebärfähigkeit nach Konisation hervor. Für das Einzelschicksal ist die Chance, noch Kinder zu gebären, oft von entscheidender Bedeutung.

Nachkontrolle der Patientinnen. Frauen, welche wegen eines Frühfalles mit einer Konisation oder Uterusexstirpation behandelt wurden, bedürfen einer gleich sorgfältigen Nachkontrolle wie Krebspatientinnen. Unsere Patientinnen sind karteimäßig erfaßt und werden im ersten Jahr alle 3 Monate, im zweiten und dritten Jahr jedes halbe Jahr und darüber hinaus jährlich einmal kontrolliert. Die Nachuntersuchung umfaßt die Speculumeinstellung des Scheidengrundes oder der Portio, die Kolposkopie, die Cytologie und die Schillersche Jodprobe, an die sich die Palpation des inneren Genitales anschließt.

Vorschläge für den praktizierenden Arzt zur gynäkologischen Krebsfährtensuche

Younge betitelte 1957 eine seiner Arbeiten auf dem Gebiete der Frühstadien des Collumcarcinoms mit "Cancer of the uterine cervix. A preventable disease". Tatsächlich wäre das Collumcarcinom eine verhütbare Erkrankung, wenn eine umfassende Frühdiagnostik betrieben werden könnte. Leider klafft zwischen Theorie und Praxis noch ein Abgrund, der aus Unkenntnis einerseits und organisatorischen und personellen Schwierigkeiten andererseits besteht. Alle, die sich mit der Früherkennung befassen, stimmen darin überein, daß möglichst viele Frauen über 30 Jahre vorsorglich untersucht werden sollen. Wenn man allerdings einmal eine 19jährige mit einem weit fortgeschrittenen Collumcarcinom gesehen hat, so müßte die umfassende Fürsorge auch wesentlich jüngere Frauen betreffen (Copenhaver 1960, Held 1960). Auch die Beobachtungen von Ferguson (1961), der positive cytologische Abstriche bei jungen Mädchen feststellte, sprechen für eine Vorverlegung dieser Altersgrenze.

Welche Gedanken hat man sich gemacht, die Forderung nach einer Krebsvorsorge zu realisieren?

Es gibt bei uns zahlreiche Beispiele, daß in der Sprechstunde des praktizierenden Gynäkologen, ja auch des Allgemeinpraktikers, eine gute Frühdiagnostik betrieben wird. Zimmer hat in mehreren Zusammenstellungen (1957 I, II, 1959 I, II) die Leistungsfähigkeit einer Praxis auf dem Gebiete der Cytologie und Kolposkopie beweisen können. Fark und Spranger (1959) und Martin und Harrichhausen (1961) propagierten, daß jede Praxis ein Krebsverhütungszentrum sein solle.

Man hat allerdings den Eindruck, daß die Suche nach dem Krebsfrühstadium in der Praxis wirklich ein „Hobby" ist, während der größere Teil der praktizierenden Ärzteschaft diesen Sektor aus unterschiedlichen Gründen nicht betreibt oder betreiben kann. Man ist vielfach der Ansicht, daß diese Mehrbelastung dem praktizierenden Arzt nicht zugemutet werden kann und förderte daher die Einrichtung von Krebsberatungsstellen. Ihre Problematik hat Bickenbach (1954) ausführlich dargestellt. Philipp setzte sich 1955 dafür ein und hielt Krebsberatungsstellen so lange für notwendig, als eine Untersuchung Gesunder vom Kostenträger nicht vergütet wird. Die Krebsberatungsstellen seien keinesfalls ein Konkurrenzunternehmen für die Sprechstunde des praktizierenden Arztes. Nevermann betonte 1955 das schwelende Mißtrauen zwischen praktizierenden Ärzten und Krebsberatungsstellen und hielt letztere für unnötig, wenn die Krebsberatung dem Praktiker honoriert würde, was leider bis heute nicht erfolgt.

Die günstigsten Ergebnisse sahen Dittrich, Schmermund und Siegel (1956) in der Zusammenarbeit zwischen praktischem Arzt und Krebsberatungsstelle, die in der Form vonstatten geht, daß in der Praxis eine Vorauswahl getroffen wird und die Krebsberatungsstelle die Spezialuntersuchung durchführt (DEIS 1952, SCHROEDER 1953, WASCHKE 1952, 1954, BURGHARDT 1957). v. MIKULICZ-RADECKI meinte 1957, daß der Praktiker als Träger der Krebsfährtensuche ausscheide. Sein Beitrag sei hoch genug, wenn er die Makrocarcinome, welche zu 80% eine Anhiebsdiagnose erlaubten, erkenne. CRAMER, FRITSCH und GEPPERT forderten 1957 die Einrichtung von mehr Krebsberatungsstellen, da die bisherigen ihre Leistungsfähigkeit unter Beweis gestellt hätten, aber nicht ausreichten. In Nordrhein-Westfalen war die Zahl der Krebsberatungsstellen 1959 auf 179 angestiegen (WEBER 1959). Trotzdem wird nur ein Bruchteil der weiblichen Population untersucht.

Einen Fortschritt in der Diskussion „wie und von wem" die Frühdiagnostik betrieben werden soll, stellt die Einrichtung von Laboratorien dar, die cytologisches Einsendematerial, ähnlich wie das Einsendegut pathologischer Institute, bearbeiten. Zum Teil sind die Laboratorien den pathologischen Instituten angegliedert, zum Teil selbständig. Dadurch wird der Einwand, daß die Cytologie im Vergleich zur Kolposkopie für den praktizierenden Arzt zu aufwendig sei, zum Teil entkräftet (WESPI 1959, KRAKE 1960). Die Abnahme des Zellmaterials bedarf nicht mehr Zeit als die kolposkopische Untersuchung, allerdings kommt der Zeitaufwand für den Versand hinzu. Ausgezeichnete Vorschläge für die praktische Durchführung der Abstrichentnahme und des Versandes stammen von KAUFMANN und FIEGE (1950), FREMONT-SMITH u. GRAHAM (1952), BACH u. STOLL (1953), SMOLKA (1958), BOSCHANN (1960), SOOST (1960 I, II) GRAHAM (1960) u. ANTOINE (1960).

Wir möchten abschließend versuchen, Vorschläge zu unterbreiten, wie der praktizierende Arzt eine sinnvolle Krebsfährtensuche betreiben kann und welche aufeinanderfolgenden Maßnahmen bei Hinweisbefunden getroffen werden müssen.

Abb. 116 und 117 demonstrieren noch einmal den entscheidenden Unterschied im klinischen, kolposkopischen und cytologischen Befund bei Carcinomata in situ und

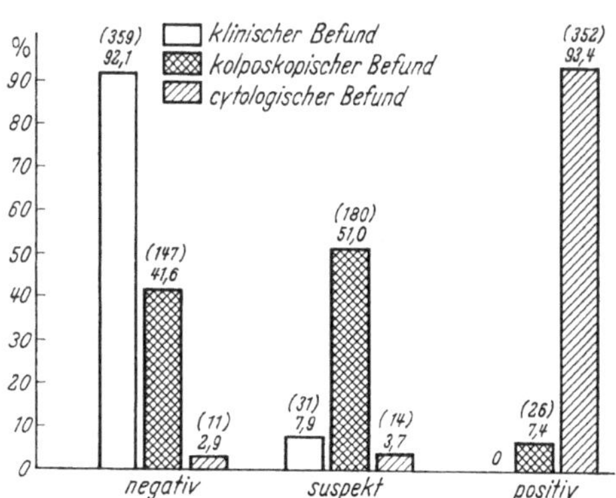

Abb. 116. Klinischer, kolposkopischer und cytologischer Befund bei Frühfällen der Cervix uteri (THEISS 1963)

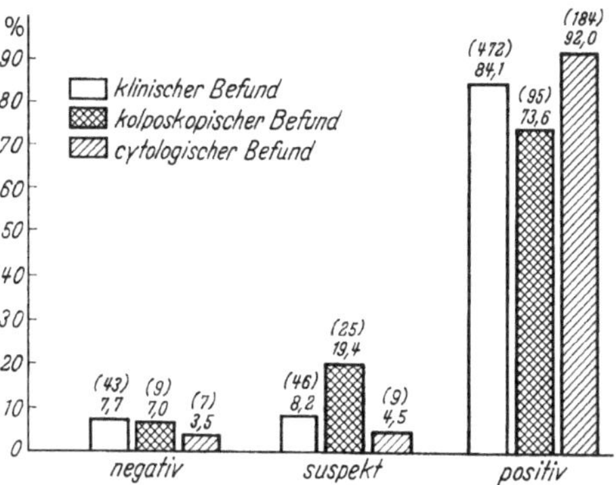

Abb. 117. Klinischer, kolposkopischer und cytologischer Befund bei klinischen Collumcarcinomen (THEISS 1963)

Collumcarcinomen. Das Collumcarcinom erlaubt in über 80% der Fälle eine Anhiebsdiagnose bei der Spiegeluntersuchung. Das Carcinoma in situ ist damit nicht zu entdecken. Die Aufdeckung dieser Präcancerose der Cervix uteri ist das Ziel jeder Vorsichtsuntersuchung.

Was kann der praktizierende Arzt tun?

1. Jede Frau im geschlechtsreifen Alter sollte bei einem Arztbesuch auf die Notwendigkeit einer gynäkologischen Vorsichtsuntersuchung hingewiesen werden.

2. Wird eine Speculumeinstellung der Portio vorgenommen und ist keine Möglichkeit zur Kolposkopie oder Cytologie gegeben, so sollte unbedingt die Jodprobe angestellt werden. Fällt diese positiv aus, d. h. färbt sich die ganze Portiooberfläche braun-schwarz, so liegt mit 99% Sicherheit kein Malignom an der Portio vor. Finden sich jodnegative oder jodhelle Bezirke, so sollte die Patientin für zusätzliche Untersuchungen an eine dafür zuständige Stelle (Facharzt oder Krebsberatungsstelle) überwiesen werden (MAMZACK 1955, WEILL u. DELAGE 1959). Leider ist die Zahl der Frauen, die man als gesund aussondern kann, nicht allzu groß, nämlich nur ein Viertel aller Patientinnen.

3. Besteht die Möglichkeit, die Portiooberfläche mit dem Kolposkop zu betrachten, so müssen suspekte Befunde sehr genau kontrolliert werden. Positive Befunde bedürfen einer histologischen Abklärung. Sehr wesentlich ist die Kenntnis, daß intracervicale Vorgänge dem Kolposkop verborgen bleiben und auch auf der Portiooberfläche sich befindende Carcinomata in situ kolposkopisch nicht sicher von normalem Epithel zu unterscheiden sind. Man kann also mit dem Kolposkop eindeutig gutartige Veränderungen nicht aussondern. Eine große Hilfe ist das Kolposkop bei der Beurteilung der Schillerschen Jodprobe.

4. Kann man cytologische Abstriche einer Untersuchungsstelle einschicken, so gibt diese Methode sehr gute Hinweise. Man muß aber die Abstriche sehr sorgfältig im Kontakt mit dem Epithel entnehmen, fixieren und beim Versand vor Beschädigungen schützen.

Erhält man als Ergebnis der cytologischen Untersuchung die Gruppe I oder II, so sollte man der Patientin raten, sich in 1—2 Jahren wieder einmal vorzustellen. Wurde Gruppe III diagnostiziert, so müssen die Abstriche wiederholt werden, bis eine eindeutige cytologische Aussage, positiv oder negativ, möglich ist. Verbindet sich mit der Gruppe III der Hinweis auf ein dysplastisches Epithel, so muß eine cytologische Kontrolle im Abstand von 3 Monaten durchgeführt werden. Ist das Ergebnis Gruppe IV oder V, so liegt mit über 90%iger Sicherheit eine maligne Neubildung an der Portio vor, und es muß eine histologische Abklärung erfolgen.

5. Eine notwendig werdende histologische Abklärung auf Grund eines positiven kolposkopischen oder cytologischen Befundes sollte einer Fachklinik überlassen werden. Jede kleine Gewebsentnahme ist unsicher. Die Konisation muß als Methode der Wahl angesehen werden. Die histologische Aufarbeitung zur Klärung der Diagnose sollte in Instituten erfolgen, die auf diesem Sektor der gynäkologischen Histopathologie besondere Erfahrung besitzen. Die Herstellung flächenhafter histologischer Schnitte durch die Cervix uteri sollte für die Bestätigung oder Widerlegung eines für ein Malignom sprechenden Hinweisbefundes obligatorisch sein.

Abb. 118 zeigt die Aufeinanderfolge der zu treffenden Maßnahmen bei der Krebsfährtensuche.

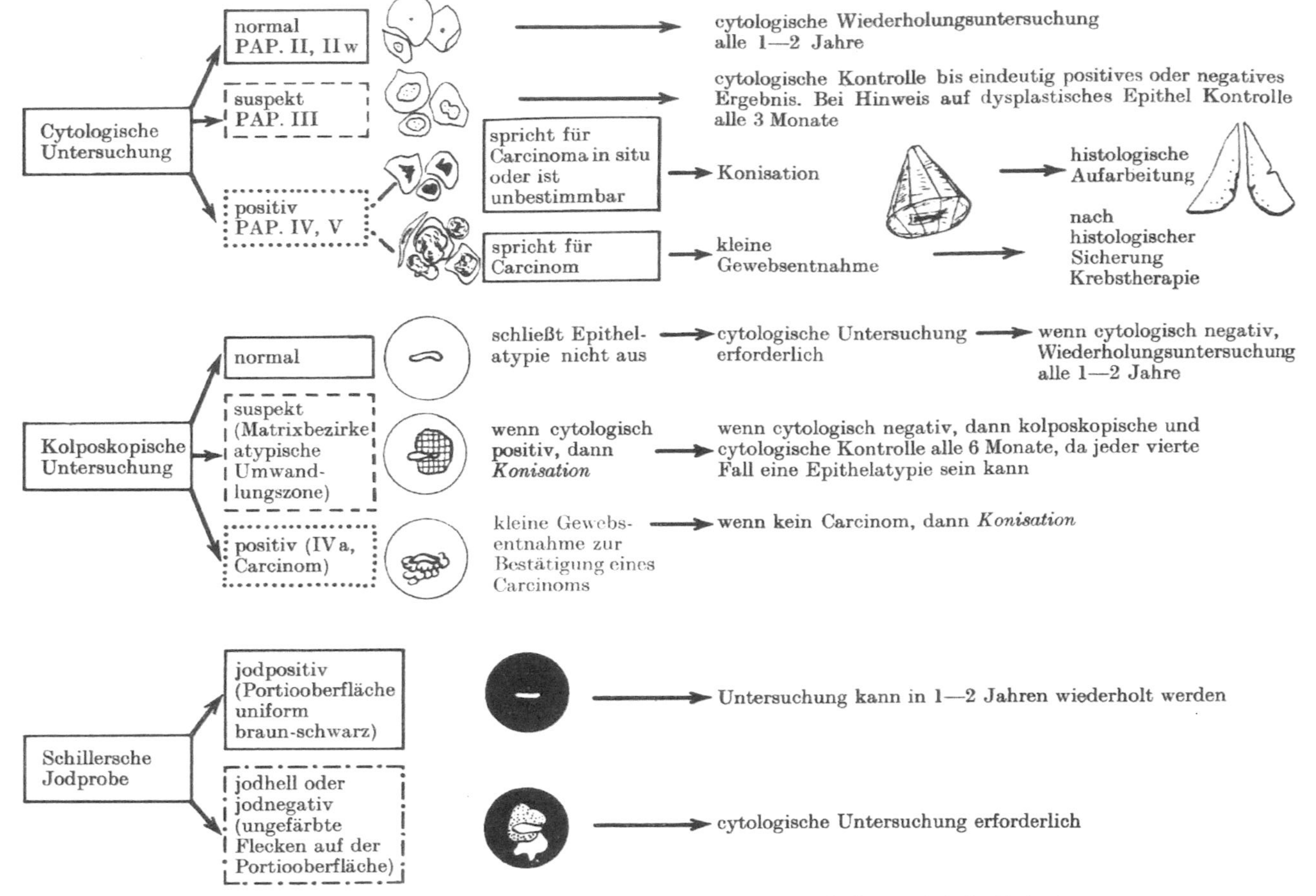

Abb. 118. Übersicht über frühdiagnostische Untersuchungen, deren Ergebnisse und ihre praktische Bedeutung

Literatur

ACHENBACH, R. R., R. E. JOHNSTONE, and A. T. HERTIG: The validity of vaginal smear diagnosis in carcinoma in situ of the cervix. Amer. J. Obstet. Gynec. **61**, 385—392 (1951).

ANDERSON, A. F.: The occurrence of dyscaryotic cells in carcinoma in situ. Acta cytol. (Chic.) 1 (1), 44 (1957).

— The management of the cytology test. J. Obstet. Gynaec. Brit. Emp. **66**, 239—246 (1959).

ANDERSON, W. A. D., and S. A. GUNN: Cytologic detection of cancer — consideration of its future: A comparative examination of the Papanicolaou and Acridin-Orange technics. Acta cytol. (Philad.) **6**, 468—470 (1962).

ANTOINE, T.: Zytodiagnostisches gynäkologisches Zentrum. Krebsarzt **14**, 477—478 (1959).

— Was kann der Praktiker von der Zytologie erwarten ? Krebsarzt **15**, 233—234 (1960).

— K. BRANDL, V. GRÜNBERGER, E. KOFLER, H. KREMER, and W. WALZ: Inspection technics for carcinoma in situ. (Symposium.) Colpomicroscopy of carcinoma in situ. Acta cytol. (Philad.) **5**, 412—415 (1961).

— A. GRABNER u. V. GRÜNBERGER: Die Kolpomikroskopie. Mikroskopie **8**, 73—83 (1953).

—, u. V. GRÜNBERGER: Atlas der Kolpomikroskopie. Stuttgart: Georg Thieme 1956.

AYRE, J. E.: A simple office test for uterine cancer diagnosis. Canad. med. Ass. J. **51**, 17—22 (1944).

— Vaginal cell examination as a routine in diagnosis. A study of vaginal and cervical cytology as related to abnormal growths. Sth. med. J. (Bgham, Ala.) **39**, 847—852 (1946).

— Vaginal and cervical cytology in uterine cancer diagnosis. Amer. J. Obstet. Gynec. **51**, 743—748 (1946).

— Selective cytology smear for diagnosis of cancer. Amer. J. Obstet. Gynec. **53**, 609—617 (1947).

— Diagnosis of preclinical cancer of the cervix. Cervical cone knife: Its use in patients with a positive vaginal smear. J. Amer. med. Ass. **138**, 11—13 (1948).

— The vaginal smear. „Precancer" cell studies using a modified technique. Amer. J. Obstet. Gynec. **58**, 1205—1219 (1949).

— Cancer cytology of the uterus. Introducing a concept of cervical cell pathology. New York: Grune & Stratton 1951.

— Early cancer detection: prediction of preclinical and preinvasive stages by cytology. Acta Un. int. Cancr. **15**, 289—295 (1959).

— Role of the halo cell in cervical cancerigenesis. A virus manifestation in premalignancy ? Obstet. and Gynec. **15**, 481—491 (1960).

—, and W. B. AYRE: Progression from „precancer" stage to early carcinoma of cervix within one year. Combined cytologic and histologic study with report of a case. Amer. J. clin. Path. **19**, 770—778 (1949).

—, and E. DAKIN: Cervical cytology tests in cancer diagnosis: Glycerine technique for mailing. Canad. med. Ass. J. **54**, 489—491 (1946).

—, and J. W. SCOTT: Carcinoma in situ in pregnancy. J. Amer. med. Ass. **176**, 102—105 (1961).

BACH, G. H., u. P. STOLL: Gynäkologische Zytologie in der Sprechstunde. Münch. med. Wschr. **95**, 1149—1151 (1953).

BAHRENBERG (1895): Zit. nach G. N. PAPANICOLAOU. Acta Un. int. Cancr. (Brux.) **14**, 249—254 (1958).

BAJARDI, F.: Beitrag zur Frage der prospektiven Bedeutung des nicht invasiven atypischen Plattenepithels des Collum uteri. Z. Geburtsh. Gynäk. 152, 340—348 (1959).
— Material obtained by cervical scraping only. Symposium. Acta cytol. (Chic.) 4, 242—245 (1960).
— Über Wachstumsbeschränkungen des Collumcarcinoms in seinem invasiven und auch präinvasiven Stadium. Zugleich ein Beitrag zur formalen Genese pathologischen Gebärmutterhalsepithels. Arch. Gynäk. 197, 407—454 (1962).
— J. A. BRET, F. COUPEZ, W. R. LANG, and W. WALZ: Colposcopy of leucoplakia. Symposium. Acta cytol. (Philad.) 5, 115—124 (1961).
— J. A. DE BRUX, J. DUPRÉ-FROMENT, E. SIEGLER, C. SIRTORI, and C. W. TAYLOR: Histomorphology of carcinoma in situ. Symposium. Acta cytol. (Philad.) 5, 271—284 (1961).
—, u. E. BURGHARDT: Ergebnisse von histologischen Serienschnittuntersuchungen beim Carcinoma colli 0. Arch. Gynäk. 189, 392—403 (1957).
— — H. KERN et H. KROEMER: Nouveaux résultats de la cytologie et de la colposcopie systématiques dans le diagnostic précoce du cancer du col de l'utérus. Gynéc. prat. 10, 315—329 (1959).
— M. GAUDEFROY, R. KRIMMENAU, and C. W. TAYLOR: Symposion on probable or malignant cervical lesions-carcinoma in situ. I. Histology of carcinoma in situ. What is not carcinoma in situ? Symposium. Acta cytol. (Philad.) 5, 331—339 (1961).
—, and C. SIRTORI: The atypical non-invasive zones around invasive cervical carcinoma. Symposium. Acta cytol. (Philad.) 5, 355—358 (1961).
BANGEN, H., A. FOCKEN u. G. FRANZ: Neue Gesichtspunkte zum Problem der Frühdiagnostik des Collumcarcinoms. Arch. Gynäk. 196, 67—95 (1961).
BANGLE, R., M. BERGER, and M. LEVIN: Variations in the morphogenesis of squamous carcinoma. Cancer (Philad.) 16, 1151—1159 (1963).
BEALE, L. S. (1860): Zit. nach G. N. PAPANICOLAOU. Acta Un. int. Cancr. (Brux.) 14, 249—254 (1958).
BECHTOLD, E., and N. B. REICHER: The relationship of trichomonas infestations to false diagnoses of squamous carcinoma of the cervix. Cancer (Philad.) 5, 442—457 (1952).
BEDOYA, J. M., L. R. RICO y G. RIOS: Problemas de la tricomoniasis genital. II. Causas de las resistencias al tratamiento y de las recidivas. Acta gynaec. obstet. hisp.-lusit. 5, 324—329 (1956).
BEECHAM, C. T., and G. J. ANDROS: Cervical conization in pregnancy. Obstet. and Gynec. 16, 521—526 (1960).
—, and J. P. EMICH jr.: Carcinoma in situ. Obstet. and Gynec. 13, 653—656 (1959).
BEHRENS, H.: Was leistet die Probeabschabung von der Portio uteri bei der Diagnose des Frühcarcinoms? Arch. Gynäk. 190, 126—145 (1957/58).
—, u. K. TIETZE: Über das Regeneratepithel an der Portio vaginalis uteri und seine Abgrenzung gegenüber dem sogenannten „Oberflächencarcinom". Arch. Geschwulstforsch. 15, 8—18 (1959).
BEJANCON et DE JONG (1913): Zit. nach G. N. PAPANICOLAOU. Acta Un. int. Cancr. (Brux.) 14, 249—254 (1958).
BERGER, J.: Wahl und Leistungsfähigkeit der Methoden in der Früherfassung des Collumkarzinoms. Schweiz. med. Wschr. 84, 860—867 (1954).
— Importance de l'examen histologique des biopsies au niveau du col utérin et des coupes en série. (Localisation topographique.) Gynéc. et Obstét. 58, 134—137 (1959).
—, et H. WENNER-MANGEN: La colposcopie. Son importance dans l'examen du col. Son intérêt dans le dépistage du cancer au début. Gynéc. et Obstét. 52, 303—324 (1953).
BERIĆ, B., u. H. SMOLKA: Über den Einfluß der in der Kolposkopie angewandten Reagenzien auf das Zellbild des Portioabstriches. Geburtsh. u. Frauenheilk. 18, 852—864 (1958).

Literatur

BERTALANFFY, F. D.: Fluorescence microscope method for detection of pulmonary malignancies. Canad. med. Ass. J. **83**, 211—212 (1960) (I).
— Cytodiagnosis of cancer using acridine orange with fluorescence microscopy. Cancer Bull. (Amer. Cancer Soc.) **10**, 118—123 (1960) (II).
— Cytological cancer diagnosis in gynecology by fluorescence microscopy. Mod. Med. Can. **15**, 55—65 (1960) (III).
— Fluorescence microscopy for cytodiagnosis of cancer. Postgrad. Med. **28**, 627—633 (1960) (IV).
— A new method for cytologic diagnosis of cancer. Spectrum (Pfizer Laboratories) **8**, 170—174 (1960) (V).
BERTALANFFY, L. v.: Eine fluorescenzmikroskopische Schnellmethode zur Diagnose des gynäkologischen Carcinoms. Klin. Wschr. **37**, 469—471 (1959).
—, and I. BICKIS: Identification of cytoplasmic basophilia (ribonucleic acid) by fluorescence microscopy. J. Histochem. Cytochem. **4**, 481—493 (1956).
— F. MASIN, and M. MASIN: Use of acridine orange fluorescence technique in exfoliative cytology. Science **124**, 1024—1025 (1956).
— M. MASIN, F. MASIN, and L. KAPLAN: Detection of gynecological cancer. Use of fluorescence microscopy to show nucleic acids in malignant growth. Calif. Med. **87**, 248—251 (1957).
— — — — A new and rapid method for diagnosis of vaginal and cervical cancer by fluorescence microscopy. Cancer (Philad.) **11**, 873—887 (1958).
BICKENBACH, W.: Landarzt und Früherfassung gynäkologischer Karzinome. Landarzt **30**, 7—12 (1954).
— H. A. KRONE u. W. JANS: Bericht über 430 Elektrokonisationen der Portio. Geburtsh. u. Frauenheilk. **20**, 97—107 (1960).
—, and H. J. SOOST: Material obtained by three techniques: (a) Vaginal smears, (b) cervical smears and (c) endocervical smears. Symposium. Acta cytol. (Chic.) **4**, 252—256 (1960).
— — J. R. DE C. CAMPOS, H. K. FIDLER, and D. A. BOYES: What percentage of cervices show early invasion in serial histological sections in uteri which were removed under the biopsy diagnosis of „carcinoma in situ"? Symposium. Acta cytol. (Philad.) **5**, 340—344 (1961).
BLAIKLEY, J. B., H. L. KOTTMEIER, H. MARTIUS, and J. V. MEIGS: Classification and clinical staging of carcinoma of the uterus. A proposal for modification of the existing international definitions. Amer. J. Obstet. Gynec. **75**, 1286—1291 (1958).
BLANCHARD, O.: Carcinoma „in situ" del cuello uterino? J. int. Coll. Surg. **34**, 387—391 (1960).
BLUMENTHAL, E. D., and E. L. HECHT: Cellular changes associated with inflammation. Ann. N. Y. Acad. Sci. **63**, 1270—1279 (1956).
BOCK, E.: Zur mikroskopischen Diagnose von Geschwülsten der Pleura aus Punktionsflüssigkeit. Klin. Wschr. **4**, 651—652 (1925).
BODDINGTON, M. M., R. H. COWDELL, and A. I. SPRIGGS: Development of carcinoma of the cervix uteri. Observations resulting from cytological examination of 10000 cervical smears. Brit. J. Cancer **14**, 151—164 (1960).
BOEGELICK (1878): Zit. nach G. N. PAPANICOLAOU. Acta Un. int. Cancr. (Brux.) **14**, 249—254 (1958).
BONTKE, E., G. KERN u. N. SCHÜMMELFEDER: Die Akridinorange-Fluorochromierung in der gynäkologischen Zytodiagnostik. Geburtsh.u.Frauenheilk.**20**, 24—34 (1960).
BORY, R., et J. CURTZ: Les lésions dystrophiques du col et le glycogène cervical. Rev. franç. Gynéc. **51**, 121—127 (1956).
—, et H. WENNER-MANGEN: Test de Schiller et frottis vaginaux. Rev. franç. Gynéc. **50**, 161—164 (1955).
BOSCHANN, H. W.: The modus operandi of a cytology center. Acta Un. int. Cancr. (Brux.) **14**, 386—392 (1958).
— Praktische Zytologie. Berlin: W. de Gruyter & Co. 1960.
BOSCHETTI, M.: Il glicogene e le biopsie uterine. Atti Soc. ital. Obstet. **27**, 517—521 (1929).

BOTELLA LLUSIÁ, J.: Histoquimica de las atipias epiteliales del cuello uterino y del carcinoma grado 0. Obstet. Ginec. lat.-amer. 16, 43—47 (1958).

BOYD, J. R., D. ROYLE, H. K. FIDLER, and D. A. BOYES: Conservative management of in situ carcinoma of the cervix. Amer. J. Obstet. Gynec. 85, 322—327 (1963).

BOYES, D. A., and H. K. FIDLER: A technique to increase the value of a cone biopsy from the cervix. Cancer (Philad.) 13, 634—635 (1960).

— — Cervical cancer control program in British Columbia. Amer. J. Obstet. Gynec. 85, 328—331 (1963).

— — and D. R. LOCK: Significance of in situ carcinoma of the uterine cervix. Brit. med. J. 27, 203—205 (1962).

BRANDL, K., u. E. KOFLER: Die Krebsfrüherkennungsmethoden bei 230 Fällen mit Kollumkarzinom. Geburtsh. u. Frauenheilk. 19, 415—420 (1959).

BREITNER, J.: Zur Prophylaxe der Genitalkarzinome der Frau. Münch. med. Wschr. 104, 118—122 (1962).

BRET, J., et F. COUPEZ: Colposcopie. Paris: Masson & Cie. 1960.

— — R. GANSE, O. NYKLIČEK, and H. K. ZINSER: Colposcopy of Ectopy, Ectropion and Epidermization. Acta cytol. (Philad.) 5, 83—90 (1961).

BRODERS, A. C.: Carcinoma in situ contrasted with benign penetrating epithelium. J. Amer. med. Ass. 99, 1670—1674 (1932).

BRUNSCHWIG, A.: A method for mass screening for cytological detection of carcinoma of the cervix uteri. Cancer (Philad.) 7, 1182—1184 (1954).

BRUX, J. DE: Diskussionsbemerkung zu: The occurrence of dyscaryotic cells in carcinoma in situ. Acta cytol. (Chic.) 1 (1), 45 (1957).

—, et J. DUPRÉ-FROMENT: Le carcinome intra-épithélial du col utérin doit-il être démembré ? Étude histologique et cytologique. Gynéc. et Obstét. 59, 457—477 (1960).

— — J. R. DE C. CAMPOS, and B. C. HOPMAN: Exfoliative cytology and experimental cytology of carcinoma in situ. Symposium. Can carcinoma in situ be differentiated from invasive carcinoma by means of exfoliative cytology ? Acta cytol. (Philad.) 5, 439—445 (1961).

— — R. M. GRAHAM, E. V. HAAM, and E. E. SIEGLER: Exfoliative cytology and experimental cytology of carcinoma in situ. Symposium. Cytomorphology of carcinoma in situ. Acta cytol. (Philad.) 5, 422—436 (1961).

— A. RAUZY, and J. DUPRÉ-FROMENT: Occurrence of spindle-shaped-squamoid cells in carcinoma in situ. Acta cytol. (Chic.) 2, 248—258 (1958).

BUCHHOLZ, H. F.: Beitrag zur breiteren Anwendung der Vaginalzytologie durch eine Trockenfixierung. Zbl. Gynäk. 81, 498—501 (1959).

BÜNGELER, W.: Der Begriff der Praecancerose. Strahlentherapie 96, 296—305 (1955).

—, u. W. DONTENWILL: Über den Begriff der Präcancerose unter besonderer Berücksichtigung der Mastopathie und des atypischen Portioepithels. Med. Klin. 39, 1589—1601 (1954).

BURGHARDT, E.: Die vorbeugende Untersuchung beim Portiokarzinom als Aufgabe in der Allgemeinpraxis. Wien. klin. Wschr. 69, 253—255 (1957).

— Das Verhalten des Stratum basale des Portioepithels in der Peripherie präinvasiver und invasiver Portiokarzinome. Krebsarzt 13, 287—292 (1958).

— Über die atypische Umwandlungszone. Geburtsh. u. Frauenheilk. 19, 676—683 (1959).

— Graviditäten nach Ringbiopsien, Konisationen und Portioamputationen. Geburtsh. u. Frauenheilk. 21, 225—236 (1961).

— Die bioptische Abklärung der suspekten Portio. Wien. med. Wschr. 112, 738—742 (1962).

— Die diagnostische Konisation der Portio vaginalis uteri. Operationstechnik, histologische Diagnostik und klinische Ergebnisse. Geburtsh. u. Frauenheilk. 23, 1—30 (1963).

— Zur Operationstechnik der diagnostischen Konisation. Geburtsh. u. Frauenheilk. 23, 548—551 (1963).

—, u. F. BAJARDI: Ergebnisse der Früherfassung des Collumcarcinoms mittels Cytologie und Kolposkopie an der Universitäts-Frauenklinik Graz 1954. Arch. Gynäk. 187, 621—637 (1956).

Literatur

CAMPOS, J. R. DE C., E. SCHÜLLER, and C. W. TAYLOR: What constitutes a definite diagnosis of carcinoma in situ with special reference to the amount of histological sections required („serial sections") and type of material? Symposium. Acta cytol. (Philad.) 5, 284—289 (1961).

CARTER, B., K. CUYLER, L. A. KAUFMANN, W. L. THOMAS, R. N. CREADICK, R. T. PARKER, CH. H. PEETE, and W. B. CHERNY: Clinical problems in stage 0 (intraepithelial) cancer of the cervix. Amer. J. Obstet. Gynec. 71, 634—652 (1956).

— — W. L. THOMAS, R. CREADICK, and R. ALTER: The methods of management of carcinoma in situ of the cervix. Amer. J. Obstet. Gynec. 64, 833—849 (1952).

CARTER, E. R., A. T. SALVAGGIO, and T. L. JARKOWSKI: Squamous cell carcinoma of the vagina following vaginal hysterectomy for intraepithelial carcinoma of the cervix. Amer. J. Obstet. Gynec. 82, 401—404 (1961).

CHAPPAZ, G., CHATELLIER, BAZELAIRE et GRUET: Comment évolue le „problème" de la trichomonase génitale? Gynéc. et Obstét. 54, 87—113 (1955).

CHRISTOPHERSON, W. M., and J. E. PARKER: A study of the relative frequency of carcinoma of the cervix in the Negro. Cancer (Philad.) 13, 711—713 (1960).

CITTI, U.: La „diskariosis" nella citologia cervicale. Ann. Ostet. Ginec. 83, 147—161 (1961).

CLAUSS, J.: Zur histologischen Sicherung zytologischer Befunde, insbesondere durch Ringexzision. Geburtsh. u. Frauenheilk. 16, 1104—1111 (1956).

— Möglichkeiten und Grenzen der Zytologie in Klinik und Praxis. Geburtsh. u. Frauenheilk. 18, 90 (1958).

COPENHAVER, E. H.: The pathology, diagnosis and management of preinvasive carcinoma of the cervix. Lahey Clin. Bull. 11, 214—223 (1960).

COUTIFARIS, B., u. L. COUTIFARIS: Die „Dyskariose" im Zusammenhang mit „Dysplasie" und präinvasivem Kollumkarzinom. Zbl. Gynäk. 81, 744—748 (1959).

CRAMER, H.: Zytologische Befunde im zervikalen Smear bei Endometritis und Cervicitis tuberculosa. Geburtsh. u. Frauenheilk. 11, 809—816 (1951).

— Die Stellung der Kolposkopie innerhalb der Methoden zur Diagnose des Kollumkarzinoms. Dtsch. med. Wschr. 81, 1553—1557, 1544, 1549 (1956).

— Ergebnisse mit der Krebsfrühdiagnostik am Collum uteri in den Jahren 1950 bis 1955. Strahlentherapie 100, 72—79 (1956).

— Vergleich zwischen Zytologie und Colposkopie in der Entdeckung von Frühkarzinom. Acta Un. int. Cancr. (Brux.) 14, 337—339 (1958).

— Kritisches zum Begriff der sogenannten atypischen Umwandlungszone. Geburtsh. u. Frauenheilk. 21, 706—712 (1961).

— Die Kolposkopie in der Praxis. Einführung in die gynäkologische Krebsfrühdiagnostik, 2. Aufl. Stuttgart: Georg Thieme 1962.

— K. FRITSCH u. M. P. GEPPERT: Die Bedeutung der Krebsberatungsstellen für die Früherfassung des gynäkologischen Karzinoms. Medizinische 1957, 1161—1167.

—, u. E. LIND: Die endocervicale Lokalisation des Karzinoms und sog. Oberflächenkarzinoms am Gebärmutterhals unter diagnostischen Gesichtspunkten. Geburtsh. u. Frauenheilk. 22, 161—171 (1962).

—, u. D. STAMM: Ein einfaches und zweckerfüllendes Färbeverfahren für die zytologische Krebsdiagnose aus dem Vaginal- und Zervixsekret. Geburtsh. u. Frauenheilk. 10, 676—684 (1950).

CULLEN, T. S.: Cancer of the uterus. New York: D. Appleton & Co. 1900.

— Early squamous-cell carcinoma of the cervix. Surg. Gynec. Obstet. 33, 137—144 (1921).

CUYLER, W. K.: Diskussionsbemerkung zu: The occurrence of dyscaryotic cells in carcinoma in situ. Acta cytol. (Chic.) 1 (1), 45 (1957).

— L. A. KAUFMANN, B. CARTER, R. A. ROSS, W. L. THOMAS, and L. PALUMBO: Genital cytology in obstetric and gynecologic patients. A four-year study. Amer. J. Obstet. Gynec. 62, 262—275 (1951).

DART, L. H., and T. R. TURNER: Fluorescence microscopy in exfoliative cytology. Report of acridine orange examination of 5491 cases, with comparison by the Papanicolaou technic. Lab. Invest. 8, 1513—1522 (1959).

DECKER, W. H.: Minimal invasive carcinoma of the cervix with lymph node metastases. Report of a case. Amer. J. Obstet. Gynec. 72, 1116—1119 (1956).

DEIMEL, H.: Ergebnisse zytologischer und kolposkopischer Untersuchungen im Rahmen der Karzinomprophylaxe. Zbl. Gynäk. 82, 1735—1739 (1960).

DEIS, H.: Die Früherfassung des Uteruskarzinoms nach Papanicolaou in Klinik
und Praxis. Zbl. Gynäk. 74, 418—429 (1952).

DICKINSON (1869): Zit. nach G. N. PAPANICOLAOU. Acta Un. int. Cancr. (Brux.) 14,
249—254 (1958).

DIETEL, H.: Was wird aus dem nichtbehandelten atypischen Portioepithel? Arch.
Gynäk. 183, 557—558 (1953).

—, u. A. FOCKEN: Das Schicksal des atypischen Epithels an der Portio. Geburtsh.
u. Frauenheilk. 15, 593—606 (1955).

DITTRICH, W., H.-J. SCHMERMUND u. P. SIEGEL: Ergebnisse und Probleme der vor-
beugenden Krebsberatung in der Gynäkologie. Dtsch. med. Wschr. 81, 1856—1859
(1956).

DONNÉ (1838): Zit. nach G. N. PAPANICOLAOU. Acta Un. int. Cancr. (Brux.) 14,
249—254 (1958).

DUBRAUSZKY, V., u. J. JAEGER: Akridinorange-Fluorochromierung in der vaginalen
Zyklusdiagnostik. Med. Welt 1962, 1359 —1361.

DUDGEON, L. S., and C. V. PATRICK: New method for rapid microscopical diagnosis
of tumours with account of 200 cases so examined. Brit. J. Surg. 15, 250—261
(1927).

—, and C. H. WRIGLEY: On the demonstration of particles of malignant growth in
the sputum by means of the wet-film method. J. Laryng. 50, 752—762 (1935).

DUNN jr., J. E.: The epidemiologic aspects of cervical carcinoma as revealed by cytologic study. J. int. Coll. Surg. 34, 720—725 (1960).

—, and PH. BUELL: Association of cervical cancer with circumcision of sexual partner.
J. nat. Cancer Inst. 22, 749—764 (1959).

DUSTIN jr., P., et R. PARMENTIER: Données expérimentales sur la nature des mitoses
anormales observées dans certains épithéliomas du col utérin. Gynéc. et Obstét.
52, 258—265 (1953).

EBNER, H.: The use of other techniques in cytology. Acta Un. int. Cancr. (Brux.)
14, 403—405 (1958).

EHRLICH, P. (1880): Zit. nach G. N. PAPANICOLAOU. Acta Un. int. Cancr. (Brux.)
14, 249—254 (1958).

EHRLICH, P.: Beiträge zur Ätiologie und Histologie pleuritischer Exsudate. Charité-
Ann. (Berl.) 7, 199—230 (1882).

EISEN, K.: Kolposkopie in der täglichen Praxis. Zbl. Gynäk. 77, 1425—1427
(1955).

ELEVITCH, F. R., and J. G. BRUNSON: Rapid identification of malignant cells in
vaginal smears by cytoplasmic fluorescence. Surg. Gynec. Obstet. 112, 3—10
(1961).

EMIG, O. R., and W. C. HUNTER: Definitive diagnosis of premalignant and early
malignant lesions of the cervix. West. J. Surg. 69, 280—285 (1961).

ERICKSON, C. C., B. E. EVERETT jr., L. M. GRAVES, R. F. KAISER, R. A. MALMGREN,
I. RUBE, PH. C. SCHREIER, S. J. CUTLER, and D. H. SPRUNT: Population screening
for uterine cancer by vaginal cytology. Preliminary summary of results of first
examination of 108.000 women and second testing of 33.000 women. J. Amer.
med. Ass. 162, 167—173 (1956).

ESCHBACH, W., u. W. BRUCKER: Betrachtungen zur Genese und Klinik des Carcinoma colli uteri. I. Dtsch. Gesundh.-Wes. 14, 2186—2191 (1959).

— — Betrachtungen zur Genese und Klinik des Carcinoma colli uteri. II. Dtsch.
Gesundh.-Wes. 15, 1243—1247 (1960).

FANGER, H., and TH. H. MURPHY: Carcinoma in situ of the uterine cervix. Surg.
Gynec. Obstet. 111, 177—182 (1960).

FARK, M., u. J. SPRANGER: Möglichkeiten der Krebsverhütung. Erfahrungen mit
dem Krebsverhütungsprogramm der USA. Krebsarzt 14, 129—133 (1959).

FENNELL jr., R. H.: Carcinoma in situ of the cervix with early invasive changes. Cancer (Philad.) 8, 302—309 (1955).
— Carcinoma in situ of the uterine cervix. A report of 118 cases. Cancer (Philad.) 9, 374—384 (1956).
—, and R. M. GRAHAM: A serial-section study of the cervix in cases with positive vaginal smears and negative biopsies. A report of ten cases. Cancer (Philad.) 8, 310—314 (1955).
FERGUSON, J. H.: Positive cancer smears in teenage girls. J. Amer. med. Ass. 178, 365—368 (1961).
—, and G. C. BROWN: Cervical conization during pregnancy. Surg. Gynec. Obstet. 111, 603—606 (1960).
—, and H. LOZMAN: Fate of women with positive cervical cytology. Sth. med. J. (Bgham, Ala.) 51, 296—301 (1958).
—, and M. H. MATZ: Material obtained by two techniques: (a) Vaginal smears and (b) cervical smears. Symposium. Acta cytol. (Chic.) 4, 246—251 (1960).
FERREIRA, DO AMARAL C., I. MENEZES y G. SCHNEIDER: Colpocitologia e tricomoniase. An. bras. Ginec. 49, 289—294 (1960).
FETTIG, O., u. H. G. HILLEMANNS: Zur Technik und Klinik der Portiokonisation im Rahmen der Früherfassung des Collumcarcinoms. Med. Klin. 55, 2131 (1960).
— — Die Zervixkonisation. Ein Beitrag zur Indikation, Technik und Klinik im Rahmen der Früherfassung des Kollumkarzinoms. Dtsch. med. Wschr. 87, 1197 bis 1201, 1204 (1962).
—, u. CH. KÜHN: Konzeptionshäufigkeit, Schwangerschafts- und Geburtsverlauf nach Zervixkonisation. Geburtsh. u. Frauenheilk. 23, 517—527 (1963).
FEYRTER, F.: Über das Oberflächenkarzinom im Bereich des Collum uteri. Histologischer Begriff. Biologischer Begriff. Pflasterepithelkrebs und Basalzellenkrebs. Erythroplasie, Bowen und Oberflächenkarzinom. Zur Frage der Latenz und der Rückbildung des Oberflächenkarzinoms. Dtsch. med. Wschr. 1955, 1628—1632, 1649—1650, 1686—1691.
FIDLER, H. K.: Are spindle-shaped squamoid cells derived from the surface of the lesion? Acta cytol. (Chic.) 2, 278—281 (1958).
—, and D. A. BOYES: Patterns of early invasion from intraepithelial carcinoma of the cervix. Cancer (Philad.) 12, 673—680 (1959).
FINN, W. F.: The postoperative recognition and further management of unsuspected cervical carcinoma. Amer. J. Obstet. Gynec. 63, 717—727 (1952).
FLEGEL, H.: Zur Anwendung der Fluorescenzmikroskopie in der Medizin. Wiss. Z. Friedrich-Schiller-Univ. Jena, math.-nat. Reihe 3, 475—477 (1953/54).
FLUHMAN, C. F.: The developmental anatomy of the cervix uteri. Obstet. and Gynec. 15, 62—69 (1960).
— Carcinoma in situ and the transitional zone of the cervix uteri. Obstet. and Gynec. 16, 424—437 (1960).
—, and H. M. LYONS: Carcinoma in situ of the uterine cervix. Diagnosis by biopsy. Calif. Med. 92, 194—197 (1960).
FOORD, A. G., G. E. YOUNGBERG, and V. WETMORE: Chemistry and cytology at serous fluids. Clin. Med. 14, 417—428 (1929).
FOOTE jr., F. W., and F. W. STEWART: The anatomical distribution of intraepithelial epidermoid carcinomas of the cervix. Cancer (Philad.) 1, 431—440 (1948).
FORAKER, A. G.: Intraepithelial carcinoma of the uterine cervix: a histochemical and cytomorphological approach. Ann. N. Y. Acad. Sci. 63, 1107—1116 (1956).
— Délimitation cyto-morphologique et cyto-chimique du carcinome intra-épithélial du col utérin. Rev. franç. Gynéc. 54, 421—426 (1959).
—, and G. MARINO: Glycogen in invasive squamous carcinoma of the uterine cervix. Amer. J. Obstet. Gynec. 72, 400—403 (1956).
—, and J. W. REAGAN: Nuclear mass and allied phenomena in normal exocervical mucosa, squamous metaplasia, atypical hyperplasia, intraepithelial carcinoma and invasive squamous cell carcinoma of the uterine cervix. Cancer (Philad.) 12, 894—901 (1959).

Frankel, P. E.: Leukoplakie, Leukoplakiegrund und Felderung — Gedanken zur Pathogenese. Dtsch. med. J. 11, 134—136 (1960).

Franqué, O. v.: Leukoplakie und präcanceröse Veränderung des Plattenepithels. Zbl. Gynäk. 51, 898—901 (1927).

— Anatomie, Histogenese und anatomische Diagnostik der Uteruscarcinome. In: Veit-Stöckel, Handbuch der Gynäkologie. München: J. F. Bergmann 1930.

Fremont-Smith, M., and R. M. Graham: Screening for cervical cancer in internist's office by routine vaginal smears. J. Amer. med. Ass. 150, 587—590 (1952).

Frick, H. C., N. A. Janowski, S. B. Gusberg, and H. C. Taylor: Early invasive cancer of the cervix. Amer. J. Obstet. Gynec. 85, 926—939 (1963).

Friedell, G. H., and J. B. Graham: Regional lymph node involvement in small carcinoma of the cervix. Surg. Gynec. Obstet. 108, 513—517 (1959).

— A. T. Hertig, and P. A. Younge: The problem of early stromal invasion in carcinoma in situ of the uterine cervix. Arch. Path. 66, 494—503 (1958).

— — — Carcinoma in situ of the uterine cervix. A study of 235 cases from the Free Hospital for Women. Springfield (Ill.): Ch. C. Thomas 1960.

Frost, J. K.: Trichomonas vaginalis and cervical epithelial changes. Ann. N.Y. Acad. Sci. 97, 792—799 (1962).

Funck-Brentano, P.: Prophylaxie du cancer du col. Son diagnostic à son stade noninvasif. Rev. franç. Gynéc. 49, 1—15 (1954).

— Le problème actuel de l'épithélioma intra-épithélial du col utérin. Gynéc. et Obstét. 59, 5—17 (1960).

— Des indications de l'hystérectomie totale et de l'hystérectomie élargie dans les cancers intra-épithéliaux. Rev. franç. Gynéc. 56, 831—836 (1961).

— R. Moricard, R. Palmer et J. de Brux: Diagnostic et traitement de l'épithélioma pavimenteux intra-épithélial du col utérin. Sem. Hôp. Paris 1952, 2791—2800.

— — — — L'épithélioma pavimenteux intra-épithélial du col utérin. Bull. Féd. Soc. Gynéc. Obstét. franç. 4, 80—144 (1952).

Gábor, P., et M. Szegvári: L'examen des cellules du cancer par la coloration „méthylevert-pyronin" dans les frottis vaginaux. Gynéc. et Obstét. 57, 197—199 (1958).

Ganse, R.: Atypische Gefäßentwicklung beim Portiokarzinom. Zbl. Gynäk. 74, 749—752 (1952).

— Kolpofotogramme zur Einführung in die Kolposkopie, Bd. I und II. Berlin: Akademie Verlag 1953.

— Über die Gefäßdarstellung kolposkopischer Befunde mit der Quecksilberdampf-lampe und dem Kolpophot. Zbl. Gynäk. 76, 81—86 (1954).

— Vertiefung der Kolposkopie. Zbl. Gynäk. 76, 1541—1554 (1954).

— Über das schnelle Entstehen von gesteigert atypischem Epithel auf dem Boden einer Ektopie. Oncologia (Basel) 8, 323—333 (1955).

— Die atypische Gefäßneubildung bei Karzinom. Zbl. Gynäk. 79, 519—524 (1957).

— Die Erleichterung der Frühdiagnose des Portiokarzinoms durch die erweiterte Kolposkopie. Z. ärztl. Fortbild. 52, 64—67 (1958).

— Das normale und pathologische Gefäßbild der Portio vaginalis uteri. Berlin: Akademie Verlag 1958.

— Hinweise zur Verbesserung der kolposkopischen Diagnostik. Arch. Geschwulst-forsch. 15, 24—38 (1959).

— Die Bedeutung der Gefäße beim Portiokarzinom. Krebsarzt 14, 87—93 (1959).

— Gefäßneubildung beim präinvasiven und fertigen Karzinom. Geburtsh. u. Frauen-heilk. 20, 694—697 (1960).

Geisendorf, W.: Die Frühdiagnose des Kollumkarzinoms. Wien. med. Wschr. 1953, 643—649.

Giaccai, L.: Il problema diagnostico e terapeutico del carcinoma in situ del collo uterino. Radiol. med. (Torino) 42, 366—377 (1956).

Glatthaar, E.: Über Versuche zur zytologischen Differenzierung des atypischen Portioepithels mit Hilfe von Gewebezüchtung und Phasenkontrastmikroskopie. Schweiz. med. Wschr. 78, 720—724 (1948).

Literatur

GLATTHAAR, E.: Studien über die Morphogenese des Plattenepithel-Karzinoms der Portio vaginalis uteri. Basel: S. Karger 1950.
— Die Vor- und Frühstadien des Portiokarzinoms. Morphogenese, Klinik (speziell Früherfassung) und Therapie. Oncologia (Basel) 5, 196—219 (1952).
— Épithélium atypique et cancer du col. Leurs rapports à la lumière de l'étude colposcopique répétée. Rev. franç. Gynéc. 49, 320—331 (1954).
— Kolposkopie. In: SEITZ-AMREICH, Biologie und Pathologie des Weibes, Bd. 3, S. 911—980. München u. Berlin: Urban & Schwarzenberg 1955.
GLOYNE, S. R.: Cytology of sputum. Tubercle (Edinb.) 18, 292—297 (1936).
GORGA, P., M. APPARECIDA-PAAL u. A. GASTIN: Die Stellung der Kolposkopie in der Propädeutik des Cervixcarcinoms. An. Clin. ginec. Fac. Med. S. Paulo 5, 225—230 (1953).
GRAHAM, J. B., and J. V. MEIGS: Recurrence of tumor after total hysterectomy for carcinoma in situ. Amer. J. Obstet. Gynec. 64, 1159—1162 (1952).
GRAHAM, R. M.: The definition of a dyscaryotic cell. Acta cytol. (Chic.) 1 (1), 23 (1957).
— Occurrence of dyscaryotic cells in dysplasia of the uterine cervix. Acta cytol. (Chic.) 1 (1), 42 (1957).
— Occurrence of spindle-shaped squamoid cells in invasive carcinoma. Acta cytol. (Chic.) 2, 259—263 (1958).
— Cancer detection, including exfoliative cytology. Acta Un. int. Cancr. 16, 377—381 (1960).
— The small histiocyte: Its morphology and significance. Acta cytol. (Philad.) 5, 77—82 (1961).
—, and J. McGRAW: An investigation of „false positive" vaginal smears. Surg. Gynec. Obstet. 90, 221—230 (1950).
GRAVES, W. P.: The detection of the clinically latent cancer of the cervix. With a report on Schiller's Lugol test. Surg. Gynec. Obstet. 56, 317—322 (1933).
GRAY, L. A., M. L. BARNES, and J. J. LEE: Carcinoma in situ and dysplasia of the cervix. Ann. Surg. 151, 951—960 (1960).
GREENTREE, L. B.: Cancer of the cervix. A realistic program of cancer control for the general practitioner. Amer. J. Obstet. Gynec. 61, 178—182 (1951).
GROSS, K., J. POSPÍŠIL, J. VIKLICKÝ, and M. ZAVADIL: Problems in the histological diagnosis of precancer of the cervix. Čs. Gynek. 24, 523—526 (1959).
GRÜNBERGER, V.: Zur Technik der Biopsie bei Erosionen. Z. Geburtsh. Gynäk. 147, 71—75 (1956).
— Die Elektrokoagulation der Erosio portionis als Krebsprophylaxe. Wien. klin. Wschr. 71, 243—245 (1959).
— Nachweis der Heilung eines präinvasiven Kollumkarzinoms durch Elektrokoagulation. Zbl. Gynäk. 82, 716—718 (1960).
—, u. K. BRANDL: Mit dem Kolpomikroskop erkannte Kollumkarzinome. Zbl. Gynäk. 76, 254—256 (1954).
—, u. H. KREMER: Eine Schnellfärbemethode zytologischer Abstriche. Zbl. Gynäk. 82, 1472—1475 (1960).
—, u. H. MARGREITER: Nachuntersuchungen nach Portioamputationen und Konisationen. Zbl. Gynäk. 81, 193—203 (1959).
GÜNTHER, O., u. P. STOLL: Die Prognose des im Sturmdorf-Kegel festgestellten Frühkarzinoms. Geburtsh. u. Frauenheilk. 22, 346—349 (1962).
GUSBERG, S. B., and D. B. MOORE: The clinical pattern of intraepithelial carcinoma of the cervix and its pathological background. Obstet. and Gynec. 2, 1—14 (1953).
HAAM, E. v.: Dyscaryotic cells in experimentally produced carcinoma of the uterine cervix. Acta cytol. (Chic.) 2 (1), 19 (1958).
HAENSZEL, W., and M. HILLHOUSE: Uterine-cancer morbidity in New York City and its relation to the pattern of regional variation within the United States. J. nat. Cancer Inst. 22, 1157—1181 (1959).
HALFPAP, E., u. H. HOSEMANN: Rationelle klinische Krebsstatistik. Krebsforsch. u. Krebsbekämpf. 41, 280—283 (1959).

HALL, J. E., and I. H. ROSEN: Significance of the class III cervical smear. Amer. J. Obstet. Gynec. **79**, 709—717 (1960).

HAMPELN, P. (1876 u. 1887): Zit. nach G. N. PAPANICOLAOU. Acta Un. int. Cancr. (Brux.) **14**, 249—254 (1958).

HAMPERL, H.: Definition and classification of the so-called carcinoma in situ. Ciba Foundation Study Group Nr. 3, p. 2—19. London: J. and A. Churchill Ltd. 1959.

— Ausbreitung und Wachstum der Tumoren. Langenbecks Arch. klin. Chir. **295**, 22—40 (1960).

— Über die Progression des sog. Carcinoma in situ der Cervix uteri zum invasiven Carcinom. Arch. De Vecchi Anat. pat. **31**, 141—147 (1960).

— Épithélioma pavimenteux intra-épithélial et micro-épithélioma. Essai d'une classification du „cancer in situ" du col utérin. Rev. franç. Gynéc. **56**, 633—644 (1961).

—, u. C. KAUFMANN: Das sogenannte Oberflächencarcinom der Portio. Z. Krebsforsch. **61**, 255—258 (1956).

— — u. K. G. OBER: Histologische Untersuchungen an der Cervix schwangerer Frauen. Die Erosion und das Carcinoma in situ. Arch. Gynäk. **184**, 181—280 (1954).

— — — Das Problem der Malignität unter besonderer Berücksichtigung des Carcinoma in situ an der Cervix uteri. Klin. Wschr. **32**, 825—831 (1954).

— — — u. P. SCHNEPPENHEIM: Die „Erosion" der Portio. (Die Entstehung der Pseudoerosion, das Ektropion und die Plattenepithelüberhäutung der Cervixdrüsen auf der Portiooberfläche.) Virchows Arch. path. Anat. **331**, 51—71 (1958).

HELD, E.: Das Oberflächencarcinom. (Nicht invasives atypisches Plattenepithel.) Arch. Gynäk. **183**, 322—364 (1953).

— Considérations sur l'épithélioma pavimenteux intra-épithélial du col utérin. Gynéc. et Obstét. **52**, 233—250 (1953).

— Das Oberflächenkarzinom (nicht-invasives atypisches Plattenepithel) der Cervix uteri. Schweiz. med. Wschr. **84**, 277—278 (1954).

— Rückbildung von atypischem und abnormem Plattenepithel der Portio im histologischen Präparat. Gynaecologia (Basel) **144**, 27—31 (1957).

— Intracervicale Lokalisation des nicht invasiven, atypischen Pflasterepithels (Oberflächenkarzinom, Carcinoma in situ) und des beginnenden Pflasterzellcarcinoms. Arch. Gynäk. **188**, 376—390 (1957).

— Frühdiagnose des Collumkarzinoms. Schweiz. med. Wschr. **89**, 69—72 (1959).

— Probleme der Krebsfrüherfassung in der Gynäkologie. Schweiz. med. Wschr. **90**, 965—967 (1960).

— W. E. SCHREINER u. I. OEHLER: Bedeutung der Kolposkopie und Cytologie zur Erfassung des Genitalkarzinoms. Schweiz. med. Wschr. **84**, 856—860 (1954).

HENRY, J. S., and P. A. LATOUR: Glycogen in the squamous epithelium of the cervix uteri. Amer. J. Obstet. Gynec. **74**, 610—615 (1957).

HERTIG, A. T.: What is carcinoma in situ? Proc. 3rd Nat. Canc. Conf. **1957**, p. 667—670.

—, and P. A. YOUNGE: What is cancer in situ of the cervix? Is it the preinvasive form of true carcinoma? Amer. J. Obstet. Gynec. **64**, 807—815 (1952).

HESTER jr., L. L., and R. A. READ: An evaluation of cervical conization. Amer. J. Obstet. Gynec. **80**, 715—721 (1960).

HILLEMANNS, H. G.: Zur formalen Genese des Carcinoma colli uteri. Arch. Gynäk. **191**, 235—270 (1958).

—, u. K. RHA: Quantitative Untersuchungen über den Beginn bösartigen Wachstums an der Portio uteri. Z. Krebsforsch. **64**, 245—252 (1961).

— — Die Cytoplasma-Kernrelation bei der Krebsentstehung am Collum uteri. Z. Krebsforsch. **64**, 262—266 (1961).

—, u. H. VESTNER: Über eine ambulatorisch durchführbare Gewebsentnahmemethode zur histologischen Beurteilung von Portioveränderungen. Geburtsh. u. Frauenheilk. **16**, 931—941 (1956).

HINSELMANN, H.: Verbesserung der Inspektionsmöglichkeiten von Vulva, Vagina und Portio. Münch. med. Wschr. **72**, 1733 (1925).

— Die Ätiologie, Symptomatologie und Diagnostik des Uteruscarcinoms. In: VEIT-STOECKEL, Handbuch der Gynäkologie. München: J. F. Bergmann 1930.

Literatur

HINSELMANN, H.: Die Diagnose des Uteruscarcinoms. Klin. Wschr. **1930 II**, 1507 bis 1510.
— Ausgewählte Gesichtspunkte zur Beurteilung des Zusammenhanges der „Matrixbezirke" und des Carcinoms der sichtbaren Abschnitte des weiblichen Genitaltraktes. Z. Geburtsh. Gynäk. **104**, 228—243 (1933).
— Einführung in die Kolposkopie. Hamburg: Paul Hartung 1933.
— Die klinische Differenzierung der Matrixbezirke. Zbl. Gynäk. **57**, 1682—1687 (1933).
— Der Begriff der Prämatrix. Zbl. Gynäk. **57**, 2402—2406 (1933).
— Reflexionen über die Verhütung des Portiokrebses. Mschr. Krebsbekämpf. **2**, 354—364 (1934).
— Approximative Frequenz des atypischen Portioepithels. Zbl. Gynäk. **60**, 1750 bis 1751 (1936).
— In welchem Stadium möchten wir das Portiokarzinom klinisch diagnostizieren? Münch. med. Wschr. **85**, 1071—1073 (1938).
— Kleinfeldriger Grund, ein neuer selbständiger Matrixbezirk. Zbl. Gynäk. **62**, 899—903 (1938).
— Die Bedeutung der Kolposkopie für die Bekämpfung des Portiocarcinoms. Wien. klin. Wschr. **53**, 88—90 (1940).
— Zur Theorie der kolposkopischen Frühdiagnose und der Verhütung des Carcinoms am Muttermund. Schweiz. med. Wschr. **21**, 320—323 (1940).
— Der Nachweis der aktiven Ausgestaltung der Gefäße beim jungen Portiokarzinom als neues differentialdiagnostisches Hilfsmittel. Eine Folge der Kombination des Kolposkops mit der Natrium- und der Quecksilberspektrallampe. Zbl. Gynäk. **64**, 1810—1814 (1940).
— Können wir das Carcinom am Muttermund vermeiden und wie? Mschr. Krebsbekämpf. **9**, 201—214 (1941).
— Über die Bedeutung des „Erosionscarcinoms" für die Genese des Plattenepithelcarcinoms am Muttermund. Klin. Wschr. **21**, 152—155 (1942).
— Die netzförmige Umwandlungszone der Portio. Zbl. Gynäk. **66**, 873—877 (1942).
— mit Beiträgen von TH. KOLLER u. T. ANTOINE: Über die Geschichte der Kolposkopie. Z. ärztl. Fortbild. **46**, 702—731 (1952).
— Die Grundlagen einer wirksamen Prophylaxe des Kollumkarzinoms mittels der Kolposkopie. Krebsarzt **8**, 1—7 (1953).
— Contribución al diagnóstico precoz del carcinoma del cuello del utero. An. Clin. ginec. y Cir. abdom. Policlin. Mejia **3**, 35—37 (1954).
— Zur Frühdiagnose des Plattenepithelkarzinoms am Collum uteri. Dtsch. med. Wschr. **79**, 1637—1638 (1954).
— Frühdiagnose und diagnostische Prophylaxe des Kollumkarzinoms. Zbl. Gynäk. **76**, 1527—1536 (1954).
— Kolposkopische Studien in zwangloser Folge, H. 1—6. Leipzig: Georg Thieme 1954—1959.
— Die Kolposkopie in ihrem vierten Jahrzehnt. Z. ärztl. Fortbild. **49**, 474—478 (1955).
— Zur Prophylaxe des Kollumkarzinoms. Prophylaxe **1**, 423—426 (1955).
— Mon procédé actuel pour diagnostiquer dans tous les cas l'épithélium atypique du col de l'utérus. Gynéc. prat. **7**, 343—348 (1956).
— Aktuelle Probleme der praktischen und wissenschaftlichen Kolposkopie. Jena: Gustav Fischer 1956.
— Das Kolposkop in der Hand des praktischen Arztes ist ein unentbehrlicher Faktor einer wirksamen Prophylaxe des Portiokarzinoms. Münch. med. Wschr. **99**, 1013—1014 (1957).
— Eine allen klinischen Gesichtspunkten Rechnung tragende Inspektionsmethode. An. bras. Ginec. **44**, 339—342 (1957).
— Die Prophylaxe des Portiokarzinoms. Der gerade Weg dazu! Z. ärztl. Fortbild. **52**, 566—568 (1958).
—, u. KÖHLER: $3^{1}/_{3}$ Jahre „Krebssprechstunde" mit dem Kolposkop. Münch. med. Wschr. **84**, 1082—1086 (1937).
—, u. A. SCHMITT: Die Kolposkopie. Wuppertal-Elberfeld: W. Girardet 1954.

HINSELMANN, H.: Moderne Methoden der Kolposkopie zur Diagnose des Portio-carcinoms. An. bras. Ginec. **48**, 189—202 (1959).

HÖRMANN, G., u. U. FREESE: Portiokarzinom und atypisches Epithel. Geburtsh. u. Frauenheilk. **17**, 121—137 (1957).

HOHLBEIN, R.: Lokalisation der kolposkopischen Hauptbefunde bei gesteigert atypischem Epithel und Mikrokarzinom. Zbl. Gynäk. **80**, 738—743 (1958).

—, u. R. GANSE: Die Therapie des gesteigert atypischen Epithels am Collum uteri und ihre Ergebnisse. Z. Geburtsh. Gynäk. **155**, 182—196 (1960).

—, u. R. KRIMMENAU: Die Zweckmäßigkeit diagnostischer Eingriffe bei atypischem Epithel am Collum uteri. Münch. med. Wschr. **101**, 1824—1829 (1959).

HOLLAND, J. C., and M. R. ACKERMANN: Fluorescent microscopy in the diagnosis of cervical carcinoma, its application in office practice. Obstet. and Gynec. **17**, 38—40 (1961).

HOLTORFF, J.: Über die Leistungsfähigkeit der Kolposkopie bei der Früherkennung des Kollumkarzinoms. Z. ärztl. Fortbild. **51**, 670—676 (1957).

— Über das Schicksal des einfach atypischen Epithels (Hinselmann) an der Portio. Zbl. Gynäk. **80**, 1480—1492 (1958).

— Kolposkopische Kriterien der „atypischen" Umwandlungszone. Geburtsh. u. Frauenheilk. **20**, 931—941 (1960).

— Kolposkopische und histologische Befunde an der Portio vaginalis uteri beim Trichomonadenbefall der Scheide. Arch. Gynäk. **195**, 59—71 (1961).

— Beitrag zur kolposkopischen Gefäßdiagnostik an der Portio. Gynaecologia (Basel) **151**, 417—427 (1961).

HOPMAN, B. C.: Exfoliative cytology and experimental cytology of carcinoma in situ. Symposium. Fluorescence microscopy on exfoliated cells of carcinoma in situ. Acta cytol. (Philad.) **5**, 437—438 (1961).

HORN, W. S., and CH. T. ASHWORTH: Evaluation of methods for obtaining cervical smears for cytology and the introduction of an improved scraper for obtaining surface cells. Amer. J. Obstet. Gynec. **74**, 1007—1010 (1957).

HUBER, A.: Uteruskarzinom und Zirkumzision. Untersuchungen in Äthiopien. Wien. med. Wschr. **110**, 571—574 (1960).

HÜTER, K. A., u. H. G. MÜLLER: Zur histologischen Sicherung verdächtiger kolposkopischer und zytologischer Befunde durch die Ringbiopsie. Medizinische **1959**, 466—467.

HUGUIER, J.: Des indications de l'amputation du col. Rev. franç. Gynéc. **56**, 827—830 (1961).

HUNTER jr., D. T., and N. BROWN: Morphology of benign cells as observed through the acridine orange fluorescence technic. Acta cytol. (Philad.) **5**, 250—252 (1961).

IGEL, H.: Die Diagnose des Uteruskarzinoms durch Vaginalabstrich. Zbl. Gynäk. **69**, 1369—1371 (1947).

—, u. W. MÜLLER: Ergebnisse der vaginalen Krebsdiagnostik bei der gynäkologischen Krebssuche an der Universitäts-Frauenklinik der Charité. Zbl. Gynäk. **78**, 1257 bis 1269 (1956).

ISAAC, J. P., et TH. A. WURCH: Une nouvelle technique de coloration différentielle des frottis vaginaux. Rev. franç. Gynéc. **47**, 275—286 (1952).

— — Technique rapide de coloration cytologique différentielle pour la recherche des cellules néoplastiques exfoliées dans les liquides biologiques. Strasbourg méd. **112**, 322—326 (1952).

ISBELL, N. P., and E. GROVER: The vaginal smear in office practice, the swab technique. An evaluation of 10 000 smears. Amer. J. Obstet. Gynec. **81**, 784—791 (1961).

JAEGER, J.: Krebsfährtensuche durch Zytodiagnostik mittels Vaginaltampons. Bericht über 500 Untersuchungen. Medizinische **1957**, 479—482.

—, u. S. ERDENEN: Ergebnisse der Zytodiagnostik zur Früherkennung der Uteruskarzinome aus der Klinik und von auswärtigen Einsendungen (Sechsjahresbericht). Zbl. Gynäk. **83**, 976—987 (1961).

Literatur

Janisch, H., R. Klein u. H. Kremer: Die Früherfassung des Gebärmutterhalskrebses — ihre Organisation und Problematik. Geburtsh. u. Frauenheilk. **19**, 63—69 (1959).

—, u. H. Kremer: Die zytodiagnostischen Ergebnisse im Rahmen der Karzinomsuche an der I. Universitäts-Frauenklinik in Wien (Juli 1956 bis Dezember 1958). Krebsarzt **14**, 349—354 (1959).

—, u. R. Ulm: Zur Problematik der Karzinomfrühdiagnostik während der Gravidität. Krebsarzt **18**, 242—251 (1963).

Jennings, E. R., E. Dale, H. M. Nelson, O. A. Brines, and G. Wilson: Uterine cytology; the "false-positive" report. J. Amer. med. Ass. **170**, 1896—1898 (1959).

Jenny, J., u. A. Wacek: Zur Frage der Treffsicherheit des cytologischen Abstriches verglichen mit der Schillerschen Probeabschabung. Gynaecologia (Basel) **151**, 84—88 (1961).

Jones, H. W., G. A. Galvin, and R. W. TeLinde: Re-examination of biopsies taken prior to the development of invasive carcinoma of the cervix. Proc. 3rd Nat. Canc. Conf. **1956/57**, p. 678—681.

Jordan, M. J., G. M. Bader, and E. Day: Carcinoma in situ: Diagnostic observation or immediate definitive treatment. Proc. 3rd Nat. Canc. Conf. **1956/57**, p. 674—677.

Josefson (1901): Zit. nach G. N. Papanicolaou. Acta Un. int. Cancr. (Brux.) **14**, 249—254 (1958).

Junghans, E., u. V. Sachs: Über die Prophylaxe des Kollumkarzinoms. Ärztl. Forsch. **16**, 300—308 (1962).

—, u. R. Waitz: Die Prophylaxe des Kollumkarzinoms unter besonderer Berücksichtigung der Verschorfung von Portioerosionen. Münch. med. Wschr. **102**, 1284—1289 (1960).

Kaiser, R. F., M. M. Bouser, S. C. Ingraham II, and A. W. Hilberg: Uterine cytology. Publ. Hlth Rep. (Wash.) **75**, 423—427 (1960).

Kast, A.: Probleme der Präputial- und Zervixkarzinome bei Tieren. Geburtsh. u. Frauenheilk. **19**, 1080—1086 (1959).

Kaufmann, C.: Fortschritte auf dem Gebiet der Krebserkennung. Dtsch. med. J. **14**, 443—447 (1963).

—, u. K. G. Ober: Eine Einteilung der Carcinomata in situ und der präklinischen Karzinome. Geburtsh. u. Frauenheilk. **20**, 703—706 (1960).

— H. Runge, K. G. Ober u. P. Stoll: Früherkennung des Collumcarcinoms. Leistungen und Grenzen der Kolposkopie, Cytologie und Histologie. Berlin-Göttingen-Heidelberg: Springer 1957.

Kaufmann, W., and H. R. Fiege: Cytologic diagnosis of malignant disease in a general office practice. Surg. Gynec. Obstet. **90**, 451—454 (1950).

Kean, B. H., and E. Day: Trichomonas vaginalis infection. An evaluation of three diagnostic techniques with data on incidence. Amer. J. Obstet. Gynec. **68**, 1510—1518 (1954).

Kelly, G. L., and G. N. Papanicolaou: The mechanism of the periodical opening and closing of the vaginal orifice in the guinea-pig. Amer. J. Anat. **40**, 387—411 (1927).

Kern, G.: Zelltypen im cytologischen Vaginalausstrich und ihre Zuordnung zu histologischen Bildern. Z. Krebsforsch. **63**, 149—155 (1959).

— Früherkennung des Kollum-Karzinoms. Ärztl. Mitt. (Köln) **45**, 1171—1175 (1960).

— Zellausbeute von zytologischen Abstrichen aus dem hinteren Scheidengewölbe, der Portiooberfläche und dem Zervikalkanal bei der Krebsfährtensuche. Geburtsh. u. Frauenheilk. **21**, 150—155 (1961).

— The early detection of cancer by vaginal smears. Cell-yield of cytological smears obtained from the posterior vaginal fornix, the portio vaginalis, and the cervical canal. Übersetzung in: Germ. med. Mth. **6**, 316—318 (1961).

— Colposcopic findings in carcinoma in situ. Amer. J. Obstet. Gynec. **82**, 1409—1414 (1961).

— Schlußwort zur Erwiderung von A. Majewski und A. Platen der Arbeit: Kolposkopischer Befund und Lokalisation des Carcinoma in situ. Arch. Gynäk. **196**, 634—636 (1962).

KERN, G.: Klassifizierung pathologischer Zelltypen und ihre Bedeutung in der gynäkologischen Krebsfährtensuche. Geburtsh. u. Frauenheilk. **22**, 1058—1060 (1962).
— Diagnostik und Therapie der Frühstadien des Collumcarcinoms. Dtsch. med. Wschr. **87**, 2068—2072, 2099—2100 (1962).
— Cytologische Vorhersage von Epithelatypien an der Cervix uteri. Arch. Gynäk. **197**, 314—350 (1962).
—, u. H. P. BÖTZELEN: Registrierung von zytologischen und kolposkopischen Befunden mit der Handlochkarte. Geburtsh. u. Frauenheilk. **19**, 871—881 (1959).
— — Kolposkopischer Befund und Lokalisation des Carcinoma in situ. Bericht über 105 Fälle von Frühveränderungen der Cervix uteri. Arch. Gynäk. **194**, 564—585 (1961).
— E. RISSMANN u. G. HUND: Gynäkologische Krebsfrühdiagnostik mit Hilfe der Cytologie. Arch. Gynäk. **199**, 502—525 (1964).
— — — Die Leistungsfähigkeit der Kolposkopie bei der Frühdiagnostik des Collumcarcinoms. Arch. Gynäk. **199**, 526—539 (1964).
— N. SCHÜMMELFEDER u. E. KERN-BONTKE: Die Acridinorange-Fluorochromierung in der Cytodiagnostik von Carcinomata in situ und Collumcarcinomen. Arch. Gynäk. **196**, 394—404 (1961).
— G. STADLER u. E. HINDERFELD: Die Schillersche Jodprobe. Bericht über 733 photographisch belegte Fälle. Arch. Gynäk. **197**, 36—56 (1962).
—, u. J. ZANDER: Gefäßveränderungen im Verlauf der Carcinogenese. Lebendbeobachtungen am Ohr der Maus nach Pinselung mit Methylcholanthren. Z. Krebsforsch. **63**, 168—183 (1959).
KERN-BONTKE, E., u. G. KERN: Die Schillersche Jodprobe im Vergleich zur Glycogenverteilung in histologischen Übersichtsschnitten der Cervix uteri. (197 photographisch belegte Fälle.) Arch. Gynäk. **197**, 57—71 (1962).
KIMMELSTIEL, P., J. F. BOS, and C. NOLEN: Community survey for uterine cancer. Obstet. and Gynec. **11**, 688—695 (1958).
KIRCHHOFF, H., u. H.-J. WITT: Gesteigert atypisches Epithel und Plattenepithelkarzinom der Portio. Dtsch. med. Wschr. **84**, 979—981 (1959).
KLEIN, R., E. KOFLER u. H. KREMER: Die Stellung der Zytologie in der Diagnostik des weiblichen Genitalkarzinoms. Wien. klin. Wschr. **1957**, 653—655.
KÖNIGER, H.: Die zytologische Untersuchungsmethode, ihre Entwicklung und ihre klinische Verwertung an den Ergüssen seröser Höhlen. Jena: Gustav Fischer 1907.
KOFLER, E., u. H. KREMER: Zur Frage der Früherkennung und Behandlung des sog. präinvasiven Carcinom des Collum uteri. Arch. Gynäk. **194**, 223—234 (1960).
KOLLER, O.: The vascular patterns of cervical cancer. Acta Un. int. Cancr. **15**, 375—378 (1959).
KORTE, W.: Untersuchungen bei Trichomonas vaginalis. Arch. Gynäk. **189**, 407—410 (1957).
— Möglichkeiten und Grenzen der Kolposkopie und Kolpophotographie. Photogr. u. Wiss. **6**, 13—16 (1957).
KOŠ, J., V. MIKOLÁŠ u. V. LANĚ: Das Bild des terminalen Blutgefäßnetzes auf der karzinomatösen Cervix uteri. Zbl. Gynäk. **82**, 1487—1499 (1960).
KOSS, L. G.: Exfoliative cytology of the uterine cervix and vagina. Exfoliative Cytology, publ. by the Amer. Cancer Inc. Soc. **1961**, p. 56—67.
—, and G. R. DURFEE: Cytological changes preceding the appearance of in situ carcinoma of the uterine cervix. Cancer (Philad.) **8**, 295—301 (1955).
— — The significance of superficial cell dyskaryosis. 5. Ann. meeting of the Intersociety Cytol. Counc. Trans., Bon Air Hotel, Augusta, Georgia, 14.—16. 11. 1957.
— — Diagnostic cytology and its histopathologic bases. London: Pitman Med. Publ. Co. Ltd. 1961.
— M. R. MELAMED, and W. W. DANIEL: In situ epidermoid carcinoma of the cervix and vagina following radiotherapy for cervical cancer. Cancer (Philad.) **14**, 353—360 (1961).

Literatur

Koss, L. G., F. W. Stewart, F. W. Foote, M. J. Jordan, G. M. Bader, and E. Day:
Some histological aspects of behavior of epidermoid carcinoma in situ and related
lesions of the uterine cervix. A long-term prospective study. Cancer (Philad.)
16, 1160—1211 (1963).
—, and W. H. Wolinska: Trichomonas vaginalis cervicitis and its relationship to
cervical cancer. A histocytological study. Cancer (Philad.) 12, 1171—1193 (1959).
Kottmeier, H. L.: Carcinoma of the cervix. A study of its initial stages. Acta
obstet. gynec. scand. 38, 522—543 (1959).
— Évolution et traitement des épithéliomas. Rev. franç. Gynéc. 56, 821—825 (1961).
— K. Karlstedt, L. Santesson, and G. Moberger: Histopathological problems
concerning the early diagnosis of carcinoma of the cervix. Ciba Found. Study
Group Nr. 3, p. 20—27. London: J. and A. Churchill Ltd. 1959.
— E. Vasquez-Ferro, A. Wacek, J. W. Jenny, and H. Wenner-Mangen: Inspec-
tion technics for carcinoma in situ. Symposium. Schiller test on carcinoma in
situ. Acta cytol. (Philad.) 5, 415—421 (1961).
Krake, K. H.: Zur Früherkennung des Kollumkarzinoms in der täglichen Praxis.
Zbl. Gynäk. 82, 1481—1487 (1960).
Krieger, J. S., and L. J. McCormack: The individualization of therapy for cervical
carcinoma in situ. Surg. Gynec. Obstet. 109, 328—332 (1959).
Krimmenau, R.: Zur Differentialdiagnose gesteigert atypisches Epithel und Epidermi-
sierung auf Zervixpolypen. Zbl. Gynäk. 80, 1138—1145 (1958).
— Beitrag zur Technik der „Konisation" an der Portio uteri. Geburtsh. u. Frauen-
heilk. 18, 1471—1477 (1958).
Krone, H. A.: Die Bedeutung der Konisation für die Früherfassung des Portio-
karzinoms. 2. Öst./Schweiz./Bayr. Gynäkologentagg, Lindau, 30. 9.—3. 10. 1959.
Ref. Geburtsh. u. Frauenheilk. 20, 291 (1960).
— Zum Problem des präinvasiven Gebärmutterkarzinoms. Diagnose und Therapie
des „gesteigert atypischen Plattenepithels" der Cervix uteri und ihre Ergebnisse.
Dtsch. med. Wschr. 87, 340—347 (1962).
Krückemeyer, K.: Gedanken zur Problematik des sog. Oberflächen-Karzinoms der
Portio uteri. Dtsch. med. J. 14, 465—467 (1961).
Krüger, E. H.: Über die Topographie kolposkopischer Befunde und histologischer
Epithelveränderungen an der Portio uteri. Zbl. Gynäk. 79, 789—796 (1957).
— Zur Diagnose und Therapie des „sog. Oberflächenkarzinom". Zbl. Gynäk. 79,
1421—1430 (1957).
— Möglichkeiten und Grenzen der Kolpophotographie. Geburtsh. u. Frauenheilk.
17, 529—536 (1957).
— Über das Gefäßbild beim beginnenden Karzinom. Zbl. Gynäk. 79, 1669—1677 (1957).
— Zur Frage der Gewebsentnahme bei suspekter Portio zur Klärung der klinischen
Verdachtsdiagnose. Geburtsh. u. Frauenheilk. 18, 271—277 (1958).
Lambert, B., and J. D. Woodruff: Spinal cell atypia of the cervix. Cancer (Philad.)
16, 1141—1150 (1963).
Lancereaux (1856): Zit. nach G. N. Papanicolaou. Acta Un. int. Cancr. (Brux.) 14,
249—254 (1958).
Lang, W. R.: The comparison between cytology and colposcopy in the detection
of early cancer. Acta Un. int. Cancr. (Brux.) 14, 340—343 (1958).
— Colposcopy, neglected method of cervical evaluation. J. Amer. med. Ass. 166,
893—897 (1958).
— The cervical portio from menarche on: A colposcopic study. Ann. N.Y. Acad.
Sci. 97, 653—661 (1962).
—, and A. E. Rakoff: Colposcopy and cytology. Comparative values in the diagnosis
of cervical atypism and malignancy. Obstet. and Gynec. 8, 312—317 (1956).
— — and G. Tatarian: Cytologic and histologic correlation of colposcopic findings,
Surg. Gynec. Obstet. 104, 717—721 (1957).
Lange, P.: Clinical and histological studies on cervical carcinoma. Precancerosis,
early metastases and tubular structures in the lymph nodes. Acta path. micro-
biol. scand. 50, Suppl. 143, 9—162 (1960).

LANGREDER, W.: Kritisches zur vaginalen zytologischen Diagnostik. Zbl. Gynäk. **76**, 633 (1954).
— Neue Methoden der Krebsfrüherfassung. Geburtsh. u. Frauenheilk. **18**, 517—522 (1958).
— Das Zytophor, ein Instrument zur Massenuntersuchung auf weiblichen Genitalkrebs. Krebsforsch. u. Krebsbekämpf. **41**, 304—308 (1959).
LAPID, L. S., and M. A. GOLDBERGER: Exfoliative dyskaryotic cells associated with atypical cervical lesions. Amer. J. Obstet. Gynec. **61**, 1324—1328 (1951).
LATOUR, J. P. A.: Results in the management of preclinical carcinoma of the cervix. Amer. J. Obstet. Gynec. **81**, 511—514 (1961).
— L. B. BROWN, and L. A. TURNBULL: Preclinical carcinoma of the cervix. Amer. J. Obstet. Gynec. **74**, 354—360 (1957).
LAX, H.: Das Oberflächenkarzinom. (Eine Stellungnahme zu HINSELMANNs 32 Thesen und MESTWERDTs Atlas der Kolposkopie.) Z. Geburtsh. Gynäk. **138**, 105—153, 186—189 (1953).
LEE jr., L. E., P. J. MELNICK, and H. M. WALSH: Carcinoma in situ of the uterine cervix. Surg. Gynec. Obstet. **102**, 677—682 (1956).
LEEB, H., u. R. ULM: Das präklinische Carcinoma colli uteri. Diagnostik und Therapie. Gynaecologia (Basel) **149**, 81 —89 (1960).
LEONHARDT, A.: Histologische Untersuchungsergebnisse an der obligatorisch amputierten Portio uteri bei kolposkopisch atypischem Epithel. Zbl. Gynäk. **81**, 736—744 (1959).
LEVRIER, M., et R. CATOR: Cytodiagnostic des cancers génitaux féminins. C. R. Soc. franç. Gynéc. **30**, 259—265 (1960).
LIMBURG, H.: Die Frühdiagnose des Uteruscarcinoms, 3. Aufl. Stuttgart: Georg Thieme 1956.
— Vergleich zwischen Zytologie und Colposkopie in der Entdeckung von Frühkarzinomen. Acta Un. int. Cancr. (Brux.) **14**, 321—325 (1958).
LINDENSCHMIDT, W., and P. STOLL: Occurrence of dyskaryotic cells in trichomonas infestation. Acta cytol. (Chic.) **2** (1), 11 (1958).
LISSE, K.: Die Behandlung des „Oberflächen-Carcinom‟ an der Universitäts-Frauenklinik Berlin (Charité). Arch. Geschwulstforsch. **22**, 106—120 (1963).
LISTON, W. G., and W. A. LISTON: A study of trichomonas vaginitis in hospital practice in Edinburgh. J. Obstet. Gyneac. Brit. Emp. **46**, 474—502 (1939).
LITTMANN, H., u. W. WALZ: Kolpophotographie. Photogr. u. Forsch. **6**, 144—149 (1955).
LÖNNE, F.: Die Kolposkopie im Rahmen der „wirksamen gesetzmäßigen Krebsbekämpfung‟. Zbl. Gynäk. **62**, 51—52 (1938).
— Früherfassung des weiblichen Genitalcarcinoms durch Aufklärungspropaganda und Vorsichtsuntersuchungen. Arch. Gynäk. **173**, 67—80 (1942).
LOMBARD, H. L., and E. A. POTTER: Epidemiological aspects of cancer of the cervix. Cancer (Philad.) **3**, 960—968 (1950).
LÜCKE, A., u. E. KLEBS: Beitrag zur Ovariotomie und zur Kenntnis der Abdominalgeschwülste. Virchows Arch. path. Anat. **41**, 1—14 (1867).
LUKSCH, F., and T. SEBEK: A comparison of the results of cytological and colposcopic investigation of carcinoma of the cervix. Čs. Gynek. **22** (36), 119—123 (1957).
MACKENZIE, L. L.: The cytology of early squamous-cell carcinoma of the cervix. Amer. J. Obstet. Gynec. **69**, 629—642 (1955).
MACMILLAN, H. J. C.: Uterine carcinoma. Verification of cytologic findings by giant histologic sections. Obstet. and Gynec. **15**, 163—174 (1960).
MADEJ, J.: Die Anwendung der Milchsäurelösung als Kontrastmittel in der erweiterten Kolposkopie. Geburtsh. u. Frauenheilk. **22**, 1427—1432 (1962).
MAJEWSKI, A.: Wege und Ziele in der Früherkennung des Gebärmutterhalskrebses. Jena: Gustav Fischer 1956.
— Die Noradrenalinprobe als neues Hilfsmittel der Kolposkopie. Geburtsh. u. Frauenheilk. **20**, 983—988 (1960).

Literatur

MAJEWSKI, A., u. A. PLATEN: Kolposkopische Befunde beim Carcinoma in situ und Mikrocarcinom am Collum uteri. Arch. Gynäk. 196, 629—633 (1962).

MAMZACK, R.: Über die Frühdiagnose und Früherfassung der Kollum-Karzinomfälle in der gynäkologischen Sprechstunde. Prophylaxe 1, 421—423 (1955).

MANDLEBAUM, F. S. (1900): Zit. nach G. N. PAPANICOLAOU. Acta Un. int. Cancr. (Brux.) 14, 249—254 (1958).

— The diagnosis of malignant tumors by paraffin sections of centrifuged exudates. J. Lab. clin. Med. 2, 580 (1917).

MANGLANO, J. I.: Der Glykogennachweis in Carcinomata in situ, „beginnenden" und fortgeschrittenen Plattenepithelcarcinomen des Collum uteri. Arch. Gynäk. 194, 586—593 (1961).

MARSAN, C., M. LECOQ et A. SICARD: La signification des frottis cytologiques de la classe III. Presse méd. 68, 2291—2294 (1960).

MARTI, T.: Bieten die Schillersche Reaktion und die Kolposkopie eine hundertfache Sicherheit bei der Frühdiagnose eines Plattenepithelkrebses an der Portio? Zbl. Gynäk. 63, 1460—1462 (1939).

MARTIN, R., u. K. HARRICHHAUSEN: Die Möglichkeiten der Vorsorgeuntersuchungen in der gynäkologischen Sprechstunde. Münch. med. Wschr. 103, 1835—1837 (1961).

MARTINS, A. F., u. I. DREICON: Therapie des Oberflächencarcinoms. An. bras. Ginec. 49, 363—368 (1960).

MASCALL, N.: Some reflections on the trichomonas vaginalis. Brit. J. vener. Dis. 30, 156—162 (1954).

MASIN, M., and F. MASIN: Cresyl violet staining in exfoliative gynecologic cytology. Obstet. and Gynec. 15, 702—710 (1960).

MASTERSON, J. G.: An analysis of untreated intra-epithelial carcinoma of the cervix. Proc. 3rd Nat. Canc. Conf., 1956, p. 671—673.

MATUSCHKA, M. v.: Unsere histologische Technik zur Aufarbeitung von Konisationen, ganzen Uteri und Uteri mit anhängenden Parametrien. Geburtsh. u. Frauenheilk. 22, 498—505 (1962).

McDONALD, J. R., and A. C. BRODERS: Malignant cells in serous effusions. Arch. Path. 27, 53—60 (1939).

McKAY, D. G., B. TERJANIAN, D. POSCHYACHINDA, P. A. YOUNGE, and A. T. HERTIG: Clinical pathologic significance of anaplasia (atypical hyperplasia) of the cervix uteri. Obstet. and Gynec. 13, 2—21 (1959).

McLAREN, H. C.: The treatment of carcinoma in situ. Acta Un. int. Cancr. 16, 385—388 (1960).

—, and M. E. ATTWOOD: Methods of diagnosing cervical carcinoma-in-situ. Brit. med. J. 1961 II, 1111—1113.

MENKEN, F.: Früherfassung des Collumcarcinoms durch Photokolposkopie. Photogr. u. Wiss. 2, 15—18 (1954).

— Photocolposcopie et stéréophotocolposcopie pour l'enregistrement des modifications superficielles du col de l'utérus. Gynéc. prat. 6, 195—200 (1955).

MESTWERDT, G.: Elektive Therapie des Mikrokarzinoms am Collum uteri? Zbl. Gynäk. 73, 558—567 (1951).

— Über das Schicksal der Matrixbezirke an der Portio. Zbl. Gynäk. 73, 1072—1073 (1951).

— Atlas der Kolposkopie, 2. Aufl. Jena: Gustav Fischer 1953.

— Über „Präkanzerosen" am Collum uteri. Strahlentherapie 103, 214—223 (1957).

— Vergleich zwischen Zytologie und Colposkopie in der Entdeckung von Frühkarzinomen. Acta Un. int. Cancr. (Brux.) 14, 343—346 (1958).

—, u. A. MÖNCKEBERG: Über die Beziehungen zwischen Karzinomentwicklung und dem kolposkopisch gefundenen atypischen Epithel an der Portio. Geburtsh. u. Frauenheilk. 7/8, 156—172 (1948).

—, u. H. WESPI: Atlas der Kolposkopie, 3. Aufl. Stuttgart: Gustav Fischer 1961.

MEYBERG, J.: Der cytologische Ausstrich als brauchbare Methode für die Diagnostik und Lokalisation der Entzündung von Vagina, Portio und Cervix. Arch. Gynäk. 192, 221—228 (1960).

MEYBERG, J.: Die Konisation der Cervix uteri bei 120 Frauen. Geburtsh. u. Frauenheilk. **22**, 243—250 (1962).

MEYER, R.: Über Epidermoidalisierung (Ersatz des Schleimepithels durch Plattenepithel an der Portio vaginalis uteri nach Erosion an Cervixpolypen und in der Cervicalschleimhaut). Ein Beitrag zur Frage der Stückchendiagnose und des präcancerösen Stadiums. Zbl. Gynäk. **47**, 946—960 (1923).

— The histological diagnosis of early cervical carcinoma. Surg. Gynec. Obstet. **73**, 129—139 (1941).

MICHALKIEWICZ, W., L. A. PRZYBORA, S. SIMM, and M. WOLNA: Recurrence and therapeutic problems in cervical dysplasia and in situ cancer. Cancer (Philad.) **16**, 1212—1221 (1963).

MICHALZIK, K.: Portio-Karzinom. Frühdiagnose. Morphologie. Genese. München u. Berlin: Urban & Schwarzenberg 1959.

MIKULICZ-RADECKI, F. v.: Können Vorsichtsuntersuchungen und Krebsberatungsstellen die Früherfassung der Genitalcarcinome fördern? Arch. Gynäk. **189**, 336—343 (1957).

— Über die Verbesserung der Heilungsresultate beim Carcinoma colli uteri im Laufe der letzten 43 Jahre. Strahlentherapie **111**, 1—7 (1960).

MILLER, E. M., and E. v. HAAM: A comparison of the vaginal aspiration and cervical scraping technics in the screening process for uterine cancer. Acta cytol. (Philad.) **5**, 214—216 (1961).

MILLIGAN, M., L. A. CARROW, and V. EGGERS: A source of false positives in cytologic interpretation. Amer. J. Obstet. Gynec. **78**, 599—603 (1959).

MOORE, J. G., D. G. MORTON, J. W. APPLEGATE, and W. HINDLE: Management of early carcinoma. Amer. J. Obstet. Gynec. **81**, 1175—1182 (1961).

MORARI, M., u. R. STRAMETZ: Ergebnisse der Zytodiagnostik und Kolposkopie bei der Früherfassung von Kollumkarzinomen. Krebsarzt 8, 185—198 (1953).

MORICARD, R.: Problèmes statistiques des erreurs apportées par les frottis vaginaux dans le diagnostic précoce du cancer du col. Gynéc. et Obstét. **54**, 294—331 (1955).

—, et R. CARTIER: Transformation d'épithélioma pavimenteux intra-épithéliaux du col utérin en épithélioma invasifs. Étude de six observations. Gynéc. et Obstét. **56**, 333—352 (1957).

MURRAY, E. G.: Studien über Veränderungen des Zellinhaltes der Vagina. Arch. Gynäk. **165**, 635—710 (1938).

MUSSEY, E.: Carcinoma in situ of the uterine cervix. Symposium. Proc. Mayo Clin. **35**, 513—518 (1960).

—, and E. H. SOULE: Carcinoma in situ of the cervix. A clinical review of 842 cases. Amer. J. Obstet. Gynec. **77**, 957—972 (1959).

NAVRATIL, E.: Frühdiagnose des Uteruscarcinoms. (Erstellung von Statistiken. Genauigkeit der Zytodiagnostik.) In: SEITZ-AMREICH, Biologie und Pathologie des Weibes, Bd. 4, S. 717—725. München u. Berlin: Urban & Schwarzenberg 1955.

— Vergleich zwischen Zytologie und Colposkopie in der Entdeckung von Frühkarzinomen. Acta Un. int. Cancr. (Brux.) **14**, 346—349 (1958).

— Zytodiagnostisches gynäkologisches Zentrum. Krebsarzt **14**, 478—484 (1959).

— F. BAJARDI u. E. BURGHARDT: Weitere Ergebnisse der Krebsfährtensuche an der Universitäts-Frauenklinik Graz . Wien. klin. Wschr. **71**, 781—783 (1959).

— E. BURGHARDT u. F. BAJARDI: Ergebnisse der Erfassung präklinischer Karzinome an der Universitäts-Frauenklinik Graz. Krebsarzt **11**, 193—196 (1956).

— — —, and W. NASH: Simultaneous colposcopy and cytology used in screening for carcinoma of the cervix. Amer. J. Obstet. Gynec. **75**, 1292—1297 (1958).

NEVERMANN: Die Hamburger Krebsberatungsstellen. Zbl. Gynäk. **77**, 1153—1154 (1955).

NEVINNY-STICKEL, H.: Probeexzision oder Konisation? Med. Mschr. **14**, 448—451 (1960).

NIEBURGS, H. E.: A comparative study of different techniques for the diagnosis of cervical carcinoma. Amer. J. Obstet. Gynec. **72**, 511—515 (1956).

Literatur

NIEBURGS, H. E., and E. R. PUND: Specific malignant cells exfoliated from preinvasive cancer of the cervix uteri. Amer. J. Obstet. Gynec. **58**, 532—536 (1949).
— — Detection of cancer of the cervix uteri. Evaluation of comparative exfoliative cytology diagnosis: A study of 10.000 cases. J. Amer. med. Ass. **142**, 221—225 (1950).
— H. REISMAN, and B. PACHECO: Interpretation of cellular changes preceding invasive uterine cervix carcinoma. Cancer (Philad.) **16**, 480—501 (1963).
— I. STERGUS, E. M. STEPHENSON, and B. L. HARBIN: Mass screening of the total female population of a county for cervical carcinoma. J. Amer. med. Ass. **164**, 1546—1551 (1957).
NOGALES, F.: Carcinoma „in situ“. Acta ginec. (Madr.) **4**, 425—436 (1953).
NOLD, B.: Über die atypische Umwandlungszone der Portio. Das kolposkopische Bild. Med. Bild **3**, 142—144 (1960).
NOVAK, E.: Gynecological and obstetrical pathology. With clinical and endocrine relations. Philadelphia: W. B. Saunders Co. 1947.
NOVAK, J.: Zur Diagnose und Behandlung des intraepithelialen Gebärmutterkarzinoms. Wien. klin. Wschr. **69**, 985—988 (1957).
NYBERG, R., B. TÖRNBERG, and B. WESTIN: Colposcopy and Schiller's iodine test as an aid in the diagnosis of malignant and premalignant lesions of the squamous epithelium of the cervix uteri. Acta obstet. gynec. scand. **39**, 540—556 (1960).
NYKLÍČEK, O.: Cell dyskaryosis in the vaginal cytology. Neoplasma (Bratisl.) **7**, 187—192 (1960).
OBER, K. G.: Cervix uteri und Lebensalter. Die Bedeutung der Formwandlungen der Zervix für die Krebsdiagnostik und die Frage der sogenannten Portioerosion. Dtsch. med. Wschr. **83**, 1661—1670, 1671, 1672 (1958).
—, u. H. P. BÖTZELEN: Technik, Vor- und Nachteile der Konisation der Cervix uteri. Geburtsh. u. Frauenheilk. **19**, 1051—1060 (1959).
—, u. E. BONTKE: Sitz und Ausdehnung der Carcinomata in situ und der beginnenden Krebse der Cervix. Arch. Gynäk. **192**, 55—68 (1959).
— C. KAUFMANN u. H. HAMPERL: Carcinoma in situ, beginnendes Karzinom und klinischer Krebs der Cervix uteri. Geburtsh. u. Frauenheilk. **21**, 259—297 (1961).
— P. SCHNEPPENHEIM, H. HAMPERL u. C. KAUFMANN: Die Epithelgrenzen im Bereich des Isthmus uteri. Arch. Gynäk. **190**, 346—383 (1958).
OBER, W. B., and L. REINER: Cancer of the cervix in Jewish women. Schweiz. Z. allg. Path. **18**, 774—780 (1955).
OKAGAKI, T., V. LERCH, P. A. YOUNGE, D. G. McKAY, and A. Y. KEVORKIAN: Diagnosis of anaplasia and carcinoma in situ by differential cell counts. Acta cytol. (Philad.) **6**, 343—347 (1962).
OKI, T.: On the relation of glycogen and carcinoma of cervix of uterus. Jap med. World **7**, 108—113 (1927).
OLSON, A. W., and E. E. NICHOLS: Leukoplakia of the cervix — the mosaic and papillary pattern. Amer. J. Obstet. Gynec. **82**, 895—902 (1961).
OSBAND, R., and W. NICHOLSON JONES: Carcinoma in situ in pregnancy. Amer. J. Obstet. Gynec. **83**, 599—606 (1962).
PALMER, R.: Méthode d'examens des épithéliomas cervicaux sans signes fonctionnels. Colposcopie et technique de prélèvement biopsique (conduite tenue à l'hôpital Broca pour le dépistage et le diagnostic du cancer intra-épithélial). Rev. franç. Gynéc. **56**, 745—746 (1961).
PAPANICOLAOU, G. N.: New cancer diagnosis. Proc. Third Race Betterment Conf. **1928**, p. 528.
— The sexual cycle in the human female as revealed by vaginal smears. Amer. J. Anat. **52**, 519—637 (1933).
— A new procedure for staining vaginal smears. Science **95**, 438—439 (1942).
— Cytologic diagnosis of uterine cancer by examination of vaginal and uterine secretions. Amer. J. clin. Path. **19**, 301—308 (1949).
— A survey of the actualities and potentialities of exfoliative cytology in cancer diagnosis. Ann. intern. Med. **31**, 661—674 (1949).

PAPANICOLAOU, G. N.: Observations on the origin of histiocytes in secretions of the female genital tract. Anat. Rec. **112**, 69 (1952).
— Observations on the origin and specific function of the histiocytes in the female genital tract. Fertil. and Steril. **4**, 472—478 (1953).
— Cytological evaluation of smears prepared by the tampon method for the detection of carcinoma of the uterine cervix. Cancer (Philad.) **7**, 1185—1190 (1954).
— Atlas of exfoliative cytology. Cambridge (Mass.): Harvard University Press 1954.
— Exfoliative cytologic patterns in carcinoma in situ correlated with histopathologic findings. Proc. 3rd Nat. Canc. Conf. **1956/57**, p. 652—658.
— Historical development of cytology as a tool in clinical medicine and in cancer research. Acta Un. int. Cancr. (Brux.) **14**, 249—254 (1958).
—, and E. L. BRIDGES: Simple method for protecting fresh smears from drying and deterioration during mailing. J. Amer. med. Ass. **164**, 1330—1331 (1957).
—, and H. F. TRAUT: Diagnosis of uterine cancer by the vaginal smear. New York: The Commonwealth Fund 1943.
— — and A. A. MARCHETTI: The epithelia of woman's reproductive organs. New York: The Commonwealth Fund 1948.
PARKER, R. T., W. K. CUYLER, L. A. KAUFMANN, B. CARTER, W. L. THOMAS, R. N. CREADICK, V. H. TURNER, C. H. PEETE jr., and W. B. CHERNY: Intraepithelial (stage 0) cancer of the cervix. A 13 year cumulative study of 485 patients. Amer. J. Obstet. Gynec. **80**, 693—710 (1960).
PEALE, A. R.: Pathologic aspects of carcinoma in situ of the cervix. Obstet. and Gynec. **13**, 657—664 (1959).
PEMBERTON, F. A., and G. van S. SMITH: The early diagnosis and prevention of carcinoma of the cervix. A clinical pathologic study of borderline cases treated at the free hospital for women. Amer. J. Obstet. Gynec. **17**, 165—176 (1929).
PETERSEN, O.: Precancerous changes of the cervical epithelium in relation to manifest cervical carcinoma. Clinical and histological aspects. Acta radiol. (Stockh.) **127**, 9—168 (1955).
— Diskussionsbemerkung zu C. KAUFMANN u. K. G. OBER, The morphological changes of the cervix uteri with age, and their significance in the early diagnosis of carcinoma. Ciba Found. Study Group No. 3, p. 80—81. London: J. and A. Churchill Ltd. 1959.
— Les épithéliomas intra-épithéliaux en dehors de la gestation. Conséquences thérapeutiques. Transformation des épithéliomas intra-épithéliaux en épithéliomas invasifs. Rev. franç. Gynéc. **56**, 815—820 (1961).
PETRACCA, A.: Accorgimenti di tecnica per la diagnosi precoce del cancro dell'utero con l'analisi di 5428 strisci vaginali. Minerva ginec. **14**, 343—344 (1962).
PHILIPP, E.: Neue Gesichtspunkte für die Erkennung und Behandlung des Gebärmutterkrebses. (Cytodiagnostik, Krebsberatungsstelle, Oberflächencarcinom u.a.) Schlesw.-Holst. Ärztebl. **8**, 41—48 (1955).
— Vorschläge für die Einrichtung cytodiagnostischer Untersuchungsstellen. Med. Klin. **52**, 2190—2193 (1957).
PIPBERGER, H. V., u. E. D. FREIS: Automatische Analyse kardiologischer Analog-Daten mittels elektronischer Rechenmaschinen. Med. Dok. **4**, 58—61 (1960).
POMERANCE, W., H. J. GREENE, H. E. NIEBURGS, and A. OPPENHEIM: Patient acceptance and comparative value of three different methods of obtaining vaginal smears for the detection of carcinoma of the cervix. Amer. J. Obstet. Gynec. **77**, 183—187 (1959).
POUCHET, F. A.: Théorie positive de l'ovulation spontanée et de la fécondation des mammiféres et de l'espèce humaine, borée sur l'observation de toute la série animale. Paris: J. B. Baillière 1847.
PRONAI, K.: Zur Lehre von der Histogenese und dem Wachstum des Uteruscarcinoms. Arch. Gynäk. **89**, 596—607 (1909).
PRZYBORA, L. A., and A. PLUTOWA: Histological topography of carcinoma in situ of the cervix uteri. Cancer (Philad.) **12**, 263—277 (1959).

Literatur

PUND, E. R., J. B. NETTLES, J. D. CALDWELL, and H. E. NIEBURGS: Preinvasive and invasive carcinoma of the cervix uteri. Amer. J. Obstet. Gynec. 55, 831—837 (1948).
PUNDEL, J. P.: Acquisitions récentes en cytologie vaginale hormonale. Paris: Masson & Cie. 1957.
—, et F. SCHWACHTGEN: Le dépistage précoce du cancer du col utérin par les méthodes modernes. Étude critique des diverses techniques à l'attention du praticien. Gynéc. prat. 7, 7—24 (1956).
— — Le terrain hormonal des infections vaginales à trichomonas. Gynaecologia (Basel) 144, 44—50 (1957).
QUENSEL, U. (1919): Zit. nach G. N. PAPANICOLAOU: Acta Un. int. Cancr. (Brux.) 14, 249—254 (1958).
QUENSEL, U.: Zur Frage der Zytodiagnostik der Ergüsse seröser Höhlen. Methodologische und pathologisch-anatomische Bemerkungen. Acta med. scand. (Stockh.) 68, 427—457 (1928).
— Zytologische Untersuchungen von Ergüssen der Brust- und Bauchhöhlen mit besonderer Berücksichtigung der karzinomatösen Exsudate. Acta med. scand. (Stockh.) 68, 458—501 (1928).
QUINKE, H.: Ueber fetthaltige Transsudate. Hydrops chylosus und Hydrops adiposus. Dtsch. Arch. klin. Med. 16, 121—139 (1875).
RANDERATH, E., u. G. HIERONYMI: Zur Frage des sog. Oberflächenkarzinoms der Portio uteri. Münch. med. Wschr. 98, 1269—1274 (1956).
REAGAN, J. W.: A cytologic study of incipient carcinoma. Amer. J. clin. Path. 22, 231—236 (1952).
—, and ST. F. PATTEN jr.: Dysplasia: a basic reaction to injury in the uterine cervix. Ann. N.Y. Acad. Sci. 97, 662—682 (1962).
RECKEN, D.: Beobachtungen bei Nachuntersuchungen des atypischen Epithels der Portio. Geburtsh. u. Frauenheilk. 15, 683—692 (1955).
REICHEN, G.: A propos du diagnostic précoce du cancer du col de l'utérus. Rev. franç. Gynéc. 47, 201—205 (1952).
RIBA, L. W.: Resistant trichomoniasis in the female. Amer. J. Obstet. Gynec. 73, 174—179 (1957).
RISSMANN, E., G. KERN u. H. ZU EULENBURG: Erfahrungen mit der Flächenlochkarte im Rahmen der gynäkologischen Krebsfrühdiagnostik. Arch. Gynäk. 199, 540—548 (1964).
RIVA, H. L., J. D. HEFNER, and D. M. KAWASAKI: Carcinoma in situ of the cervix. A review of 156 cases. Obstet. and Gynec. 17, 525—530 (1961).
ROGOVENKO, S. S.: Conoid diathermoexcision of the cervix uteri in precancerous diseases. Vop. Onkol. 7, 68—74 (1961).
ROTH, O. A.: Das Vaginalsekret. In: H. J. STREICHER u. ST. SANDKÜHLER, Klinische Zytologie. Stuttgart: Georg Thieme 1953.
RUBIN, I. C.: The pathological diagnosis of incipient carcinoma of the uterus. Amer. J. Obstet. Gynec. 62, 668—676 (1910).
RUNGE, H., u. P. STOLL: Das Problem des sogenannten Oberflächenkarzinoms der Portio. Dtsch. med. Wschr. 80, 1069—1072, 1120—1124 (1955).
—, u. H. ZEITZ: Zur Frage der Genese des Collumcarcinoms. Acta Un. int. Cancr. 15, 398—402 (1959).
SANDERS, W. R. (1864): Urinuntersuchung bei Blasen-Ca. Zit. nach G. N. PAPANICOLAOU. Acta Un. int. Cancr. (Brux.) 14, 249—254 (1958).
SCAPIER, J., E. DAY, and G. R. DURFEE: Intraepithelial carcinoma of the cervix; a cytohistological and clinical study. Cancer (Philad.) 5, 315—323 (1952).
SCHAUENSTEIN, W.: Histologische Untersuchungen über atypische Plattenepithelien an der Portio und an der Innenfläche der Cervix uteri. Arch. Gynäk. 85, 576—616 (1908).
SCHEFFEY, L. C., K. A. BOLTEN, and W. R. LANG: Colposcopy. Aid in diagnosis of cervical cancer. Obstet. and Gynec. 5, 294—306 (1955).
—, and W. R. LANG: Prevention of cancer of the cervix and management of carcinoma in situ. Congr. internat. de Gynécol. et d'Obstétr. Genève 1954, p. 182—185.

SCHEFFEY, L. C., W. R. LANG, and G. TATARIAN: An experimental program with colposcopy. Amer. J. Obstet. Gynec. **70**, 876—888 (1955).

SCHILLER, W.: Untersuchungen zur Entstehung der Geschwülste. I. Teil: Collumcarcinom des Uterus. Virchows Arch. path. Anat. **263**, 279—367 (1927).

— Untersuchungen zur Entstehung der Geschwülste. II. Teil: Uterusmyom. Virchows Arch. path. Anat. **263**, 368—395 (1927).

— Über die Frühstadien des Portiocarcinoms und ihre Diagnose. Arch. Gynäk. **133**, 211—283 (1928).

— Zur histologischen Frühdiagnose des Portiocarcinoms. Zbl. Gynäk. **52**, 1562—1567 (1928).

— Zur klinischen Frühdiagnose des Portiocarcinoms. Zbl. Gynäk. **52**, 1886—1892 (1928).

— Jodpinselung und Abschabung des Portioepithels. Zbl. Gynäk. **53**, 1056—1064 (1929).

— Die Frühdiagnose des Carcinoms der weiblichen Geschlechtsorgane. Wien. klin. Wschr. **1931 II**, 1533—1536.

— Bedeutung der Kolposkopie, Probeabschabung und Probeexcision für die Diagnose des Gebärmutterhalskrebses. Wien. klin. Wschr. **1932 I**, 176—177.

— Early diagnosis of carcinoma of the cervix. Surg. Gynec. Obstet. **56**, 210—222 (1933).

— Zur Frühdiagnose des Karzinoms der Portio uteri. Mschr. Krebsbekämpf. **2**, 7—14 (1934).

— Early diagnosis of carcinoma of the portio uteri. Amer. J. Surg. **26**, 269—280 (1934).

— Prosoplastische Veränderungen des Portioepithels und ihre Beziehungen zum sogenannten Vaginalcyclus und zur Carcinombildung. Arch. Gynäk. **155**, 415—442 (1934).

— The diagnosis of carcinoma of the cervix in a very early stage. Lancet **1936 I**, 1228—1232.

— Pathology of the cervix. Amer. J. Obstet. Gynec. **34**, 430—438 (1937).

— Leukoplakia, leukokeratosis, and carcinoma of the cervix. Amer. J. Obstet. Gynec. **35**, 17—38 (1938).

— Clinical behavior of early carcinoma of the cervix. Surg. Gynec. Obstet. **66**, 129—139 (1938).

— Bemerkungen zu „Das Oberflächenkarzinom". Arch. Gynäk. **185**, 640 (1955).

SCHLEIDEN (1838): Zit. nach G. N. PAPANICOLAOU: Acta Un. int. Cancr. (Brux.) **14**, 249—254 (1958).

SCHMIDT-ELMENDORFF, H. R.: Prophylaxe des Zervixkarzinoms. Zbl. Gynäk. **76**, 2215—2222 (1954).

SCHMITT, A.: Eine Gradeinteilung für die funktionelle Zytodiagnostik in der Gynäkologie. Geburtsh. u. Frauenheilk. **13**, 593—603 (1953).

— Kolposkopische Befunde und ihre photographische Wiedergabe. Ciba-Symposium **3**, 109—113 (1955).

— Die Kolpophotographie im Colorbild. Photogr. u. Wiss. **5**, 21—23 (1956).

— The value of colposcopy in the diagnosis of cancer of the cervix. Proc. 3rd Nat. Canc. Conf. **1956/57**, p. 619.

— Colposcopy detection of atypical and cancerous lesions of the cervix. Obstet. and Gynec. **13**, 665—671 (1959).

SCHNEPPENHEIM, P., H. HAMPERL, C. KAUFMANN u. K. G. OBER: Die Beziehungen des Schleimepithels zum Plattenepithel an der Cervix uteri im Lebenslauf der Frau. Arch. Gynäk. **190**, 303—345 (1958).

SCHOTTLÄNDER, J.: Zur Histologie und Histogenese des Uteruskarzinoms mit besonderer Berücksichtigung metaplastischer Vorgänge. Zbl. Gynäk. **31**, 750—751 (1907).

—, u. F. KERMAUNER: Zur Kenntnis des Uteruskarzinoms. Berlin: S. Karger 1912.

SCHROEDER, C.: Krebsvorsorge und praktischer Arzt. Dtsch. med. Wschr. **78**, 1758 bis 1760 (1953).

SCHRÖDER, R.: Lehrbuch der Gynäkologie, 5. Aufl. Leipzig: Georg Thieme 1959.

Literatur

Schubert, G.: Praktische und theoretische Gesichtspunkte bei den Frühstadien
weiblicher Krebserkrankungen. Med. Klin. 49, 14—22 (1954).
—, u. H. J. Schmermund: Moderne Gesichtspunkte bei der Behandlung des Oberflächenkarzinoms am Collum uteri. Arch. Geschwulstforsch. 6, 333—347 (1954).
Schüller, E.: Cytologie des weiblichen Genitalkarzinoms. (Wien. Beitr. z. Geburtsh.
u. Gynäkol.) Wien u. Bonn: Wilhelm Maudrich 1955.
— Diskussionsbemerkung zu: The occurrence of dyscaryotic cells in carcinoma in
situ. Acta cytol. (Chic.) 1 (1), 45—46 (1957).
— Carcinoma colli uteri incipiens. Arch. Gynäk. 190, 520—548 (1958).
— The epithelia of the uterine endocervix. Acta cytol. (Chic.) 3, 333—337 (1960).
Schümmelfeder, N.: Die Fluorochromierung tierischer Zellen mit Acridinorange.
Naturwissenschaften 35, 346 (1948).
— Über Beziehungen zwischen Stoffwechselaktivität und Acridinorangespeicherung
von Zellen. Naturwissenschaften 36, 58 (1949).
— Die Fluorochromierung des lebenden, überlebenden und toten Protoplasmas mit
dem basischen Farbstoff Acridinorange und ihre Beziehung zur Stoffwechsel-
aktivität der Zelle. Virchows Arch. path. Anat. 318, 119—154 (1950).
— Zur histochemischen Bedeutung der Fluorescenzmetachromasie des Acridinorange.
Acta histochem. (Jena), Suppl. 1, 148—151 (1958) (I).
— Cytochemische Befunde. In: Henning u. Witte, Internat. Symposium über
Klinische Cytodiagnostik. Stuttgart: Georg Thieme 1958 (II).
— Die Akridinorange-Fluorochromierung in der zytologischen Krebsdiagnostik.
Ther. Ber. (Bayer) 34, 195—200 (1962).
— E. Bontke u. G. Kern: Zur Frage der fluoreszenzmikroskopischen Cytodiagnostik.
Zbl. allg. Path. path. Anat. 102, 318—319 (1960).
— K. J. Ebschner u. E. Krogh: Die Grundlage der differenten Fluorochromierung
von Ribo- und Desoxyribonukleinsäure mit Acridinorange. Naturwissenschaften
44, 467—468 (1957).
— G. Kern u. E. Kern-Bontke: Die Acridinorange-Fluorochromierung in der gynäkologischen Zytodiagnostik bösartiger Tumoren. Mitteilungsdienst GBK 2,
482—502 (1962).
— E. Krogh u. K. J. Ebschner: Färbungsanalysen zur Acridinorange-Fluorochromierung. Vergleichende histochemische und fluoreszenzmikroskopische Untersuchungen am Kleinhirn der Maus mit Acridinorange- und Gallocyanin-Chrom-
alaun-Färbungen. Histochemie 1, 1—28 (1958).
Schulman, H., and D. Cavanagh: Intraepithelial carcinoma of the cervix. The
predictability of residual carcinoma in the uterus from microscopic study of the
margins of the cone biopsy specimen. Cancer (Philad.) 14, 795—800 (1961).
Schwann (1839): Zit. nach G. N. Papanicolaou. Acta Un. int. Cancr. (Brux.) 14,
249—254 (1958).
Scott, J. W., W. B. Welch, and T. F. Blake: Bloodless technique of cold knife
conization (ring biopsy). Amer. J. Obstet. Gynec. 79, 62—66 (1960).
Scott, R. B., and L. A. Ballard: Problems of cervical biopsy. Ann. N.Y. Acad.
Sci. 97, 767—781 (1962).
—, and J. W. Reagan: Diagnostic cervical biopsy technique for the study of early
cancer. Value of the cold-knife conization procedure. J. Amer. med. Ass. 160,
343—347 (1956).
Seecof u. Boetsch (1924): Zit. nach G. N. Papanicolaou. Acta Un. int. Cancr.
(Brux.) 14, 249—254 (1958).
Shorr, E.: A new technic for staining vaginal smears: II. Science 91, 579—580 (1940).
— A new technic for staining vaginal smears: III. a single differential stain. Science
94, 545—546 (1941).
Siegel, P.: Weitere cytologische Untersuchungsergebnisse bei Uteruscarcinomen an
der Univ.-Frauenklinik Hamburg-Eppendorf. Med. Klin. 50, 243—244 (1955).
Siegler, E. E.: Are spindle-shaped squamoid cells suggestive of a distinct type of
carcinoma or of a distinct degree of cellular maturity? Acta cytol. (Chic.) 2,
272—277 (1958).

Simm, S.: The cytology of the metaplastic changes of the cervical erosion. Gynaecologia (Basel) 147, 80—91 (1959).

Slate, T. A., J. W. Merritt, and C. R. Kennedy: Trichomoniasis and its relation to cervical atypia and epidermoid carcinoma of the cervix. West. J. Surg. 68, 298—303 (1960).

Smolka, H.: Die Anwendbarkeit der gynäkologischen Zytodiagnostik in Klinik und Praxis. Geburtsh. u. Frauenheilk. 18, 88—100 (1958).

— Cervicale Zellelemente im Vaginalinhalt und ihre differentialdiagnostische Bedeutung in der cytologischen Abstrichbeurteilung. Arch. Gynäk. 195, 53—59 (1961).

—, u. B. Berić: Die Beeinflussung des Portioabstriches durch Kolposkopie-Reagenzien. Zbl. Gynäk. 80, 1113—1114 (1958).

—, u. H. J. Soost: Grundriß und Atlas der gynäkologischen Cytodiagnostik. Stuttgart: Georg Thieme 1956.

Sokolovsky, R. M., A. B. Deragne, and Z. I. Malisheva: Morphological diagnosis of carcinoma in situ of uterine cervix. Vop. Onkol. 7, 43—54 (1961).

Song, Y. S., H. Fanger, and Th. H. Murphy: Significance of performing dual smear examinations in a mass screening survey for uterine cancer. Amer. J. Obstet. Gynec. 78, 1309—1311 (1959).

Soost, H. J.: Vermeidbare technische Fehler bei der Herstellung zytologischer Präparate. Zbl. Gynäk. 80, 622—627 (1958).

— Die Bedeutung des Ortes der Entnahme für die zytologische Krebsfährtensuche. Krebsarzt 13, 408—420 (1958).

— Zur Frühdiagnose des Collumcarcinoms in der Praxis. Dtsch. med. Wschr. 85, 517—518, 521—522 (1960).

— Zytodiagnostik als Teamwork zwischen Praxis und Labor. Mkurse ärztl. Fortbild. 10, 225—226 (1960).

— Was leistet die gynäkologische Cytodiagnostik in der Krebsfährtensuche und in welchem Umfang kann der in der Praxis tätige Arzt sich ihrer bedienen ? Hrsg. von der Arbeitsgemeinschaft Krebserkennung und Krebsbekämpfung in Bayern.

—, u. R. Nevin: Die Tamponentnahme in der gynäkologischen Krebsfährtensuche. Medizinische 38, 1754—1756 (1959).

—, u. R. Pichlmayr: Vergleichende Untersuchungen über Fixierungsmöglichkeiten und den Versand zytologischer Präparate. Münch. med. Wschr. 101, 1368—1370 (1959).

Soule, E. H., and D. C. Dahlin: Cytodetection of preclinical carcinoma of the cervix: 12 years' experience with initial screening and repeat cervical smears. Symposium. Proc. Mayo Clin. 35, 508—513 (1960).

Stafl, A., A. Linhartova u. V. Dohnal: Das kolposkopische Bild der Felderung und seine Pathogenese. Arch. Gynäk. 199, 223—242 (1963).

Stemmer, W.: Die Färbetechnik in der Vaginalzytologie. Ars med. (Basel) 43, 318—320 (1953).

Stern, E.: Rate, stage and patient age in cervical cancer. An analysis of age specific discovery rates for atypical hyperplasia, in situ cancer and invasive cancer in a well population. Cancer (Philad.) 12, 933—937 (1959).

Stoeckel, W.: Die Kolposkopie, die Diagnose und die Therapie des Portiokarzinoms. Diskussionsbemerkungen zu dem Vortrag von Treite in der Sitzg der Berl. Gynäk. Ges. vom 15. Mai 1942. Zbl. Gynäk. 66, 1590—1596 (1942).

Stoll, P.: Über die statistische Erfassung kolposkopischer und zytologischer Befunde in der Gynäkologie. Zbl. Gynäk. 82, 642—646 (1960).

— Das Scheidensekret. Morphologie, Cytologie, Cyclus. Arch. Gynäk. 195, 21—30 (1961).

— H. G. Bach u. L. Riehm: Zytologische Karzinom-Suche in der gynäkologischen Poliklinik. Erfahrungen der Universitäts-Frauenklinik Heidelberg in den Jahren 1951—1955. Dtsch. med. Wschr. 80, 1178—1182 (1955).

— E. Martin u. E. Gaulrapp: Abnorme und atypische Plattenepithelzellen im Vaginalsekret. Geburtsh. u. Frauenheilk. 14, 509—518 (1954).

Literatur

Stoll, P., u. H. Muth: Die Bedeutung des Vaginalsmear in der Differentialdiagnose gutartiger gynäkologischer Erkrankungen. Geburtsh. u. Frauenheilk. 12, 424—435 (1952).
—, u. H. Pollmann: Erfahrungen mit Albothyl in der gynäkologischen Praxis. Beitrag zur kolposkopischen und zytologischen Kontrolle der Behandlung von Fluor und Portioerosion. Münch. med. Wschr. 99, 1719—1726 (1957).
—, u. L. Riehm: Über die statistische Erfassung histologischer Befunde in der Gynäkologie. Zbl. Gynäk. 76, 452—459 (1954).
— — u. H. G. Bach: Der „verdächtige" Ausstrich in der gynäkologischen Zytologie. Gynaecologia (Basel) 139, 39—50 (1955).
Stoppelli, I.: Il microscopio a fluorescenza come mezzo di ricerca in ostetricia e ginecologia. I. Possibilità di indagini nel depistage e nella diagnosi citologica dell'epitelioma del collo dell'utero. Monit. ostet.-ginec., N. S. 31, 736—749 (1960).
Stüper, P.: Kritik an den Erfolgsstatistiken über die Früherfassung der Kollumkarzinome durch die Zytodiagnostik. Geburtsh. u. Frauenheilk. 15, 606—610 (1955).
Sussman, W.: Detection of gynecologic cancer by fluorescence microscopy. A simple, rapid method suitable for mass screening. Amer. J. Obstet. Gynec. 82, 1273—1276 (1961).
Symposium: Früherkennung des Collumcarcinoms. Leistungen und Grenzen der Kolposkopie, Cytologie und Histologie. Berlin-Göttingen-Heidelberg: Springer 1957.
— Advantages and disadvantages of various techniques of obtaining material for routine cytological examinations. Review of techniques of vaginal smears. Acta cytol. (Chic.) 4, 221—235 (1960).
— Material obtained by cervical scraping only. Acta cytol. (Chic.) 4, 242—245 (1960).
— Material obtained by two techniques: (a) Vaginal smears and (b) cervical smears. Acta cytol. (Chic.) 4, 246—251 (1960).
— Material obtained by three techniques: (a) Vaginal smears, (b) cervical smears and (c) endocervical smears. Acta cytol. (Chic.) 4, 252—256 (1960).
Takeuchi, A., and D. G. McKay: The area of the cervix involved by carcinoma in situ and anaplasia (atypical hyperplasia). Obstet. and Gynec. 15, 134—145 (1960).
Taylor, Cl. W.: Histomorphology of carcinoma in situ. Acta cytol. (Philad.) 5, 285—286 (1961).
Terris, M.: Epidemiology of cervical cancer. Ann. N.Y. Acad. Sci. 97, 808—813 (1962).
Terzano, G.: Diskussionsbemerkung zu: Occurrence of dyscaryotic cells in invasive cervical carcinoma. Acta cytol. (Chic.) 1 (1), 48 (1957).
Theiss, B.: Symptomatologie der Frühstadien des Collumcarcinoms. Diss. Köln 1963.
Thornton jr., W. N., and D. E. Smith: The relationship of the squamocolumnar junction and the endocervical glands to the site of origin of carcinoma of the cervix. Amer. J. Obstet. Gynec. 78, 1060—1073 (1959).
Tietze, K.: Über eine Tamponausstrichmethode in der zytologischen Diagnostik. Geburtsh. u. Frauenheilk. 18, 746—753 (1958).
Törnberg, B., B. Westin, and A. Norlander: Fluorescence microscopy and acridin-orange staining in the cytological diagnosis of atypical changes in cervical epithelium. Acta obstet. gynec. scand. 39, 517—527 (1960).
Townsend, L., and N. A. Beischer: The treatment of carcinoma-in-situ of the uterine cervix. Med. J. Aust. 47 (II), 408—410 (1960).
Treite, P.: Die Frühdiagnose des Plattenepithel-Karzinoms am Collum uteri. Stuttgart: Ferdinand Enke 1944.
Trifon, H. M.: Detection and localization of preclinical carcinoma of the cervix by contact smears. Surg. Gynec. Obstet. 106, 495—501 (1958).
Ulm, R.: Organisation und Problematik des zytodiagnostischen Zentrums in Wien. Krebsarzt 14, 489—503 (1959).
— R. Bacher, H. Janisch, E. Kofler u. H. Kremer: Ergebnisse des Zytodiagnostisch-Gynäkologischen Zentrums in Wien 1958—1961. Krebsarzt (Wien) 18, 94—102 (1963).

UMIKER, W., L. PICKLE, and B. WAITE: Fluorescence microscopy in exfoliative cytology. An evaluation of its application to cancer screening. Brit. J. Cancer 13, 398—402 (1959).

VÁSQUEZ-FERRO, E. C.: La biopsia selectiva del cuello uterino. Sem. méd. (B. Aires) 115, 741—748, 768 (1959).

VÖGE, A.: Kolposkopisch faßbare Portioveränderungen, ausgewertet mit dem Elektronenrechner IBM 650. Geburtsh. u. Frauenheilk. 20, 698—702 (1960).

WACHTEL, E.: Experimental cancer of the uterus in C₃H strain mice. J. Obstet. Gynaec. Brit. Cwlth 68, 101—105 (1961),

WADDELL, K. E., J. S. WELCH, and D. G. DECKER: Positive cytologic findings in preclinical squamous cell epithelioma of the uterine cervix: surgical management. Symposium. Surg. Clin. N. Amer. 41, 1025—1031 (1961).

WAGNER, D.: Die Bedeutung der Supravitalfärbung nach Stemmer für die Zytodiagnostik in der gynäkologischen Praxis. Geburtsh. u. Frauenheilk. 20, 194 (1960).

— Über die atypische Umwandlungszone der Portio. Der zytologische Befund. Med. Bild 3, 145—147 (1960).

— Die Erfassung des rezidivierenden Oberflächenkarzinoms am Collum uteri nach konservativer Therapie. Geburtsh. u. Frauenheilk. 21, 944—961 (1961).

—, u. O. FETTIG: Zytologische und histologische Untersuchungen zur atypischen Umwandlungszone. Geburtsh. u. Frauenheilk. 21, 156—169 (1961).

— H. P. KALMUS u. H. STEGMANN: Die Bedeutung der Nativfärbung für die Zytodiagnostik in der gynäkologischen Praxis. Geburtsh. u. Frauenheilk. 21, 138—143 (1961).

—, u. H. STEGMANN: Ein neues Verfahren der Registrierung und statistischen Auswertung eines klinischen Krankengutes. Zbl. Gynäk. 81, 378—385 (1959).

WALSCHE (1843): Zit. nach G. N. PAPANICOLAOU. Acta Un. int. Cancr. (Brux.) 14, 249—254 (1958).

WALZ, W.: Früherfassung des Portiokarzinoms mit Hilfe der Kolposkopie, Zytologie und Kolpomikroskopie. Geburtsh. u. Frauenheilk. 15, 949 (1955).

— Über die Früherfassung des Portiokarzinoms. Ergebnisse aus einem Zeitraum von 5 Jahren. Geburtsh. u. Frauenheilk. 18, 243—256 (1958).

WANDALL (1944): Zit. nach G. N. PAPANICOLAOU. Acta Un. int. Cancr. (Brux.) 14, 249—254 (1958).

WASCHKE, G.: Zur Leistungsfähigkeit der Vaginalabstrich-Diagnose und der Kolposkopie bei der Früherfassung des Portiokarzinoms. Zbl. Gynäk. 73, 81—85 (1951).

— Über die Verwendbarkeit der Kolposkopie und der Cytodiagnostik bei Reihenuntersuchungen in gynäkologischen Geschwulstberatungsstellen. Zbl. Gynäk. 74, 435—438 (1952).

— Ergebnisse gynäkologischer Krebsvorsorgeuntersuchungen bei 10 000 Frauen. Ärztl. Wschr. 9, 398—399 (1954).

— Die Bedeutung des Sichtlochkartenverfahrens für die Einrichtung und Auswertung von Krebsstatistiken an Frauenkliniken. Zbl. Gynäk. 81, 748—755 (1959).

WATTEVILLE, H. DE, W. GEISENDORF et L. DANON: Le diagnostic précoce du cancer du col et son traitement au stade non invasif. Bull. Féd. Soc. Gynéc. Obstét. franç. 4, Suppl. 1, 38—79 (1952).

WAY, ST.: The Diagnosis of Early Carcinoma of the Cervix. London: J. and A. Churchill Ltd. 1963.

WEBER, M.: Bericht über die Tätigkeit der gynäkologischen Konsiliarstellen in Nordrhein-Westfalen in den Jahren 1952—1957. Geburtsh. u. Frauenheilk. 19, 119—134 (1959).

— Krebsbekämpfung in Nordrhein-Westfalen durch Vorsichtsuntersuchung in den Krebsberatungsstellen 1952—1960. Mitteilungsdienst GBK 2, 235—247 (1961).

WEILL, G., et S. DELAGE: Moyens actuels de dépistage du cancer, du col utérin en pratique courante. Strasbourg méd., N. S. 10, 419—422 (1959).

WEINER, I., L. BURKE, and M. A. GOLDBERGER: Carcinoma of the cervix in jewish women. Amer. J. Obstet. Gynec. 61, 418—422 (1951).

Literatur

WESPI, H. J.: Erfahrungen mit der systematischen Kolposkopie an der Züricher Frauenklinik. Zbl. Gynäk. **32**, 1762—1776 (1938).
— Entstehung und Früherfassung des Portiokarzinoms. Basel: Benno Schwabe & Co. 1946.
— Kolpophotographie. Gynaecologia (Basel) **131**, 65—73 (1951).
— Altersverteilung und Latenzzeit bei Portiokarzinom. Gynaecologia (Basel) **133**, 169—178 (1952).
— Colposcopy in the diagnosis of cervical pathology. J. Obstet. Gynaec. (Ludhiana) **15**, 171—186 (1954).
— Vergleich zwischen Zytologie und Colposkopie in der Entdeckung von Frühkarzinomen. Acta Un. int. Cancr. (Brux.) **14**, 350—352 (1958).
— Die Kolpophotographie. Oncologia (Basel) **11**, 66—71 (1958).
— Rationelle Früherfassung des weiblichen Genitalkarzinoms. Gynaecologia (Basel) **147**, 356—371 (1959).
—, u. W. LOTMAR: Fortschritte der Kolpophotographie und ihre Bedeutung. Gynaecologia (Basel) **137**, 281—306 (1954).
—, u. H. SAUTER: Der Einfluß von Alter und Geburtenzahl auf die Entstehung des Genitalcarcinoms. Z. Krebsforsch. **53**, 347—357 (1943).
WHEELER jr., CH. B.: Carcinoma of the cervix with early stromal invasion. Amer. J. Obstet. Gynec. **72**, 119—124 (1956).
WIDAL (1890): Zit. nach G. N. PAPANICOLAOU. Acta Un. int. Cancr. (Brux.) **14**, 249—254 (1958).
WIED, G. L.: Differentialdiagnostische Betrachtungen über den cytologischen Vaginalabstrich. Dtsch. Gesundh.-Wes. **5**, 1444—1450 (1950).
— Eine Untersuchung über die Zweckmäßigkeit gefärbter oder vitaler Präparate für die Zytodiagnostik. Geburtsh. u. Frauenheilk. **11**, 897—909 (1951).
— Importance of the site from which vaginal cytologic smears are taken. Amer. J. clin. Path. **25**, 742—750 (1955).
— The potentialities of the smear technique for the differentiation of noninvasive and invasive cervical carcinoma. Amer. J. Obstet. Gynec. **71**, 793—805 (1956).
— The interpretation of inflammatory reactions in the vagina, cervix and endocervix by means of cytologic smears. Amer. J. clin. Path. **28**, 233—242 (1957).
—, and G. F. BAHR: Vaginal, cervical and endocervical cytologic smears on a single slide. Obstet. and Gynec. **14**, 362—367 (1959).
—, u. W. CHRISTIANSEN: Die Zytolyse von Epithelien des Vaginalsekretes. Geburtsh. u. Frauenheilk. **13**, 986—995 (1953).
— — Bedeutung und Einfluß der Bakterienflora im zytologischen Vaginalausstrich. Zbl. Bakt., 1. Abt. Med. Hyg. Bakt. Virusforschg. u. Parasitol. **160**, 413—424 (1953/54).
—, u. A. M. DARGAN: Die cytologische Differenzierung verschiedener Ausbreitungsgrade des Collumcarcinoms. Arch. Gynäk. **189**, 358—363 (1957).
—, y J. R. DEL SOL: Es posible diferenciar el carcinoma invasor del cérvix uterino del carcinoma „in situ" empleando la citologia exfoliativa? Acta ginec. (Madr.) **9**, 49—63 (1958).
— G. LEGORRETA, D. MOHR, and A. RAUZY: Cytology of invasive cervical carcinoma and carcinoma in situ. Ann. N.Y. Acad. Sci. **97**, 759—766 (1962).
WIHMAN, G.: A contribution to the knowledge of the cellular content in exudates and transudates. Acta med. scand. **130**, Suppl. 205, 1—124 (1948).
WILDNER, G. P.: Krebskrankenerfassung und Krebskrankenstatistik. Krebsforsch. u. Krebsbekämpf. **41**, 253—279 (1959).
WILLIAMS, J.: Cancer of the uterus. Harveian Lectures for 1886. London: K. H. Lewis 1888.
WINTER, G.: Die Früherfassung des Krebses in der Zukunft. Arch. Gynäk. **173**, 80—85 (1942).
WINTER, G. F.: Neue klinische Erfahrungen beim Oberflächenkarzinom. Geburtsh. u. Frauenheilk. **18**, 484—487 (1958).

WURCH, TH. A., et J. P. ISAAC: Nouvelle technique de coloration histologique différentielle en trois temps pour le diagnostic des cancers des voies génitales de la femme par la méthode cytologique. Rev. franç. Gynéc. 46, 319—325 (1951).

WYNDER, E. L.: Circumcision as a preventive factor against cancer of the cervix. Proc. 3rd Nat. Canc. Conf. 1956/57, p. 603—607.

— Die Beschneidung in der Prophylaxe des Kollumkarzinoms. Dtsch. med. Wschr. 82, 1333—1336 (1957).

— J. CORNFIELD, P. D. SCHROFF, and K. R. DORAISWAMI: A study of environmental factors in carcinoma of the cervix. Amer. J. Obstet. Gynec. 68, 1016—1052 (1954).

—, and S. D. LICKLIDER: The question of circumcision. Cancer (Philad.) 13, 442—445 (1960).

— N. MANTEL, and S. D. LICKLIDER: Statistical considerations on circumcision and cervical cancer. Amer. J. Obstet. Gynec. 79, 1026—1030 (1960).

WYSS, H. J.: Zusammenhang zwischen kolposkopischem und histologischem Befund in der Schillerschen Abschabung. Arch. Gynäk. 194, 365—394 (1961).

YOUNGE, P. A.: Preinvasive carcinoma of the cervix. Arch. Path. 27, 804—805 (1939).

— A gynecologist's evaluation of methods of early cancer diagnosis. In: F. HOMBURGER and W. H. FISHMAN, The Laboratory Diagnosis of Cancer of the Cervix. New York: S. Karger 1956.

— Cancer of the uterine cervix. A preventable disease. Obstet. and Gynec. 10, 469—481 (1957).

— Problems concerning the diagnosis and treatment of carcinoma in situ of the uterine cervix. Amer. J. Roentgenol. 79, 479—483 (1958).

— A. T. HERTIG, and D. ARMSTRONG: A study of 135 cases of carcinoma in situ of the cervix at the Free Hospital for Women. Amer. J. Obstet. Gynec. 58, 867—892 (1949).

—, and A. Y. KEVORKIAN: Carcinoma in situ of the cervix. The problems of detection and evaluation in regard of the therapy. Ciba Found. Study Gr. No 3, 83—103. London: J. and A. Churchill Ltd. 1959.

ZACHERL, H.: Schwierigkeiten der histologischen Diagnose der Anfangsstadien des Collumcarcinoms. Arch. Gynäk. 189, 346—355 (1957).

—, u. E. SCHÜLLER: Diagnostische und therapeutische Probleme beim beginnenden Kollumkarzinom. Wien. med. Wschr. 107, 32—35 (1957).

ZADEK, I.: Die Zytologie der Exsudate und Transsudate. In: HIRSCHFELD u. HITTMAIR, Handbuch der allgemeinen Hämatologie, Bd. 1, S. 1373—1418. Berlin u. Wien: Urban & Schwarzenberg 1933.

ZECHNER, F.: Die Krebskrankenstatistik in Österreich. Krebsarzt 15, 244—250 (1960).

ZEMANSKY, A. PH.: Examination of fluids for tumor cells. Analysis of 113 cases checked against subsequent examination of tissue. Amer. J. med. Sci. 175, 489—504 (1928).

ZIMMER, S.: Erfahrungen mit der Zytodiagnostik bei der Karzinomfährtensuche in der Praxis. Dtsch. Gesundh.-Wes. 1957, 1466—1468.

— Zur Methodik der Früherkennung des Kollumkarzinoms in der Sprechstunde des praktischen Arztes. Z. ärztl. Fortbild. 51, 94—96 (1957).

— Über die Anwendung krebsprophylaktischer Untersuchungsmethoden in der Praxis. Forsch. Fortschr. dtsch. Wiss. 33, 193—197 (1959).

— Schwierigkeiten und Erfolge bei der Anwendung krebsprophylaktischer Untersuchungsmethoden in der Praxis. Z. ärztl. Fortbild. 53, 321—323 (1959).

ZINSER, H. K.: Was wird aus den Matrixbezirken an der Portio? Zbl. Gynäk. 71, 1164—1173 (1949).

— Die vitalzytologische Karzinomdiagnose. Z. Geburtsh. Gynäk. 133, 74—106 (1950).

— Vergleichende Untersuchungen mit der Kolposkopie und Cytologie. Arch. Gynäk. 180, 55—58 (1951).

— Zur Anwendung spezieller Färbemethoden in der Zytodiagnostik. Z. Geburtsh. Gynäk. 140, 299—313 (1954).

— Die Zytodiagnostik in der Gynäkologie, 2. Aufl. Jena: Gustav Fischer 1957.

Literatur

ZINSER, H. K.: The unfixed dyscaryotic cells under the phase contrast microscope. Acta cytol. (Chic.) **1** (1), 36—37 (1957).
— Vergleich zwischen Zytologie und Colposkopie in der Entdeckung von Frühkarzinomen. Acta Un. int. Cancr. (Brux.) **14**, 353—354 (1958).
— Gynäkologische Karzinomfrühdiagnostik. Strahlentherapie **107**, 635—643 (1958).
— Organisatorische Fragen der cytologischen Krebsfrühdiagnostik. Mitteilungsdienst GBK **3**, 1—9 (1959).
— Organisation der Zytologie, Anwendung und Ausbildung. Krebsforsch. u. Krebsbekämpf. **41**, 283—293 (1959).
— Das zytodiagnostische gynäkologische Zentrum. Krebsarzt **14**, 484—489 (1959).
— Studien an der gefäßinjizierten Zervix. Geburtsh. u. Frauenheilk. **20**, 651—657 (1960).
— Ergebnisse und Erfahrungen cytologischer Zentren der Gesellschaft zur Bekämpfung der Krebskrankheiten in Nordrhein-Westfalen 1957—1961. Mitteilungsdienst GBK **2**, 247—254 (1961).
— Erfahrungen und Ergebnisse zytologischer Zentren. (Ein Fünfjahresbericht.) Zbl. Gynäk. **84**, 905—917 (1962).
—, u. H. DIEGRITZ: Fortschritte und Grenzen der Frühdiagnostik des Kollum-Karzinoms. Geburtsh. u. Frauenheilk. **12**, 782—804 (1952).
—, u. G. KERN: Kritische Betrachtungen zur Karzinomfrühdiagnostik. Geburtsh. u. Frauenheilk. **18**, 105—118 (1958).
— H. MEISSNER u. H. P. BÖTZELEN: Diagnostische und therapeutische Betrachtungen an 403 Frühfällen. Geburtsh. u. Frauenheilk. **23**, 321—342 (1963).
—, u. K. H. ROSENBAUER: Untersuchungen über die Angioarchitektonik der normalen und pathologisch veränderten Cervix uteri. Arch. Gynäk. **194**, 73—112 (1960).
— — Untersuchungen an der gefäßinjizierten Cervix uteri. Geburtsh. u. Frauenheilk. **20**, 657—660 (1960).

Sachverzeichnis

Die *kursiven* Seitenzahlen weisen auf die ausführliche Abhandlung des betreffenden Stichwortes hin.